심신 안정과 氣力 강화를 위한
호흡마사지와 요가 요법

육조영 교수의 생활스포츠마사지 ❸
심신 안정과 氣力 강화를 위한

호흡마사지와 요가 요법

초판발행 2010년 10월 20일

지 은 이 육조영
펴 낸 이 최종숙
펴 낸 곳 글누림출판사

편집기획 이홍주
진　 행 이태곤
책임편집 안혜진
편　 집 박윤정 임애정
마 케 팅 문택주

주　 소 서울시 서초구 반포4동 577-25 문창빌딩 2층(137-807)
전　 화 02-3409-2055(대표), 2058(영업), 2060(편집)
팩　 스 02-3409-2059
전자메일 nurim3888@hanmail.net
홈페이지 www.geulnurim.co.kr
등록번호 제303-2005-000038호(2005. 10. 5)

값 17,000원
ISBN 978-89-6327-091-3-14510
ISBN 978-89-6327-056-2(세트)

*이 책의 판권은 저작권자와 글누림출판사에 있습니다. 서면 동의 없는 무단 전재 및 복제를 금합니다.
*잘못된 책은 바꿔드립니다.

ⓒ 글누림출판사, 2010. Printed in Seoul, Korea

육조영 교수의 생활스포츠마사지 ③

심신 안정과 氣力 강화를 위한
호흡마사지와 요가 요법

육조영 지음

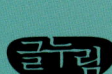

머리말

인간의 삶은 호흡에서 시작해서 호흡으로 끝난다. 탄생은 울음과 함께 시작되는 최초의 호흡 순간이다. 그런가 하면 죽음은 애도 속에 일생 동안의 호흡을 끝내는 순간이다. '호(呼)'는 내쉬는 숨이고, '흡(吸)'은 들이쉬는 숨이다. 숨은 내쉬는 것과 들이쉬는 행위를 동시에 하는 신체작용이다. 숨쉬기는 살아 있는 한 절대로 멈추어서는 안 된다.

호흡을 통해서 인간은 신선한 산소를 체내 곳곳으로 공급한다. 때문에 얕은 숨은 건강에도 좋지 않다. 옛날 수행자들은 호흡을 통해서 심신의 안정과 종교적 수련에 임했다. 그만큼 호흡은 신체 건강에도 중요한 부분을 차지한다. 노(老) 선사들이 자신의 임박한 죽음을 안다고 했는데, 그 징후는 호흡의 깊고 얕음을 통해서 알 수 있다. 얕은 호흡으로 자신의 생이 얼마나 남았는지를 가늠했다는 것이다.

흔히, 아이들에게 호흡과 활력은 손과 발에 모여 있다고 한다. 그런 말이 무색할 정도로 아이들은 손과 발을 끊임없이 놀리며 생기발랄하게 움직인다. 하지만 성년을 넘어서면서부터 호흡은 점차 얕아진다. 병약한 사람이나 노인들은 언제나 얕은 호흡을 하고, 손과 발이 차고 어깨 결림이나 부종에 시달린다. 이런 일을 예방하려면 의식적으로든 무의식적으로든 깊은 호흡을 행할 필요가 있다.

깊은 호흡을 하는 사람과 얕은 호흡을 하는 사람의 건강상 차이는 의외로 크다. 깊은 호흡을 하는 사람들은 병 때문이 아니라면 숨찬 증상에 시달리는 이가 거의 없이 건강하다. 또한 깊은 호흡을 하는 사람의 피부와 표정은 늘 밝고 활기차다. 반면, 얕은 호흡을 하는 이들은 조금만 힘든 일을 해도 숨이 가빠지고 땀을 비오듯 흘리며 쉽게 피로해지고 표정은 늘 어둡다. 얕은 호흡으로는 체내의 노폐물을 방출하는 신체작용이 크게 떨어지기 때문에, 당연히 늘 피로하고 건강을 유지하기 어려운 것이다. 깊은 숨을 내쉬면 체내에 산소가 충분히 공급되어 손발의 냉증이나 부종도 개선된다.

이 책은 호흡과 마사지를 연계시켜 신체의 여러 기능을 활성화하고, 요가 요법을 가미하여 호흡마사지의 효과를 더욱 높이는 기법을 안내하고자 집필되었다.

평소 아름다운 체형을 만들고 싶다는 생각은 여성들이 바라는 소망 중의 하나이다. 아름다운 몸을 만드는 방법은 다양하지만 많은 돈과 시간을 들이지 않고서도 아름다운 몸매를 가꿀 수 있는 방법이 '호흡마사지'이다.

'호흡마사지'란 깊은 호흡에 맞추어 마사지를 행하는 기법이다. 깊은 호흡은 체내의 산소 공급을 원활하게 해주기 때문에 노폐물을 쉽게 방출하고 신진대사를 높여 손발을 따뜻하게 해준다. 깊은 호흡 방법과 마사지 기법을 결합하면 신진대사 기능을 높이는 상승효과는 더욱 커진다.

1장에서는 호흡마사지에 필요한 기초적인 지식을 소개했다. 1장의 내용을 잘 알아두고 나서 다른 장으로 넘어가는 것이 좋다. 2장에서는 간편하게 활용할 수 있는 혈 중심의 호흡마사지를 소개했고, 3장에서는 특정 질환별로 간단히 처치할 수 있는 기법을 소개했다. 4장과 5장에서는 체형을 아름답게 가꿀 수 있는 호흡마사지의 기법을 안내하고 있다. 머리와 얼굴, 복부와 등, 옆구리와 장기, 골반과 하복부, 팔과 다리에 이르는 다양한 부위에 깊은 호흡과 함께 행하는 마사지의 방법을 소개했다. 6장에서는 요가 요법을 바탕으로 호흡마사지의 효과를 높일 수 있는 다양한 기법을 안내했다.

저자의 소박한 바람은 이 한 권의 책이 여성들의 소망을 충족시킬 수 있는 안내서가 되었으면 하는 것이다. 이 책에 담긴 지식과 정보가 도시 생활과 안락한 일상생활에서 오는 신체의 부정적인 변화를 방지하거나 예방하여, 독자들이 아름다운 체형과 건강한 아름다움으로 활기차고 자신감 넘치는 삶을 가꾸며 누리는 행복의 밑거름이 된다면 더 이상 바랄 게 없겠다.

2010년 가을. 저자

목차

머리말 | 04

인체의 경혈 | 13

Section 1 호흡마사지의 기초지식

1. 마사지의 효과 | 30
2. 마사지의 원칙 | 32
3. 마사지 시간과 스타일 | 33
4. 마사지 순서와 시간 | 34
5. 호흡마사지의 기본적인 실천법 | 35
   1) 결리는 증상이 알려주는 몸의 신호 | 36
   2) 운동성 결림과 스트레스성 결림 | 37
   3) 장시간 계속 앉아 있는 것과 나쁜 자세도 결림의 원인 | 38
   4) 증상에 맞는 효과적인 경혈 마사지 | 39
   5) 기분 좋은 것과 아픔다움은 쉽게 느낄 수 있다 | 40
   6) 마사지의 기본 기법을 알아두자 | 41
   7) 마사지의 주요 기법 | 42
   8) 마사지의 금기사항 | 45
6. 손의 부위별 명칭 | 46

Section 2 하루하루를 행복하게 만들어주는 호흡마사지

하루하루가 행복해지는 마사지 | 50
1) 삼음교를 누르면 아침이 상쾌하다 | 50
2) 하루를 건강하고 편안하게 | 51
3) 경동맥과 경정맥을 마사지하면 일이 순조롭게 진행된다 | 52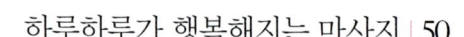
4) 기분이 산뜻해진다 | 53
5) 내관을 누르면 기분이 밝아진다 | 54
6) 대횡혈을 누르면 몸의 상태가 좋아진다 | 55
7) 염천을 누르면 기분전환에 가장 효과적이다 | 56
8) 내관을 누르면 식욕이 왕성해진다 | 57
9) 인당혈을 누르면 사소한 일에 걱정하지 않게 된다 | 58
10) 용천을 누르면 잠자리가 좋아진다 | 59

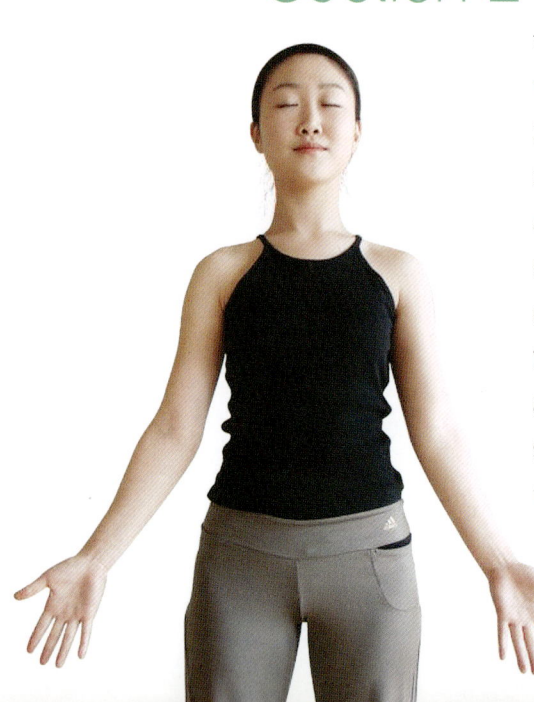

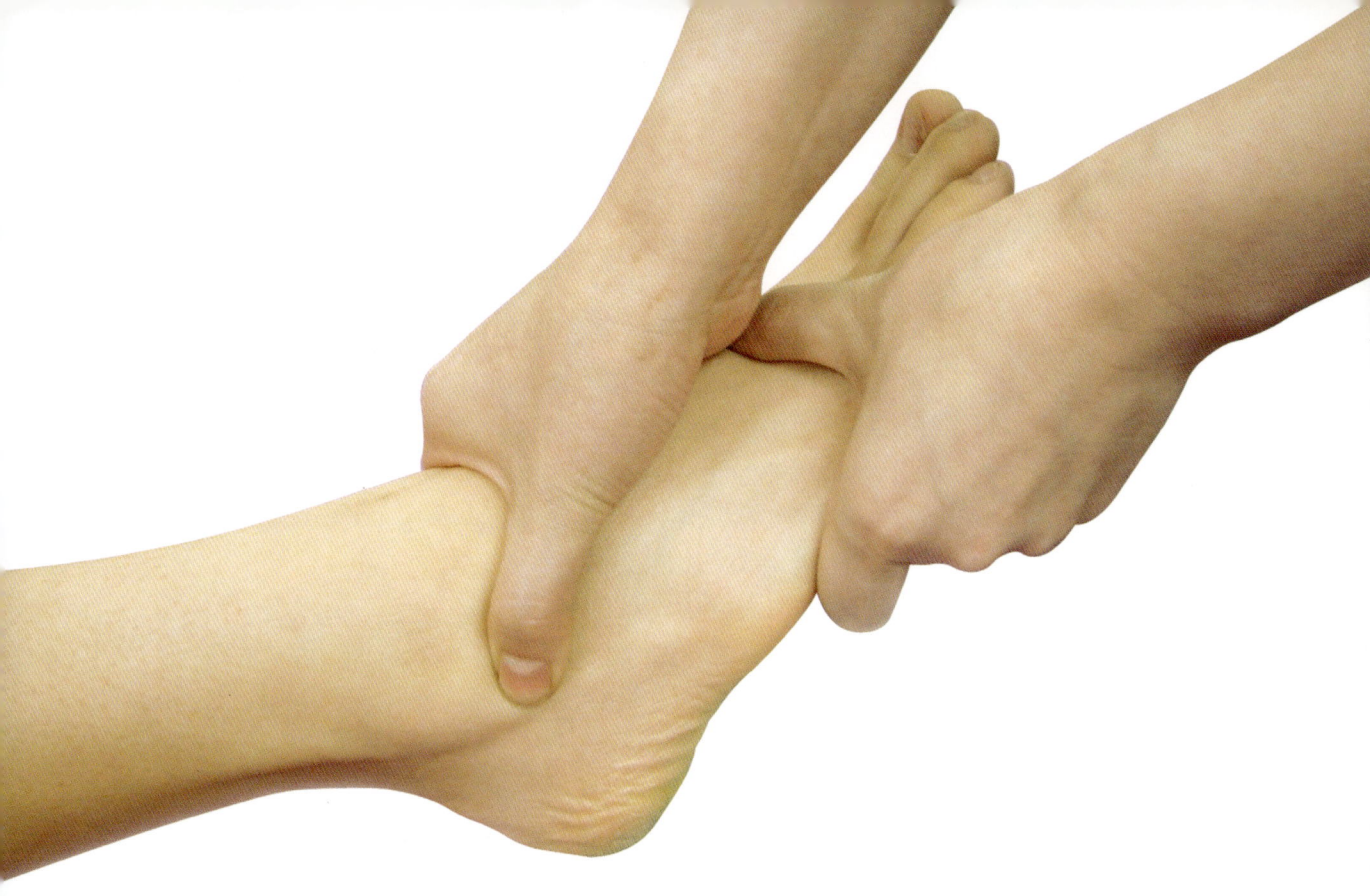

Section 3 질환별 호흡마사지 기법

질환별 호흡마사지 | 62

1) 눈의 피로 | 62
2) 목의 통증 | 63
3) 이명 | 64
4) 치통 | 65
5) 팔의 결림 | 65
6) 손가락의 뻣뻣함 | 66
7) 손가락의 나른함 | 67
8) 편두통 | 68
9) 어깨 결림 | 69
10) 위통 | 70
11) 복통 | 71
12) 요통 | 72
13) 만성요통 | 73
14) 무릎의 통증 | 74
15) 다리의 뻐근함 | 75
16) 다리의 피로 | 76
17) 발이 붓는다 | 78
18) 현기증, 일어섰을 때의 어지러움 | 79
19) 감기의 시초 | 79
20) 냉증 | 80
21) 구토 | 82
22) 변비 | 83
23) 생리통 | 85
24) 숙취 | 87

Section 4

체형을 아름답게 가꾸는 호흡마사지

체형을 아름답게 만들어주는 호흡마사지 | 90
1) 이근주변 마사지로 갸름하고 작은 얼굴을 만들어 보자 | 90
2) 복부 마사지로 변비를 예방하고 소화기능을 촉진해 보자 | 91
3) 두부 마사지로 잠자리를 편하게 하고 아름다운 피부를 유지하자 | 92
4) 등 마사지로 체내의 생기를 불어넣자 | 93
5) 옆구리 마사지로 표정을 풍부하게 해보자 | 94
6) 장기 마시지로 소화 기능을 촉진하고 노폐물을 제거해 보자 | 95
7) 주변 마사지로 눈의 피로를 해소하고 청명함을 유지하자 | 96
8) 장기 마사지로 상쾌한 아침을 맞이하자 | 97
9) 두부 마사지로 두통을 없애자 | 98
10) 비근 마사지로 면역력을 늘이고 코막힘을 없애자 | 99
11) 하악근 마사지로 치통을 없애자 | 100
12) 경부근 마사지로 통증을 없애고 머리를 가볍게 하자 | 101
13) 어깨 마사지로 견비통을 예방하고 어깨 결림을 해소하자 | 102
14) 전완근 마사지로 팔의 결리는 증상을 없애자 | 103
15) 모근 마사지로 요통을 해소하고 생리통을 없애자 | 104
16) 복부 마사지는 요통을 해소한다 | 105
17) 허리와 복부스트레칭은 허리의 통증을 해소한다 | 106
18) 골반 마사지는 혈행을 좋게하여 요통을 해소한다 | 107
19) 비장근 마사지로 다리의 피로를 해소하자 | 108
20) 태양혈 마사지로 아침잠을 없애자 | 109
21) 경부 마사지로 집중력을 높이자 | 110
22) 경부와 견갑부 마사지로 뇌의 혈류를 원활히 하자 | 111
23) 아킬레스건과 비장근 마사지로 어깨 결림을 해소하자 | 112
24) 외 복사근 마사지로 소화 기능을 촉진하고 집중력을 높여보자 | 113
25) 어깨 마사지는 전신의 피로를 해소하고 몸에 활력을 준다 | 113
26) 전완근 마사지는 팔의 피로를 풀어주자 | 114

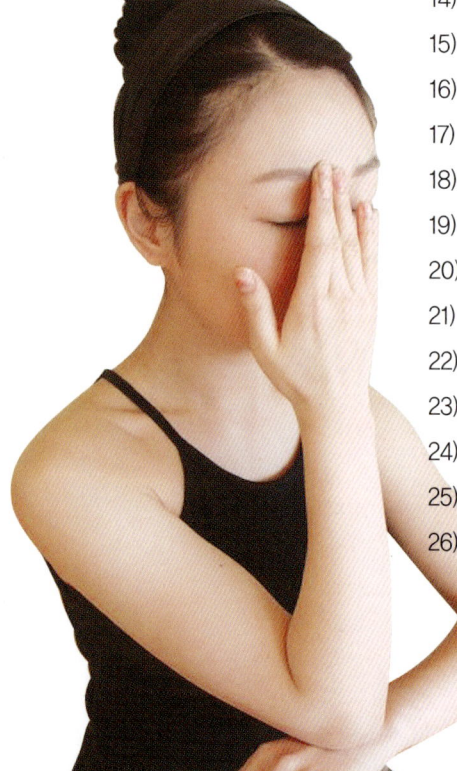

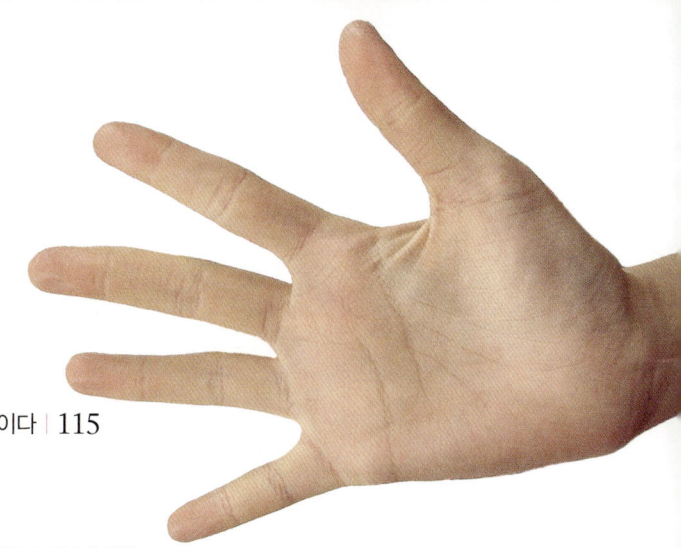

27) 두경부 마사지는 머리를 맑게하고 수면부족에 효과적이다 | 115
28) 두피 마사지는 수면부족에 효과적이다 | 115
29) 경부 마사지로 밤에 쌓인 피로를 해소하자 | 116
30) 각손혈 마사지로 평형감각을 높이고 어지럼증을 해소해 보자 | 117
31) 측두부 마사지로 호르몬의 균형을 유지하고 숙취를 예방해 보자 | 118
32) 두피 마사지로 숙취를 해소하고 머리를 맑게 하자 | 119
33) 상음교, 음포, 음교혈 마사지는 지구력을 높이고 왕성한 정력을 유지시켜 준다 | 120
34) 하복부 마사지로 심신을 따뜻하게 하고 생식 기능의 저하를 예방하자 | 121

Section 5 건강하고 아름다워지는 호흡마사지

건강하고 아름다워지는 호흡마사지 | 124
1) 얼굴근육의 림프 흐름을 좋게하여 아름다움을 유지하자 | 124
2) 얼굴 마사지는 붓기를 빼준다 | 125
3) 하악골 마사지로 이중턱을 해소하자 | 126
4) 쇄골 마사지로 목의 라인을 이쁘게 하자 | 127
5) 복부 마사지는 얼굴의 긴장을 완화시킨다 | 128
6) 두피 마사지로 두피에 생동감, 머리카락을 부드럽게 하자 | 129
7) 눈 주변의 혈행을 촉진하여 눈 주변을 깨끗하게 하자 | 130
8) 얼굴 마사지로 피부를 생기있게 만들자 | 131
9) 눈 마사지로 색소 침착을 억제하고 주름을 없애자 | 132
10) 비근 마사지로 주름을 예방하자 | 133
11) 얼굴의 혈행을 좋게 하여 촉촉함을 유지해 보자 | 134
12) 비근 마사지로 코의 피지를 없애고 화장이 잘되게 해보자 | 135
13) 이근 마사지는 과식을 억제하고 날씬한 몸을 만들어 준다 | 136
14) 상완근과 활배근 마사지는 과식을 억제하고 날씬한 팔을 만들어 준다 | 137
15) 옆구리 마사지로 날씬한 허리를 만들어 보자 | 138

16) 복부 마사지로 체지방을 줄이자 | 139
17) 발목 마사지로 피로를 해소하고 혈행을 원활히 하자 | 140
18) 비장근 마사지로 종아리의 붓기를 빼주고 날씬한 다리를 유지해 보자 | 141
19) 대퇴근 마사지는 다리를 날씬하게 해준다 | 142

Section 6 호흡마사지의 효과를 높여주는 요가 요법

요가 요법의 실전 | 146
1) 기분전환 및 혈행촉진 요가 요법 | 147
2) 내장의 컨디션과 피로를 회복하는 요가 요법 | 152
3) 피로회복과 마음의 안정, 긴장감을 완화시키는 요가 요법 | 156
4) 감수성을 높이고 내장의 컨디션을 조절하는 요가 요법 | 157
5) 균형감각을 높이는 요가 요법 | 158
6) 배꼽 주변과 생식기의 혈행을 촉진하는 요가 요법 | 160
7) 내장 건강과 다리를 유연하게 하는 요가 요법 | 161
8) 장의 기능을 촉진하고 요통을 완화하는 요가 요법 | 162
9) 내장 기능을 촉진하고 변비를 없애는 요가 요법 | 164
10) 엉덩이의 혈행을 촉진하고 좌골 신경통을 없애주는 요가 요법 | 166
11) 내장 컨디션을 조절하고 각선미를 좋게 하는 요가 요법 | 168
12) 소화 기능을 활성화하고 요통을 완화해주는 요가 요법 | 170
13) 내장 컨디션을 촉진하고 허벅지와 장딴지를 예쁘게 만드는 요가 요법 | 171
14) 엉덩이를 올려주고 각선미를 가꾸는 요가 요법 | 173
15) 가슴선을 예쁘게 살려주는 요가 요법 | 174
16) 호르몬 분비를 촉진하는 요가 요법 | 176
17) 다리의 붓기를 해소하고 장심을 교정해주는 요가 요법 | 178

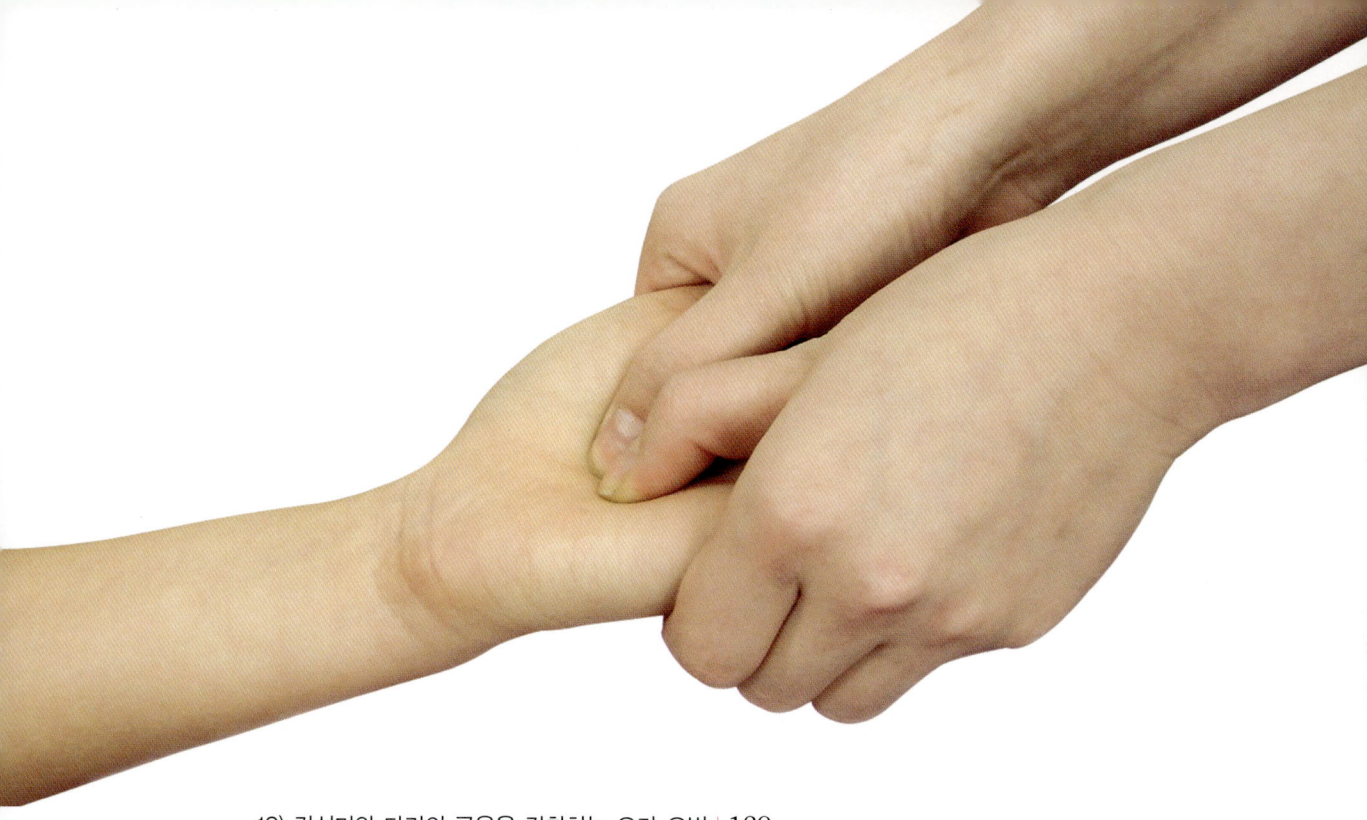

18) 각선미와 다리의 근육을 강화하는 요가 요법 | 180
19) 내장의 컨디션을 조절하는 요가 요법 | 182
20) 골반을 교정해주는 요가 요법 | 184
21) 변비 해소와 척추를 강화해 주는 요가 요법 | 186
22) 냉증과 소화를 촉진하는 요가 요법 | 188
23) 호르몬의 원기를 충전해주는 요가 요법 | 190
24) 요통을 완화해 주는 요가 요법 | 192
25) 다리와 허리를 강화시켜주는 요가 요법 | 194
26) 고관절과 척추를 유연하게 하고 엉덩이 근육의 결림을 해소하는 요가 요법 | 196
27) 어깨 결림과 요통을 완화하고 허리의 혈행을 좋게 하는 요가 요법 | 198
28) 복부 팽만감을 없애주고 추간판을 교정해 주는 요가 요법 | 202
29) 허리 주변과 엉덩이의 체지방을 제거해주는 요가 요법 | 204
30) 내장과 척추를 단련하는 요가 요법 | 206
31) 생리불순과 갱년기 증상을 완화해 주는 요가 요법 | 208
32) 골반을 편안하게 해주는 요가 요법 | 210

참고문헌 | 212

인체의 경혈(1)

양자혈

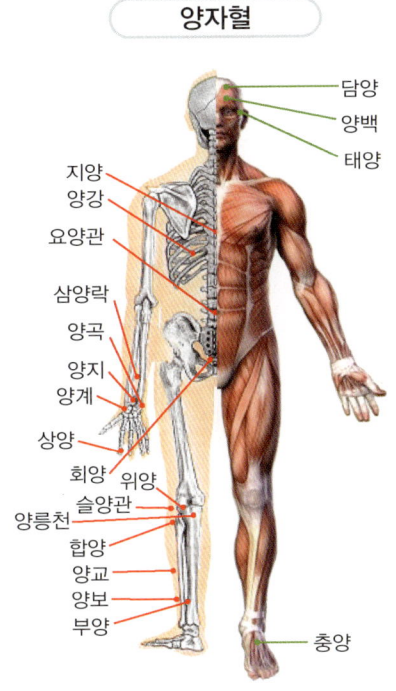

천자혈

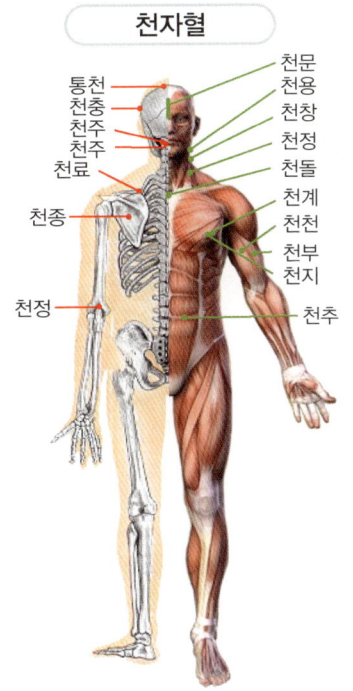

일월성구혈

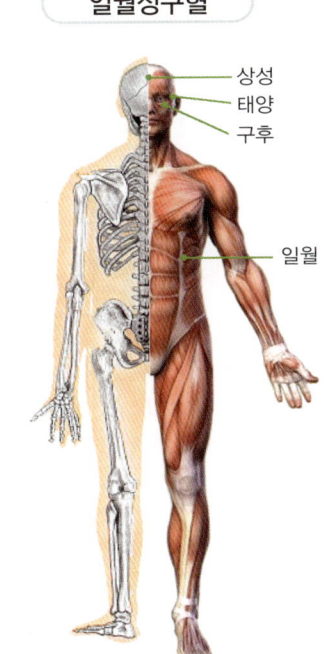

풍자혈

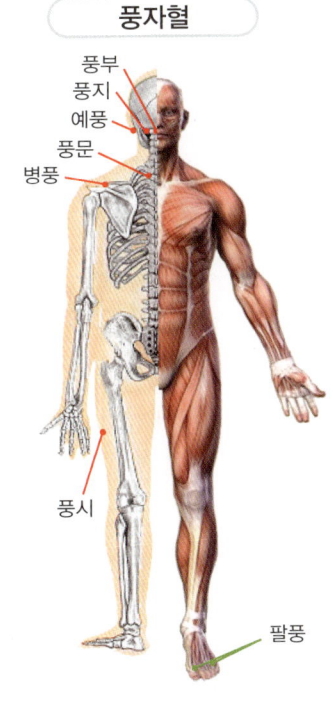

인체의 경혈(2)

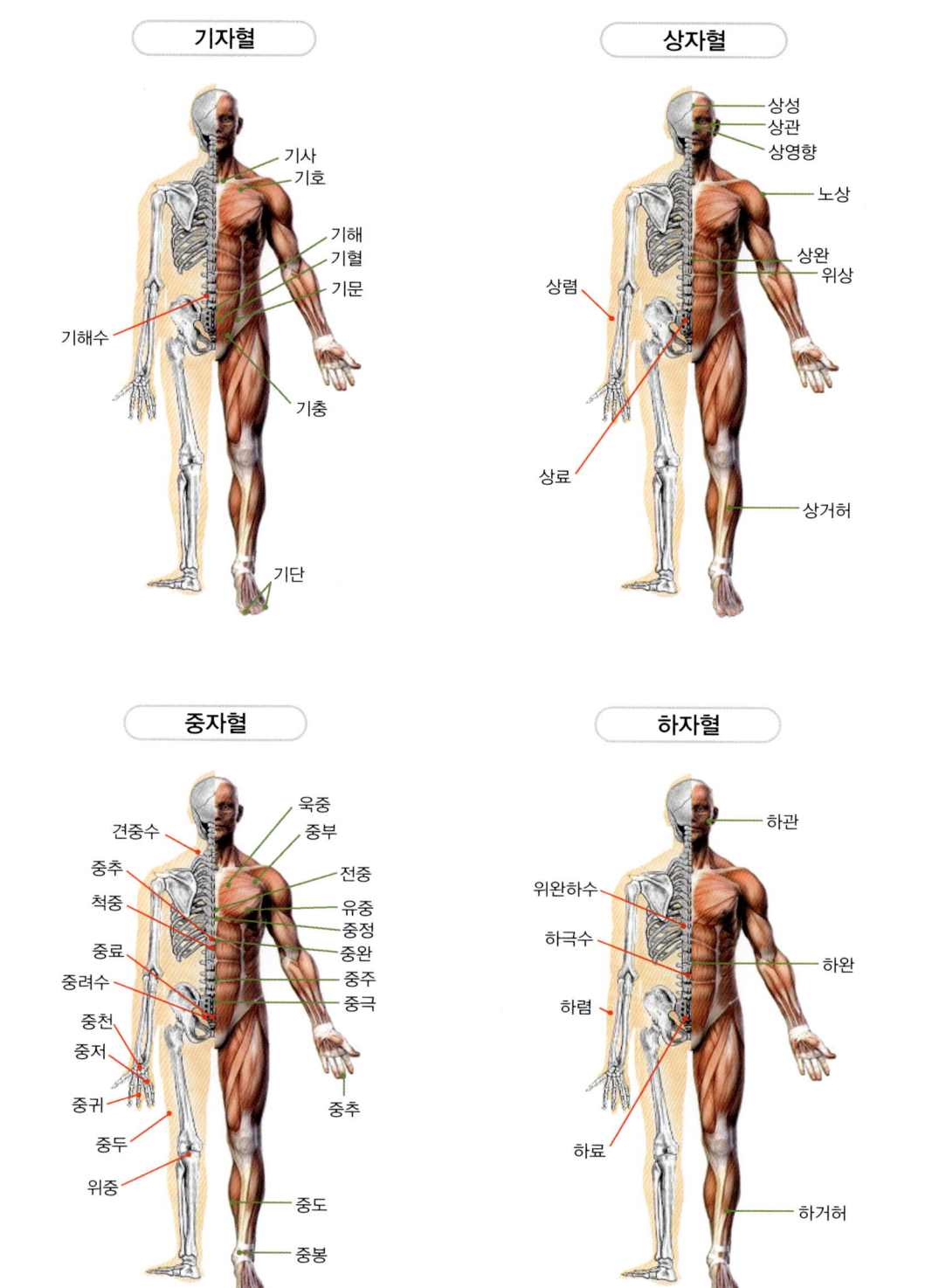

인체의 경혈(3)

내, 외자혈

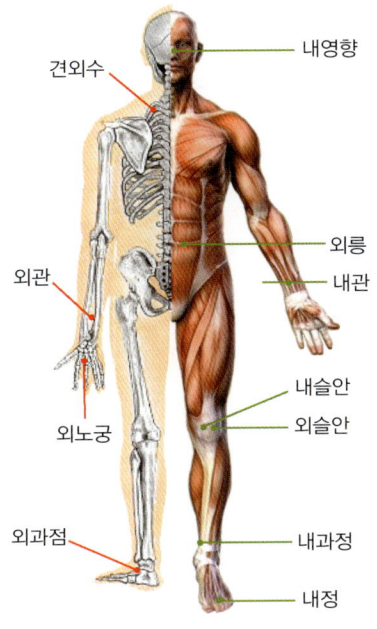

거, 돌자혈

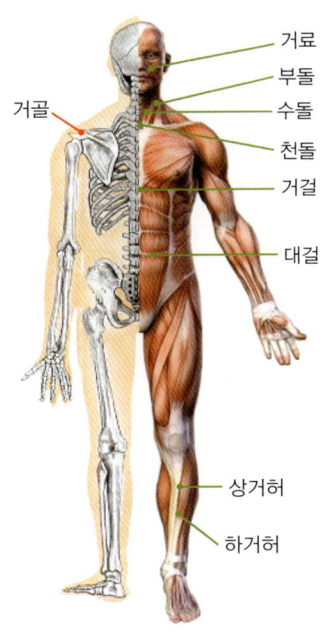

소, 소자혈

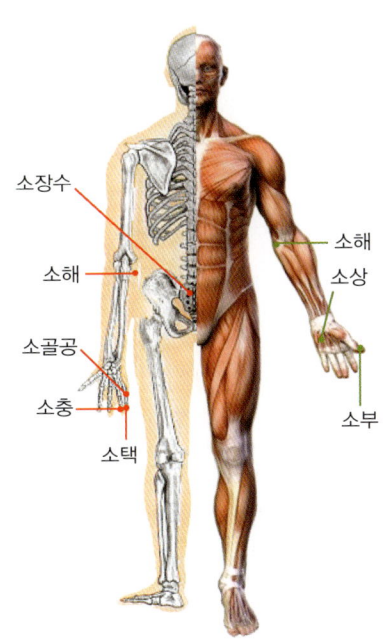

태, 대자혈

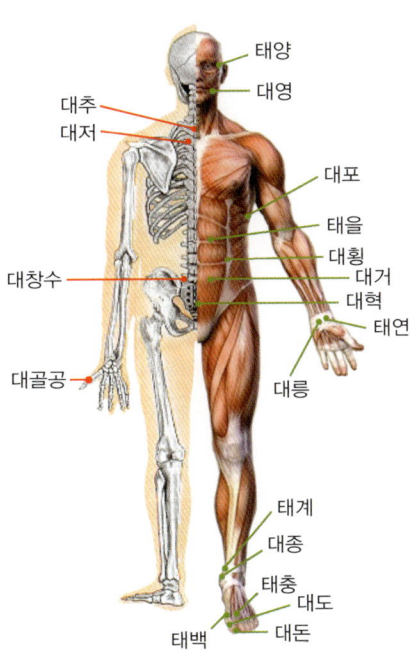

인체의 경혈(4)

음자혈

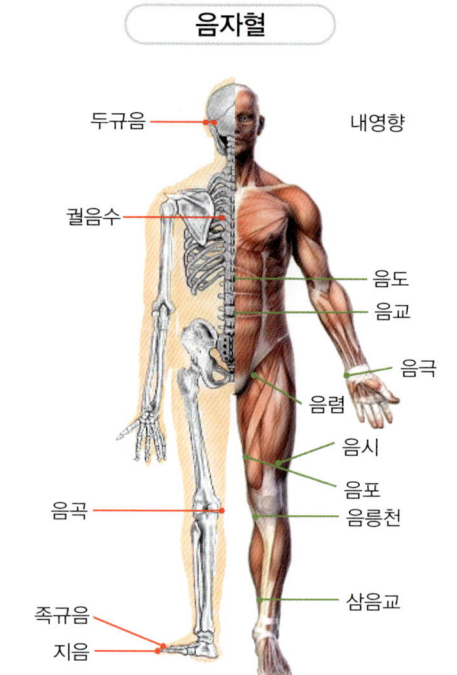

지, 연자혈

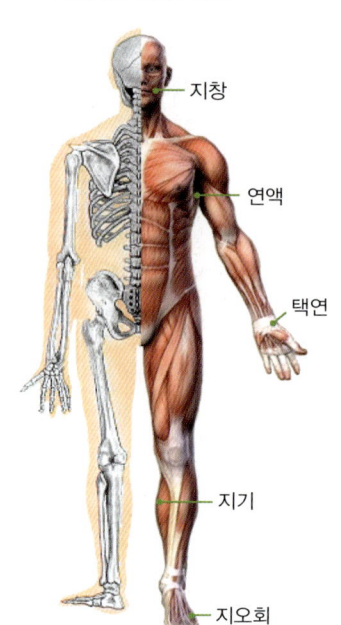

관자혈

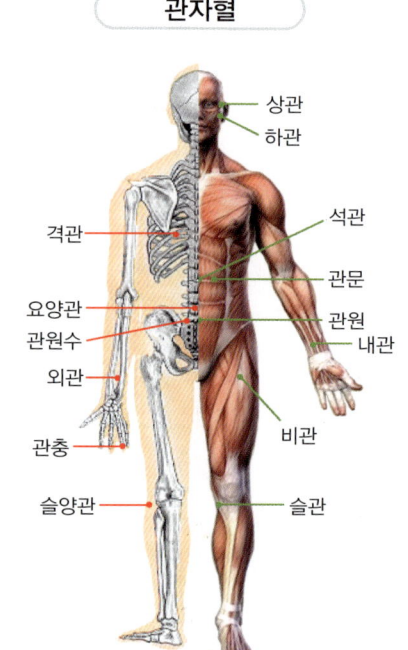

천자혈

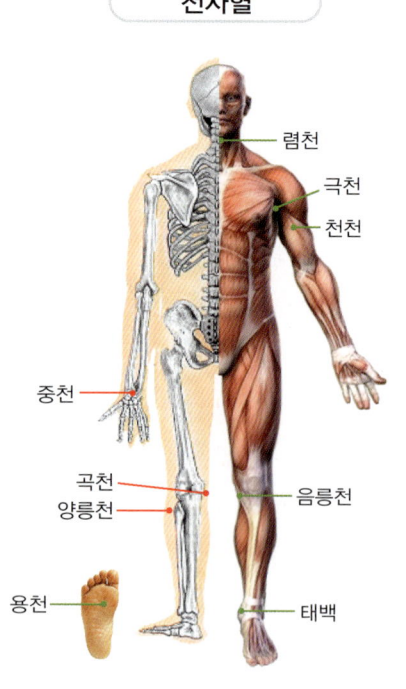

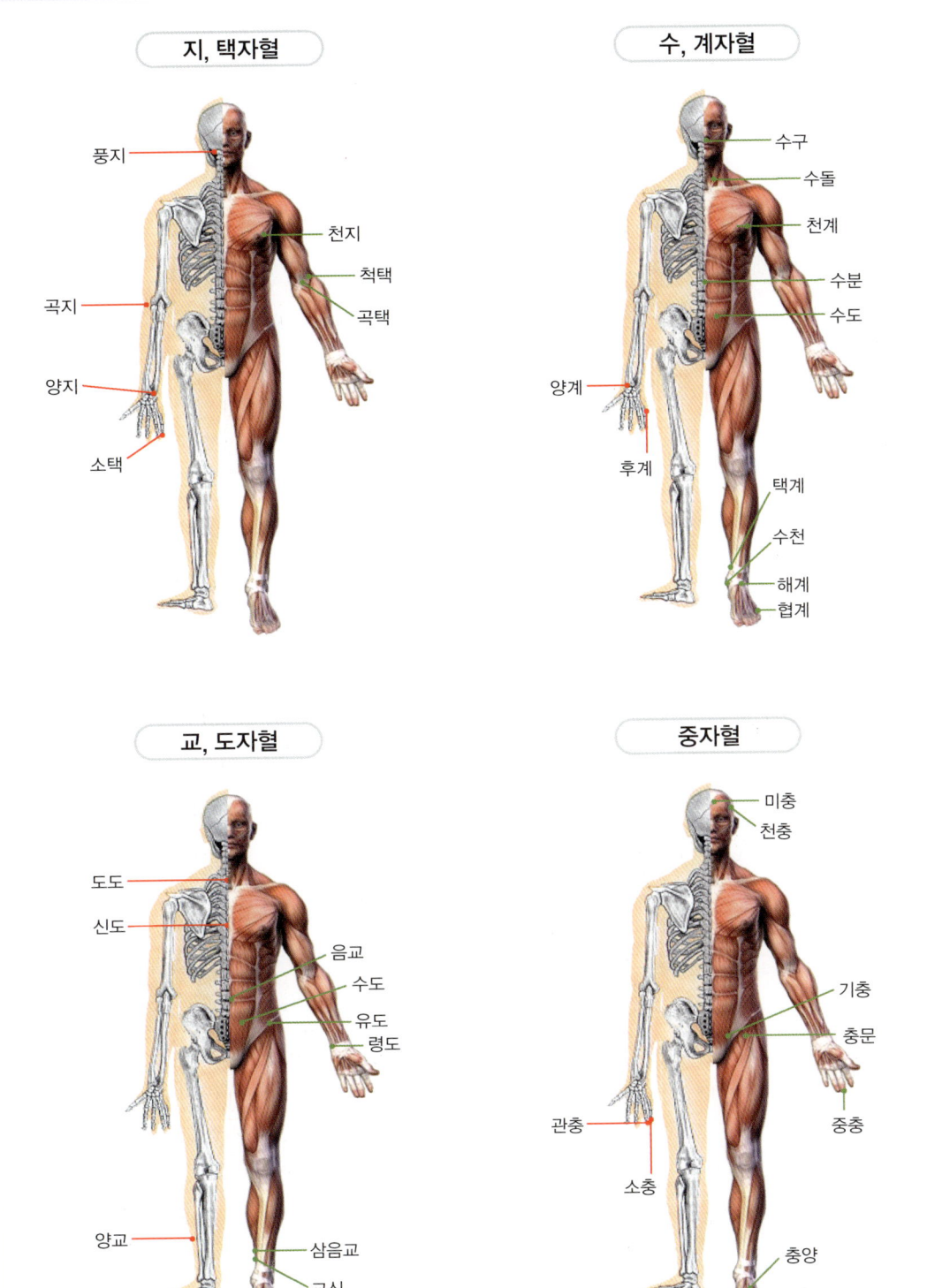

인체의 경혈(6)

구, 릉자혈

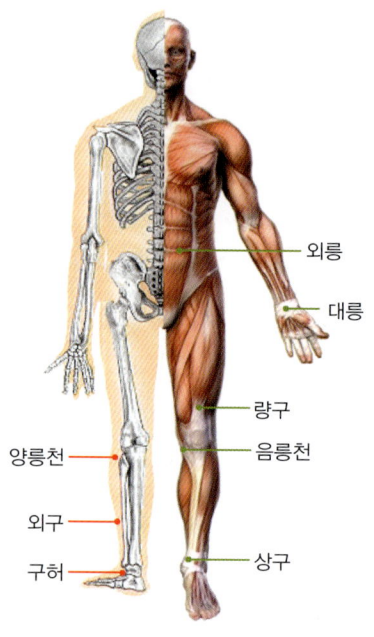

곡자혈

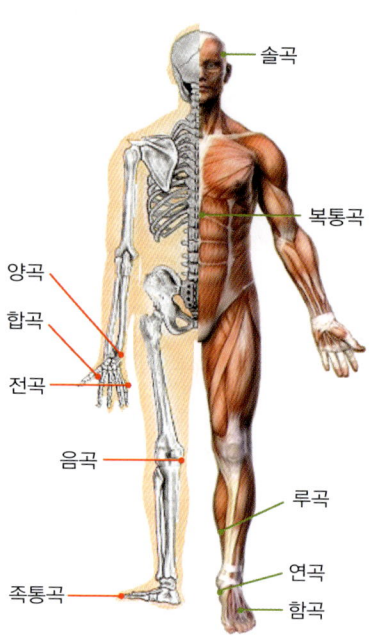

동물자혈

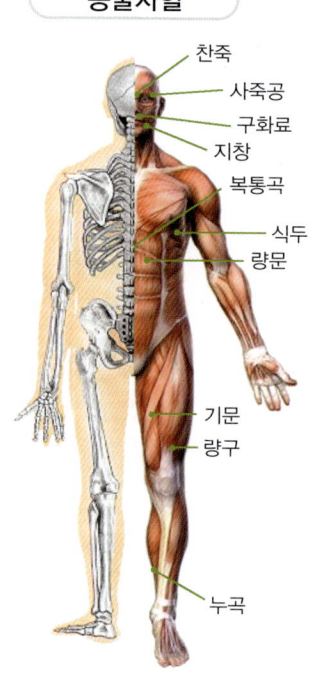

문자혈

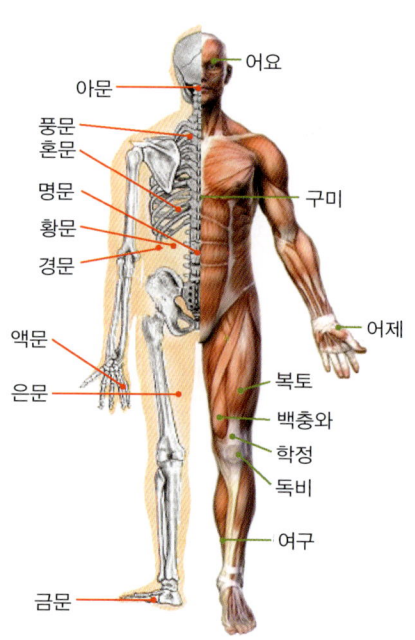

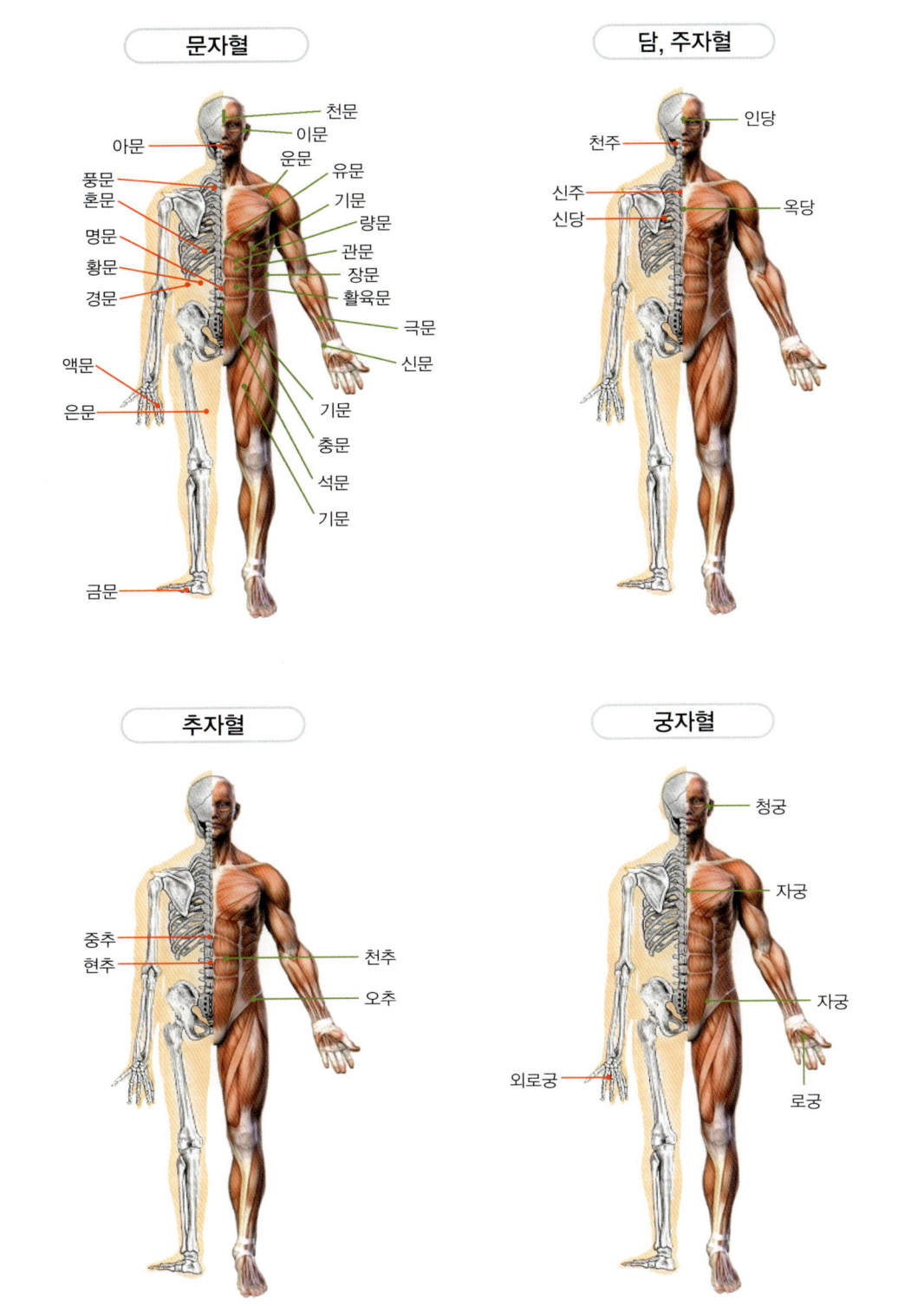

인체의 경혈(8)

부자혈

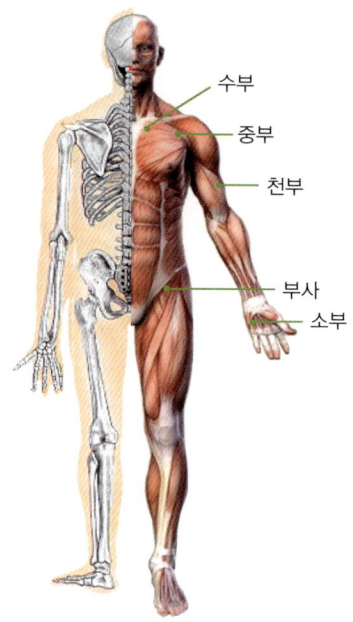

곡자혈

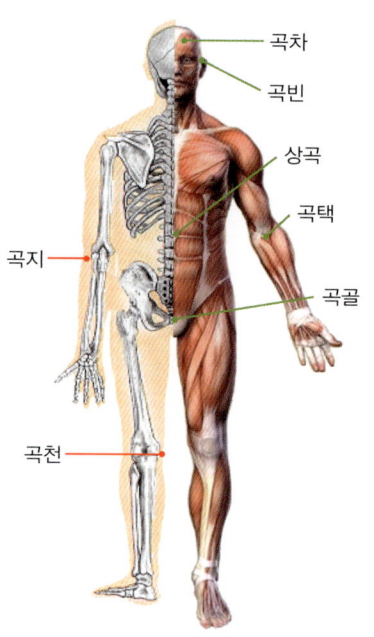

승자혈

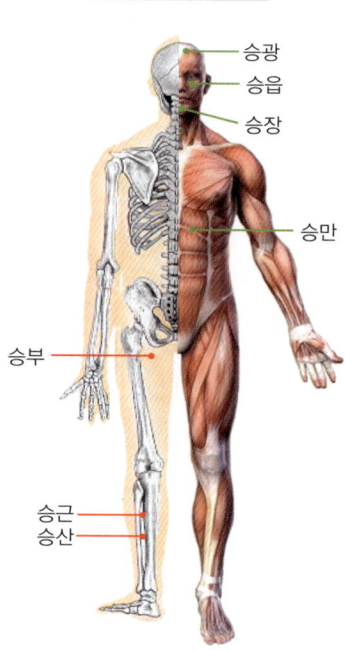

현자혈

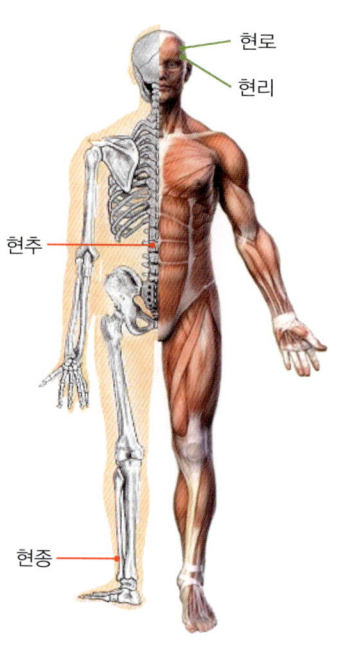

인체의 경혈(9)

정자혈

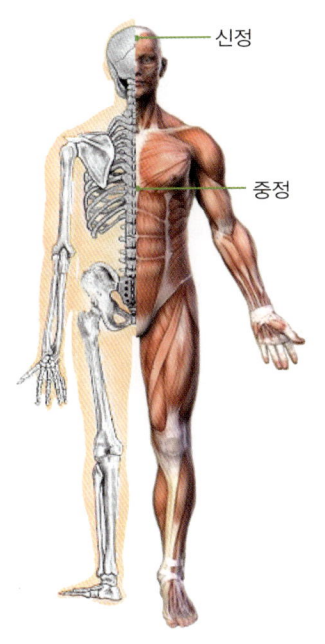

간자혈

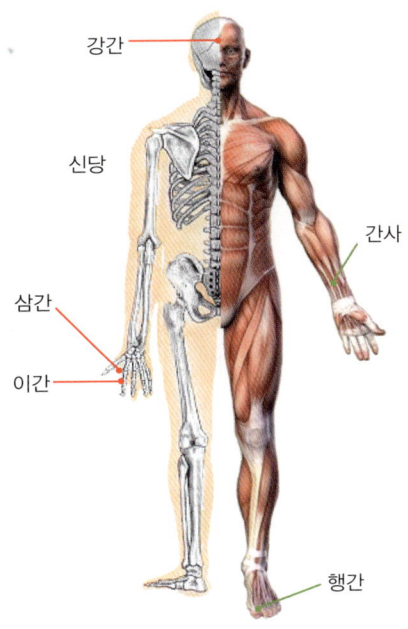

궐자혈

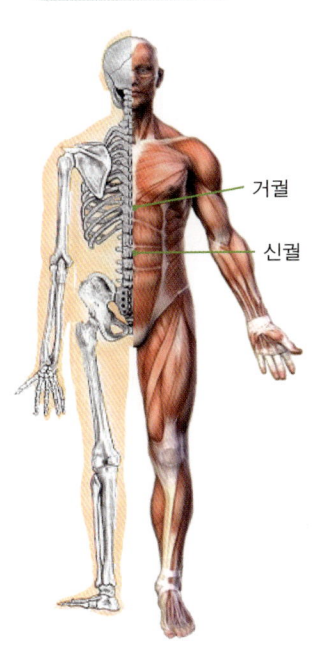

정, 창자혈

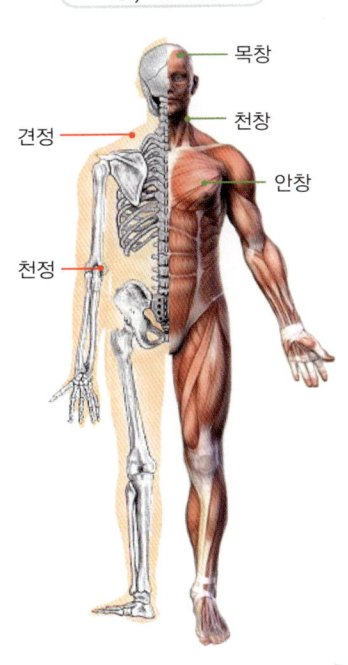

인체의 경혈(10)

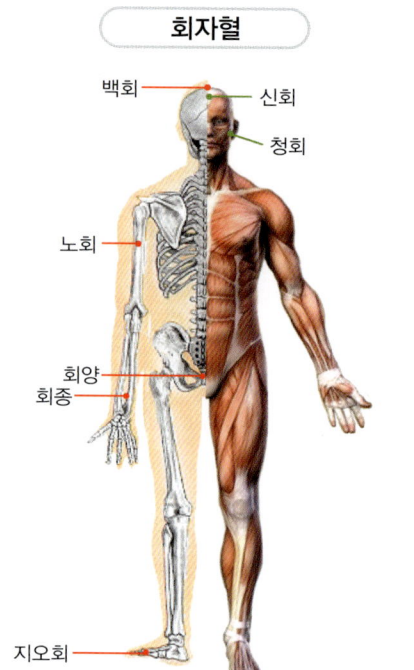
회자혈

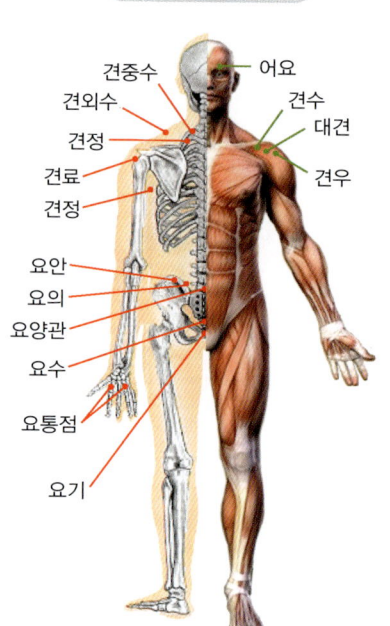
견, 요자혈

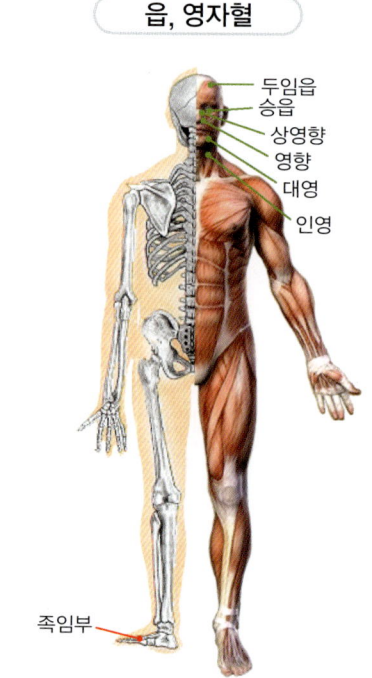
읍, 영자혈

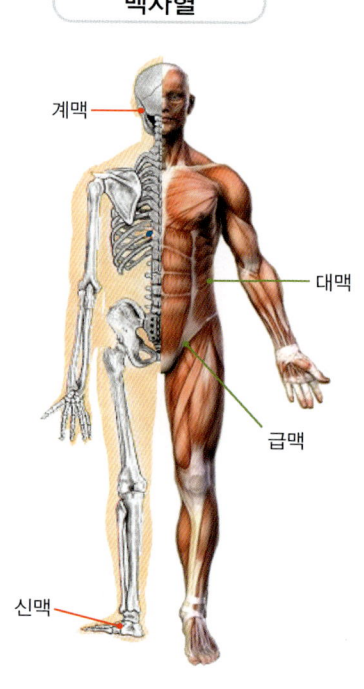
맥자혈

인체의 경혈(11)

령자혈

- 승령
- 령허
- 령대
- 청령
- 령도

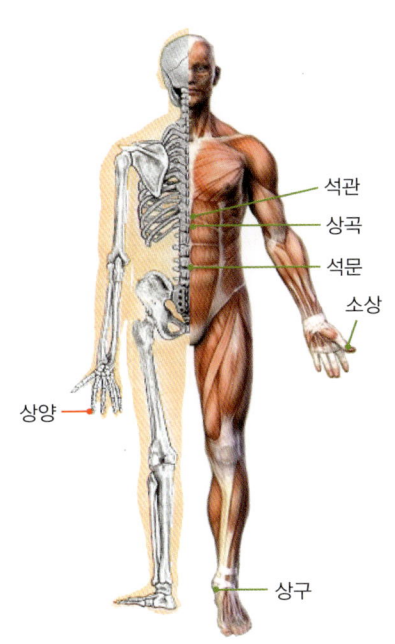

상, 석자혈

- 석관
- 상곡
- 석문
- 소상
- 상양
- 상구

백자혈

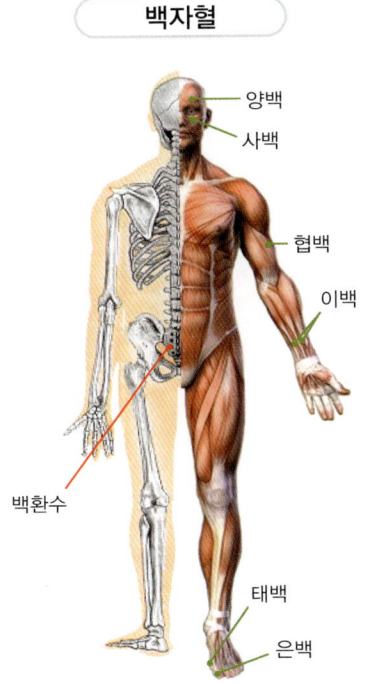

- 양백
- 사백
- 협백
- 이백
- 백환수
- 태백
- 은백

신자혈

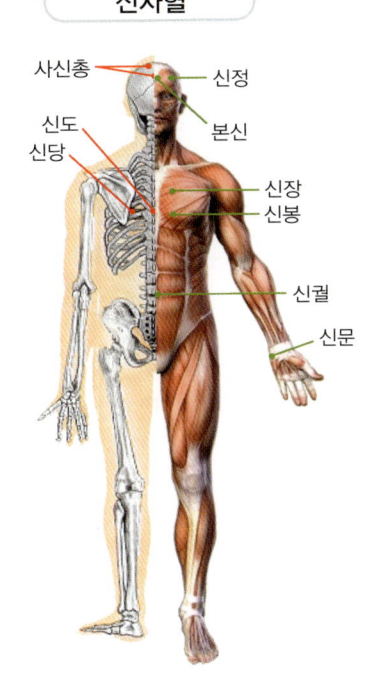

- 사신총
- 신정
- 신도
- 본신
- 신당
- 신장
- 신봉
- 신궐
- 신문

인체의 경혈(12)

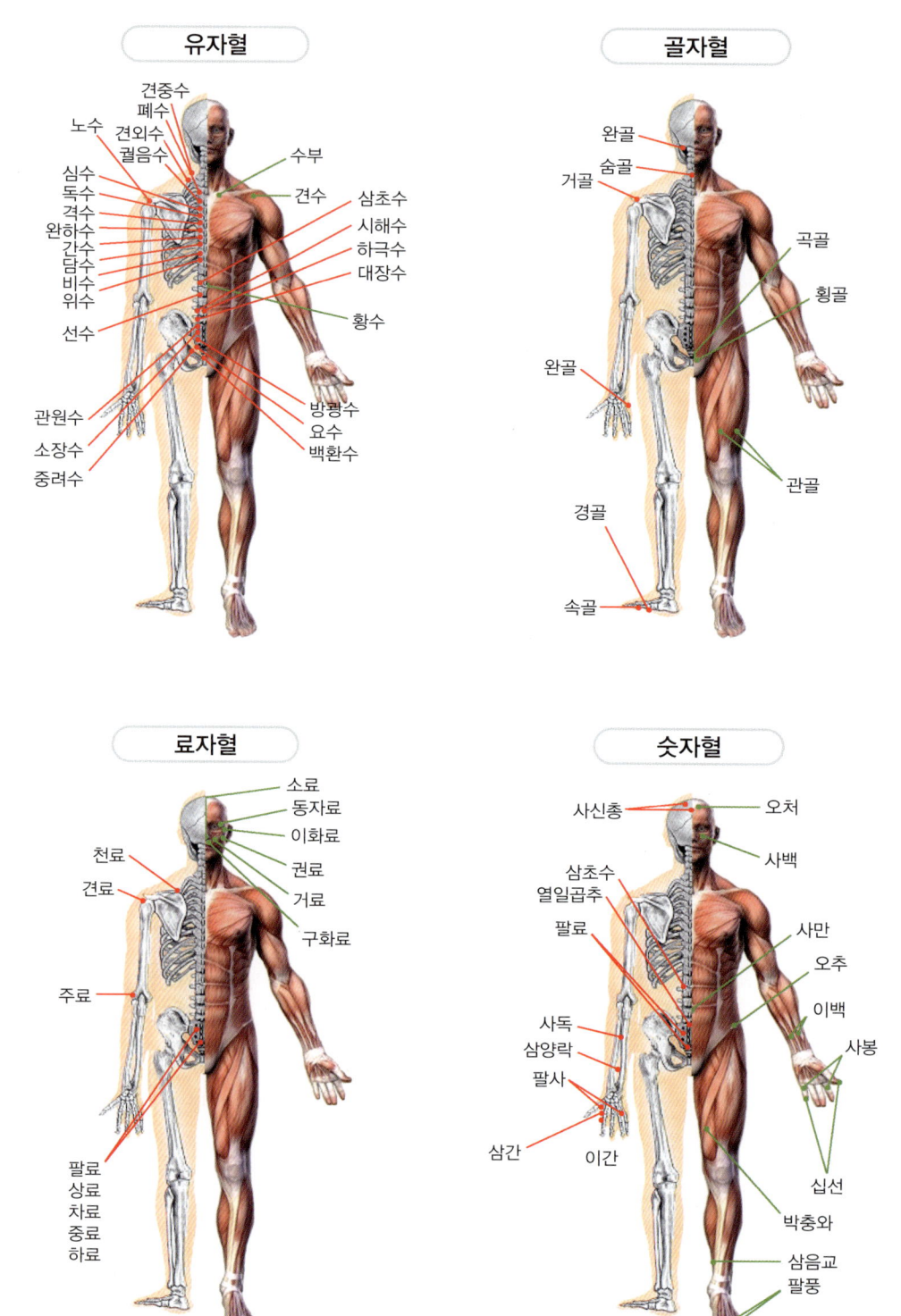

인체의 경혈(13)

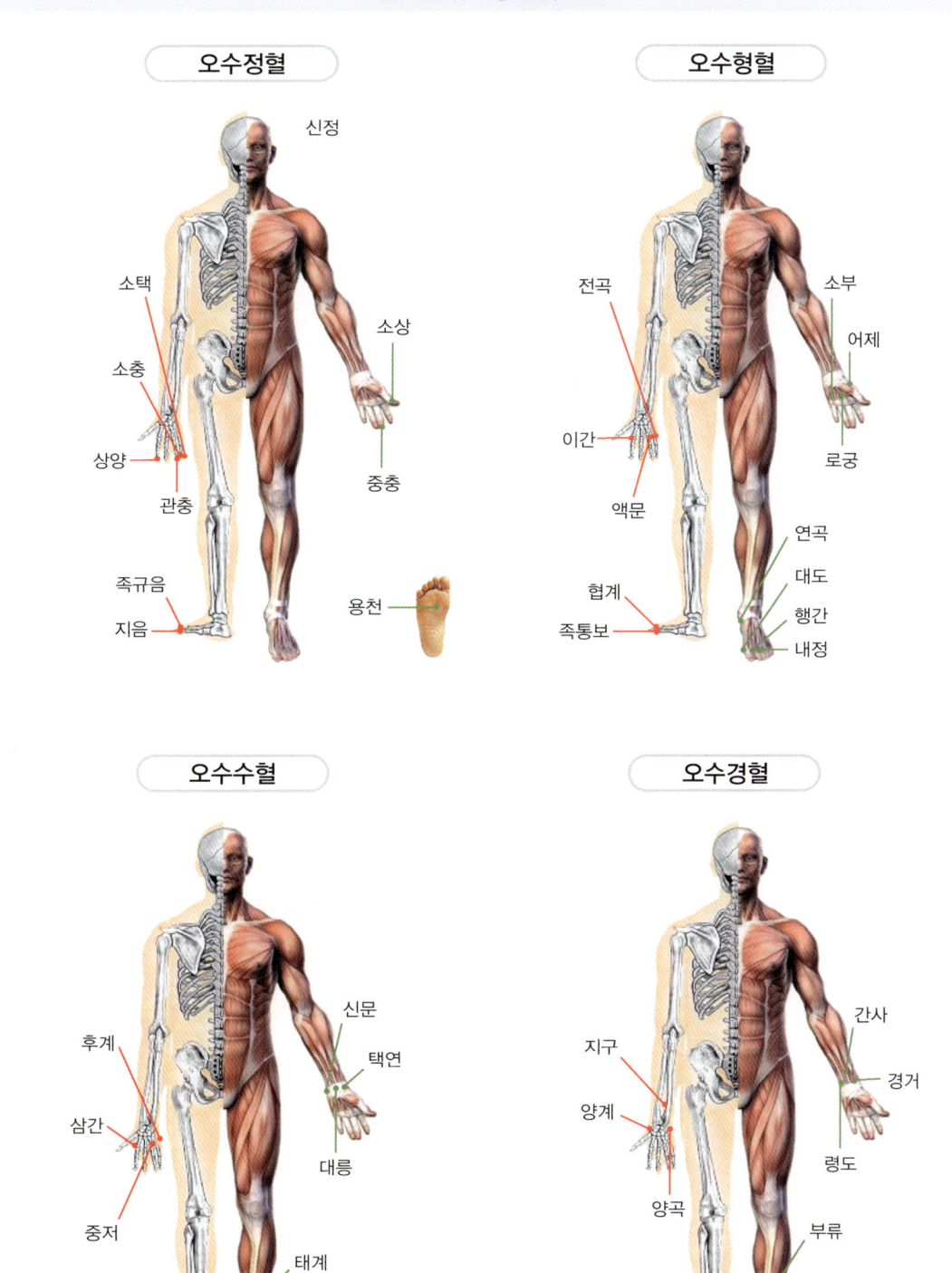

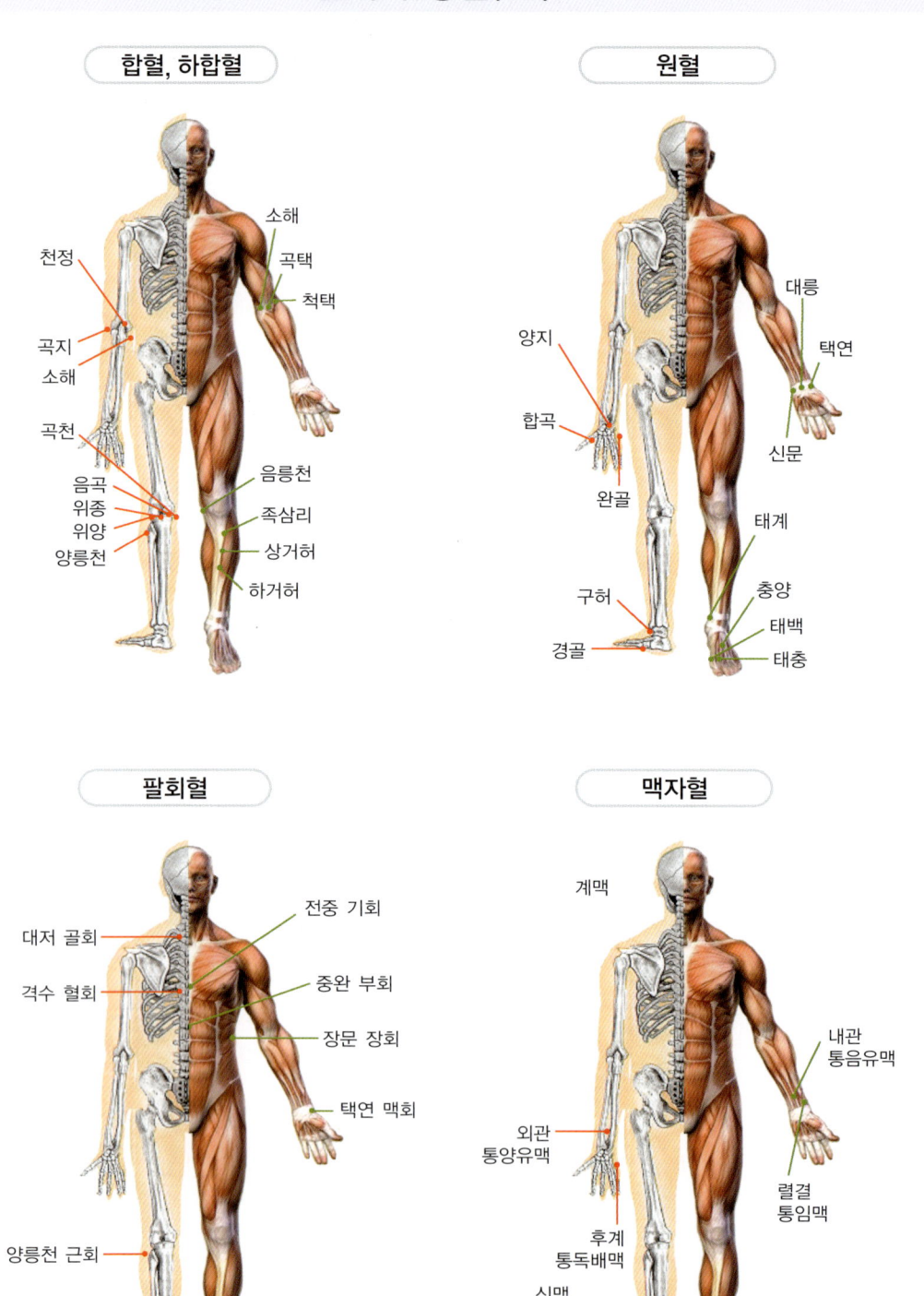

인체의 경혈(15)

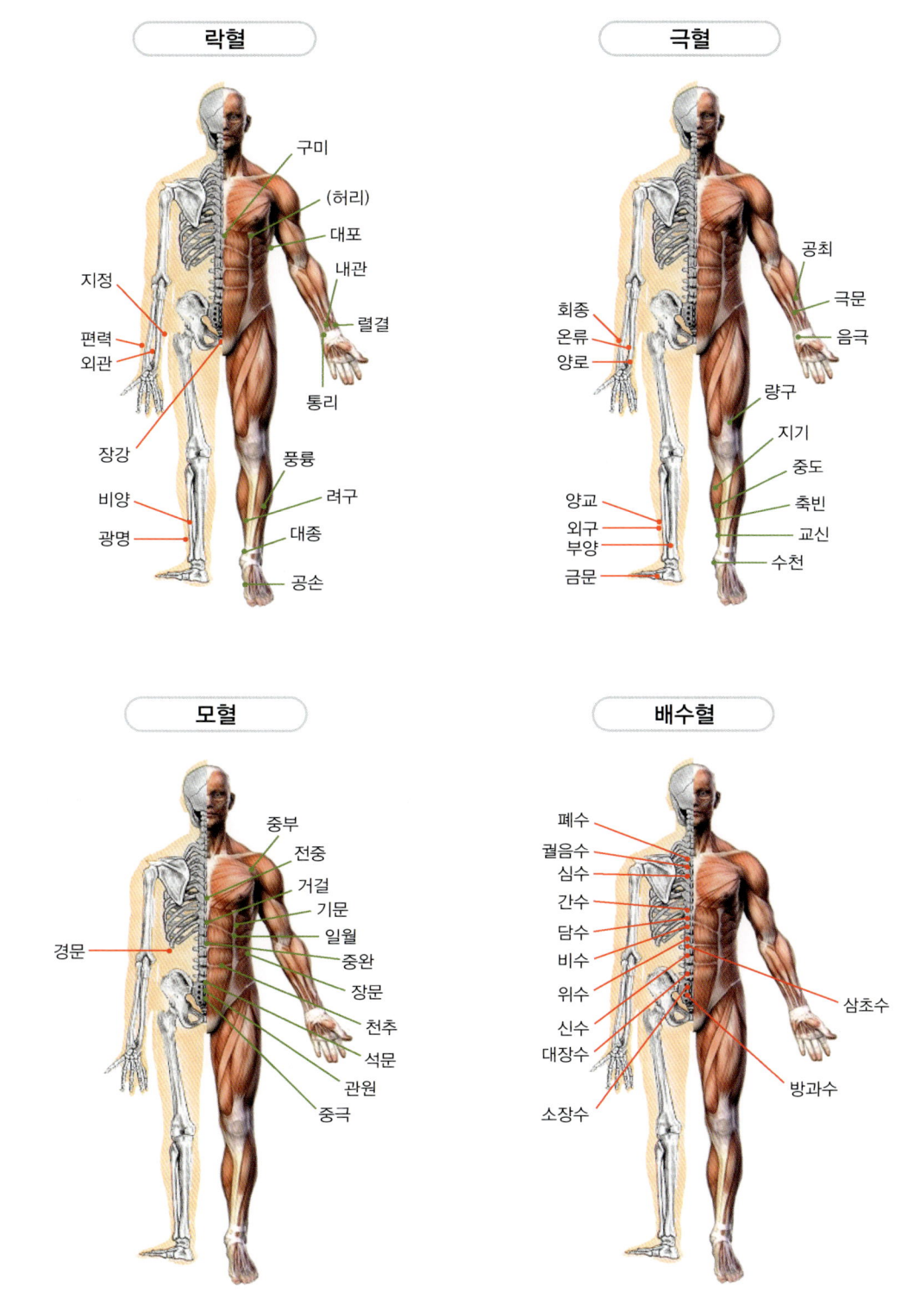

6. 손의 부위별 명칭

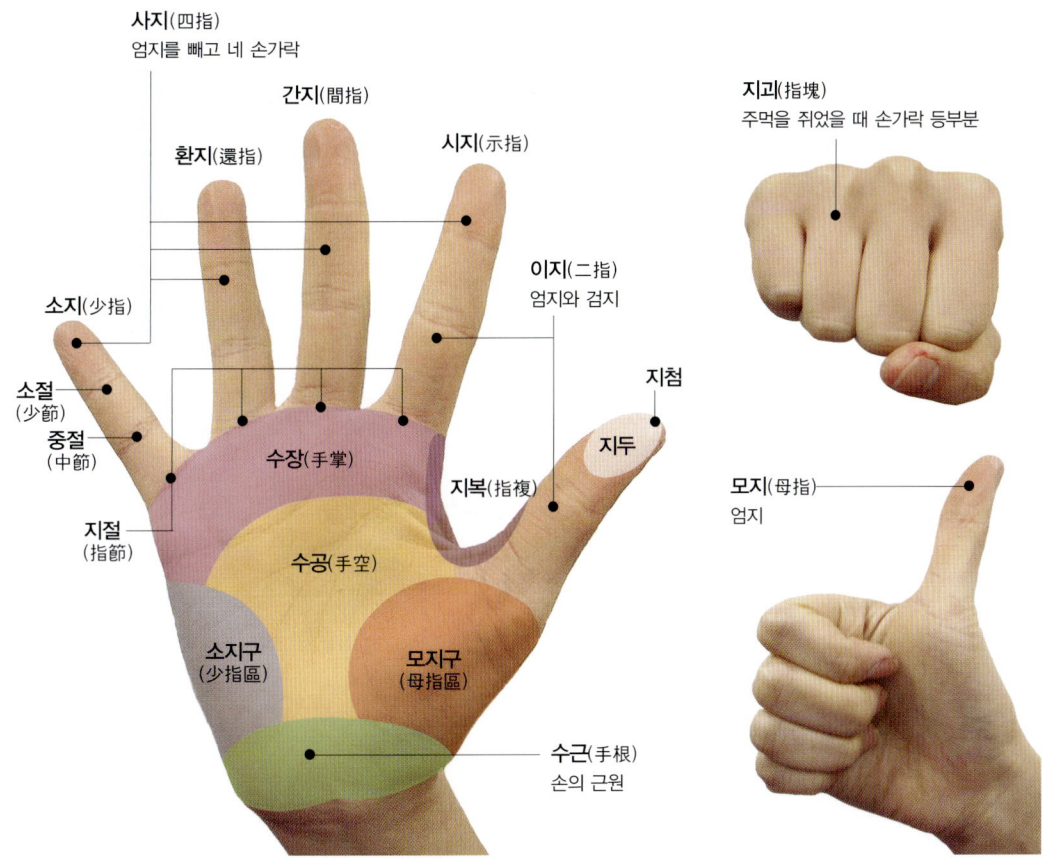

8) 마사지의 금기사항

■ 마사지를 피해야 할 경우

- **부상 직후** – 부상 직후는 부기와 염증이 있고 악화시키게 될 우려가 있다.
- **열이 있다** – 마사지에 의해 열을 더 높일 우려가 있다.
- **강한 통증이 있는 관절** – 염증을 일으킬 가능성이 있기 때문에 마사지를 행하지 않는다.
- **음주** – 음주는 혈관을 팽창시키기 때문에 신체가 강하게 자극되기 쉽고 장해 부위를 악화시킬 수 있다.
- **식후 1시간 이내** – 식후에는 마사지를 받지 않는 것이 좋다. 완전히 소화된 후 마사지를 받는 것이 효과적이다.
- **샤워 직후** – 샤워 직후에는 가급적 마사지를 피하는 것이 좋다. 피부가 안정된 후 마사지를 실행하는 것이 효과적이다.
- **기타** – 의사로부터 마사지 중단 지시를 받았거나 임신, 월경기간, 피부질환, 혈관병, 궤양, 중증의 내장질환이 있는 경우는 마사지를 삼가는 것이 좋다.

■ 마사지를 해도 되는 질환

신진대사 질환(동풍, 각기병), 소화기 질환(위하수, 위산과다, 만성장염), 호흡기 질환(천식, 폐기종), 순환기 질환(빈혈, 수종, 부종, 혈액 및 림프액 흐름의 장애), 운동기 질환(관절염류머티스, 근위축, 근력의 증강, 건의염증), 신경계 질환(뇌출혈의 후유증, 신경통, 경련, 마비, 신경쇠약, 히스테리), 비뇨생식기 질환(방광마비경련, 유방의 질환).

Section 1

진 전 법	주로 수장이나 지두, 지첨을 이용하여 시술부분을 가볍게 자극하며 왕복하는 방법이다.
대한강찰법	이 방법은 4지침을 이용하여 손등부나 발등부의 뼈 사이를 강하게 누르며 상하왕복하는 방법이며 손근육에 많이 이용하는 방법이다.
이중환상 유념법	두 손을 이용하여 한쪽은 지속적으로 눌러주고 한쪽은 주변 근육을 누르는 방법으로 복부나 늑골 부위에 많이 적용된다.
윤상유념법	이 방법은 시술하고자 하는 부위의 각도를 정상위치보다 높거나 낮게 하여 다양한 각도에서 시술이 되도록 하는 방법이다.
원형강찰법	이 방법은 지두나 지첨을 이용하여 시술하고자 하는 부위를 회전하며 누르는 방법이며 이 방법은 큰 근육에 많이 적용된다.
세 타 법	손가락을 벌리고 시술하고자 하는 부위를 일정 간격으로 반복하여 두드리는 방법으로 연속적 고타법과 진동을 통해 효과를 보고자 하는 방법이다.
종횡유념법	모지를 이용하여 대퇴부나 등부, 상완부 등에 원을 그리며 누르는 방법이며 압력의 세기에 따라 효과가 다양하게 나타난다.
즐상강찰법	손가락이나 발가락, 귀 등을 좌우대칭으로 누르며 반복하는 동작을 말한다.
추 감 법	대경골근이나 비근 부위 등을 4지를 이용하여 일정 간격, 일정 압력을 주며 올라가는 데 한쪽 손은 각도를 자유롭게 조정하여 준다.

육조영, 2000, 『스포츠마사지과학』

고 타 법 (타진법)	두드려 자극하는 방법이며 이 방법은 수축된 근육을 이완시켜주는 데 큰 효과가 있다.
압 박 법	근육에 압력을 가하여 누르는 방법이며 이 방법은 수축된 근육조직을 신장하고 유착된 근육조직을 풀어주며 진정효과도 있다.
신 진 법	근육을 관절의 최대 가동범위 안에서 이완시키는 방법이며 근신운동을 병행하면 효과가 더 크다. 이 방법은 혈액순환과 순환기 계통에 큰 효과를 준다.
견 인 법	근육을 당겨 늘려주는 방법이며 이 방법은 심하게 수축된 부위를 이완시켜주는 데 효과적이다.
족 심 법	발바닥이나 족첨을 이용하여 진동을 주거나 압박을 가하는 방법이며 이 방법은 심부 깊숙이 자극을 주거나 지방이 많은 부위에 마사지를 실시할 때 효과적이다.
절 타 법	근육을 소지와 소지구를 이용하여 두드리는 방법이며 이 방법은 관련 근육 부위의 진동효과와 피로를 풀어주는 데 효과적이다.
박 타 법	모지를 제외한 사지(四肢)와 수근, 모지구, 소지구를 이용하여 해당 근육 부위를 두드리는 방법이며 흉부와 복부의 피로를 효과적으로 풀어주는 방법이다.
수배경찰법	수배를 이용하여 가볍게 누르거나 쓰다듬는 방법이며 대퇴부나 상환부의 피로를 푸는 데 효과적이다.
지두경찰법	지두(指頭)를 이용하여 근육의 결을 문지르는 방법이며 진정효과가 크다.
명 타 법	손가락을 편 상태에서 힘을 최대로 빼고 시술하고자 하는 부위의 근육을 빠른 속도로 자극하는 방법이며 안면 마사지에 효과적이다.

7) 마사지의 주요 기법

● 마사지의 기본 기법

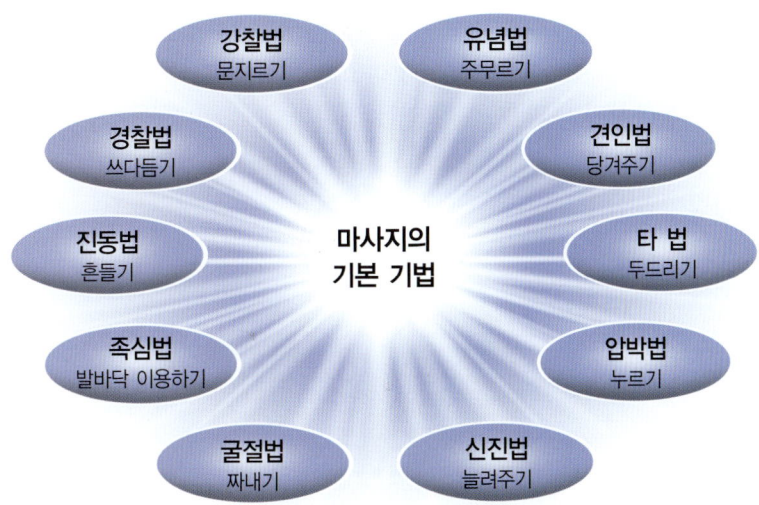

경 찰 법	일반적으로 근육을 가볍게 쓰다듬는 방법이며 이 방법은 불안이나 흥분상태일 때 진정 및 안정 효과를 가져오며 긴장과 근육을 이완시켜주는 효과도 크다.
강 찰 법	근육을 강하게 문지르는 방법이며 이 방법을 실시할 때는 체중의 균형과 각도를 적절히 변형하여 실시하는 것이 효율적이며 이 방법은 혈액 순환 조직에 큰 효과가 있다.
유 념 법	근육을 짜내듯 주무르는 방법이며 이 방법은 유착된 피부를 원만하게 풀어주며 심부조직의 유착으로부터 반흔을 없애며 관절부분의 삼출액 흡수를 도와준다.
진 동 법	근육부분을 흔들어 진동시키는 방법이며 이 방법은 관련 근육 부위의 밸런스를 조절해 주며 진통효과에 유용하다.

6) 마사지의 기본 기법을 알아두자

마사지에서 빠지지 않는 기법이 유념법(주무르기), 타법(두드리기), 압박법(누르기), 경찰법(쓰다듬기), 진동법(흔들기) 등의 기본 기법이 있다.

이러한 테크닉을 통해 마사지 효과를 볼 수 있는 것이다.

마사지를 한번이라도 체험한 적이 있는 사람이면 알 수 있지만 주무르거나 두드리거나 누르기를 할 때 무조건 강한 힘으로 행한다고 좋은 것은 아니다.

힘이 강하면 몸이 더 피곤해지는 경우가 있기 때문이다.

여성이라도 바른 방법으로 행하면 힘을 들이지 않고서도 큰 효과를 볼 수 있다. 딱딱하게 굳은 부위를 푸는 것이 중요하다. 이때 따뜻한 손으로 마사지를 하면 더욱 효과적이다.

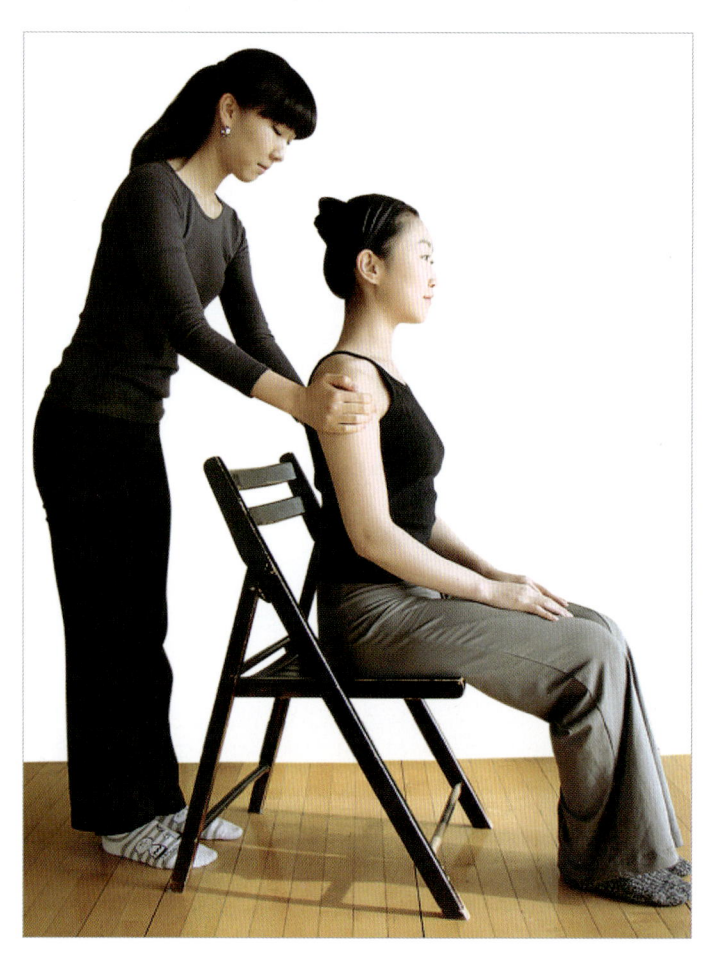

Section1

5) 기분 좋은 것과 아름다움은 쉽게 느낄 수 있다

몸의 아름다움을 뽐내려면 스트레스를 풀고 혈행과 위장 등을 건강하게 해주어야 한다. 이 책에서는 경혈을 대상으로 빠르게 결리는 증상을 해소할 수 있는 마사지를 소개한다. 비싼 돈을 내고 체형관리실이나 스포츠센터에 가지 않아도 생각하기 나름이다. 상쾌한 기분을 맛보고 아름다움을 실감하면 자연스럽게 아름다움을 지속할 수 있다.

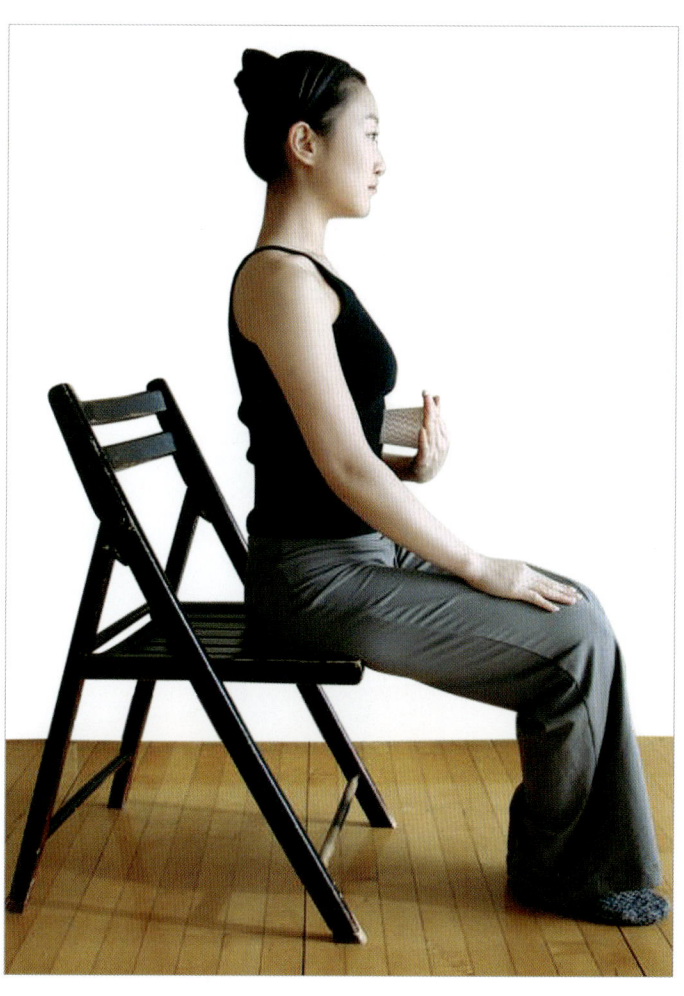

4) 증상에 맞는 효과적인 경혈 마사지

걱정이나 고민을 안고 있으면 심장 주변이 결리는 증상이 나타난다.

또 여성은 자궁과 난소 등의 생식기능이 복부 주변에 모여 있기 때문에 허리 주변에 결리는 증상이 나타난다. 생리통과 생리불순으로 허리가 결리는 경우가 있다.

이러한 경우의 근본적인 원인은 내장으로 어깨와 등, 허리가 아니다. 어깨가 결리다고 이 부위을 강하게 주무르면 증상에 따라서는 내장에 악영향을 미치게 된다.

각각의 증상에 가장 효과적인 경혈을 이해하고 마사지를 해야 건강한 몸을 만들 수 있다.

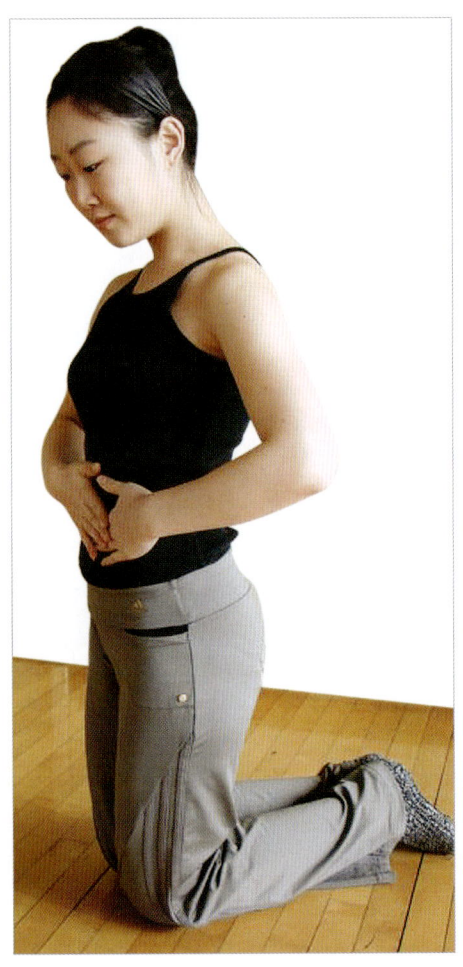

3) 장시간 계속 앉아 있는 것과 나쁜 자세도 결림의 원인

의자에 계속 앉아 있으면 어깨와 등이 아파온다. 이것은 내장이 압박되기 때문이다. 내장이 굽으면 당연히 혈행이 나빠진다. 무리 없는 바른 자세를 유지하는 것은 아름다움뿐만 아니라 결림의 원인을 해소하는 매우 중요한 습관이다.

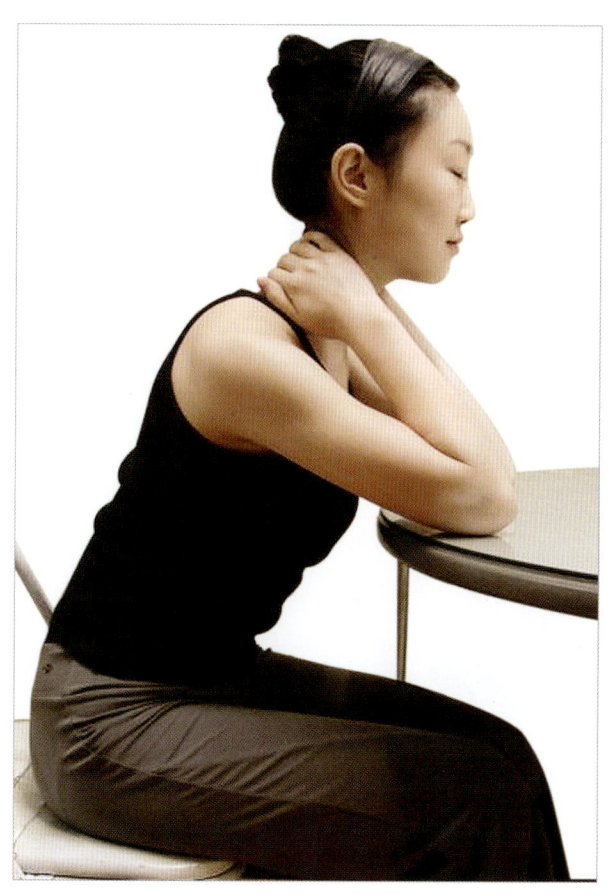

2) 운동성 결림과 스트레스성 결림

결리는 증상은 운동성 결림과 스트레스성 결림 증상으로 나누어진다. 운동성 결림은 장시간 동안 과격한 운동에 따라 근육에 유산이 쌓이고 혈행이 나빠져 생기는 증상이다.

한편, 스트레스성 결림 증상은 스트레스가 원인으로 내장에 이상이 나타나면서 일어난다.

스트레스가 내장에 영향을 주면 신경성 위염과 위궤양 등으로 나타난다. 이러한 결림 증상까지 생기지 않아도 스트레스가 너무 많이 쌓이면 혈행이 나빠지고 내장의 기능이 저하되며 몸의 상태도 나빠진다. 아름다움과 건강은 같은 관계이다. '호흡마사지'로 스트레스를 없애면서 결리는 증상을 풀어주면 몸과 마음도 새로워지고 몸이 가벼워진다.

Section 1

1) 결리는 증상이 알려주는 몸의 신호

중국의학에서 말하는 '경락'은 내장을 포함해서 몸 안으로 통하는 통로라 할 수 있다. 눈에는 보이지 않는 많은 경락이 몸 안에 있고 이것이 경혈과 연결되어 있다. 그래서 각각의 경락은 내장과 밀접한 관계가 있다.

'경락'에 대한 이해가 있으면 몸의 어디가 결리는가에 따라 어느 정도, 어느 내장이 나쁜지를 판단할 수 있다. 결림 증상은 표면에 나타나는 몸의 주의신호이다. 이 증상은 내장의 상태가 나쁘거나 스트레스가 쌓여 몸의 어디엔가 이상이 있는 경우인 것이다.

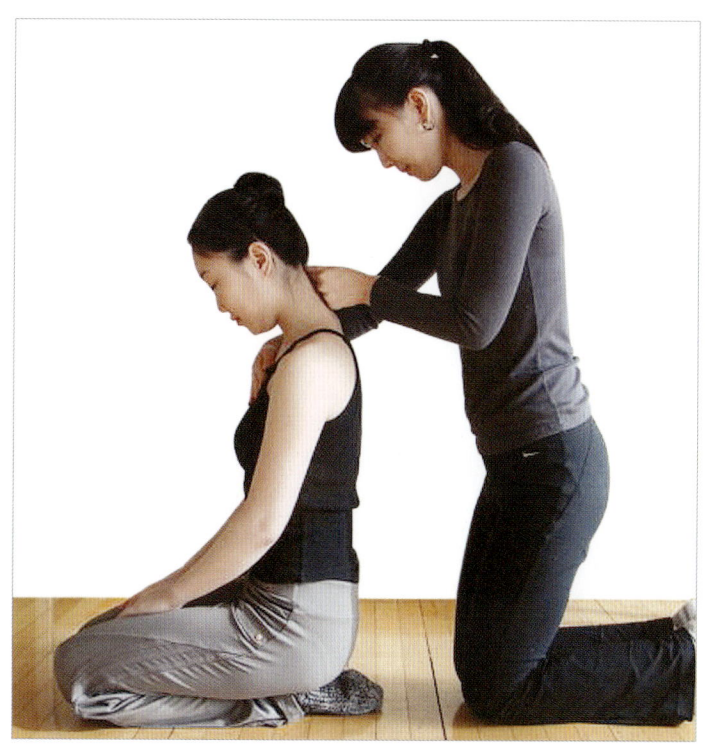

5. 호흡마사지의 기본적인 실천법

'호흡마사지'는 방법만 알면 누구나 간단하게 시작할 수 있고 처음 배우는 사람도 자연스럽게 할 수 있다. 깊은 호흡을 하면서 마사지를 하기 때문에 신선한 공기 중에서 행하는 것이 포인트이다. 밀폐된 공간이 아니라 창문을 열어두거나 공기가 순환되는 공간에서 실시하면 더 큰 효과를 얻을 수 있다.

◇ 숨을 내쉬면서 누른다.

① 입으로 숨을 내쉬면서 경혈에 천천히 손가락에 힘을 넣는다.
  숨을 내쉬면 근육이 이완되기 때문에 경혈을 누르기 쉽다. 숨을 내쉴 때는 머리에서 발끝까지의 순서로 숨을 내쉰다는 기분으로 한다.
② 적당한 통증을 느끼면 손가락에 힘주는 것을 멈춘다. 남아있는 숨까지 내쉰다. 이렇게 하면 자연스럽게 1~3초의 간격이 생긴다. 숨을 내쉬는 시점에서는 숨을 멈추지 않도록 한다.

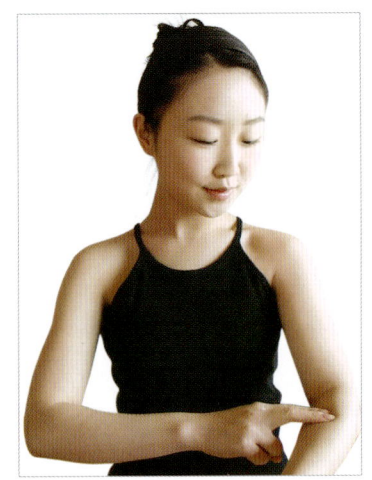

◇ 숨을 들이쉬면서 힘을 뺀다.

① 코에서 숨을 들이쉬면서 천천히 손가락의 힘을 뺀다. 몸 안에 신선한 공기가 가득 채워지는 것을 생각하면서 코로 숨을 들이쉰다.
② 충분히 숨을 들이쉰다.
  피부에서 손가락을 떼지 말고 다시 숨을 내쉬면서 경혈을 누른다.

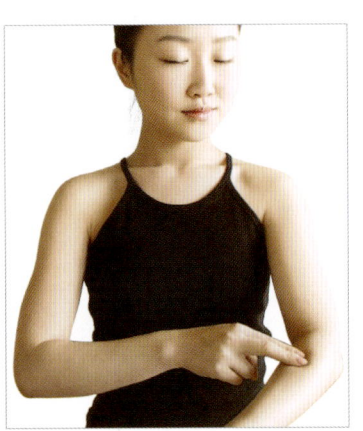

4. 마사지의 순서와 시간

마사지를 행할 때 특정 부위에 행하는 단위 마사지는 4~5분, 국부 마사지는 30분, 부분 마사지는 20분, 전신마사지는 45~60분이 적절하다.

◇ 단위, 부분, 국부 마사지의 경우

① 2~3분 정도 경찰법에서 시작한다.
② 계속해서 유념법과 압박법 등을 병행해서 3~5분 정도 행한다.
③ 다시 1분 정도 경찰법을 행하고 특정 부위의 마사지를 끝낸다.
  • 행하는 시간 : 특정 부위에는 10~20분 정도를 목표로 한다.

◇ 전신 마사지의 경우

① 똑바로 누운 자세
   발 → 하퇴부 → 무릎 → 대퇴부전면
   • 행하는 시간 : 15~20분 정도(한 쪽에 7~10분 정도)
② 엎드린 자세
   대퇴부후면 → 전부(엉덩이) → 요부, 배부 → 부(목), 어깨
   • 행하는 시간 : 15~20분 정도
③ 앉은 자세
   손 → 전완과 상완 → 어깨 바깥쪽과 앞면
   • 행하는 시간 : 한쪽에 8~10분 정도씩 15~20분 정도
            전신에 45~60분 정도를 기준으로 한다.

3. 마사지 시간과 스타일

목욕 후 또는 환부를 따뜻하게 한 후에 행하는 것이 이상적이다.

마사지의 효과를 보다 높이려면 아래의 경우일 때 행하는 것이 좋다.

① 운동 직후에 마사지를 행한다.
② 목욕 후 또는 따뜻한 수건으로 국소를 따뜻하게 한 뒤 행하면 보다 큰 효과를 얻을 수 있다.
③ 특정 부위의 마사지 외에는 주 1~2회 정도 강한 자극을 주는 전신 마사지를 행하여 전신의 피로를 회복한다.
④ 둘이 마사지하는 경우나 자신이 행할 경우나 상관없지만 가능한 한 둘이 행하는 것이 요부와 배부 등을 충분히 마사지하고 전신을 안정시키는 효과를 얻을 수 있다.

● 마사지의 물리적·기계적 효과

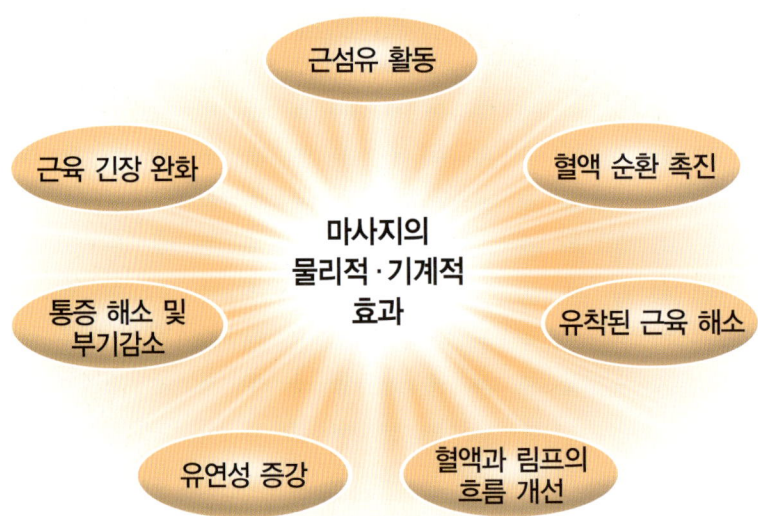

2. 마사지의 원칙

마사지는 말초에서 중추와 심장 방향으로 행하는 것이 기본이다.
마사지를 행할 때는 피부에 직접 행하는 방식과 말초에서 심장으로 향해 행하는 방식 반대로 하는 방식이 기본이다.

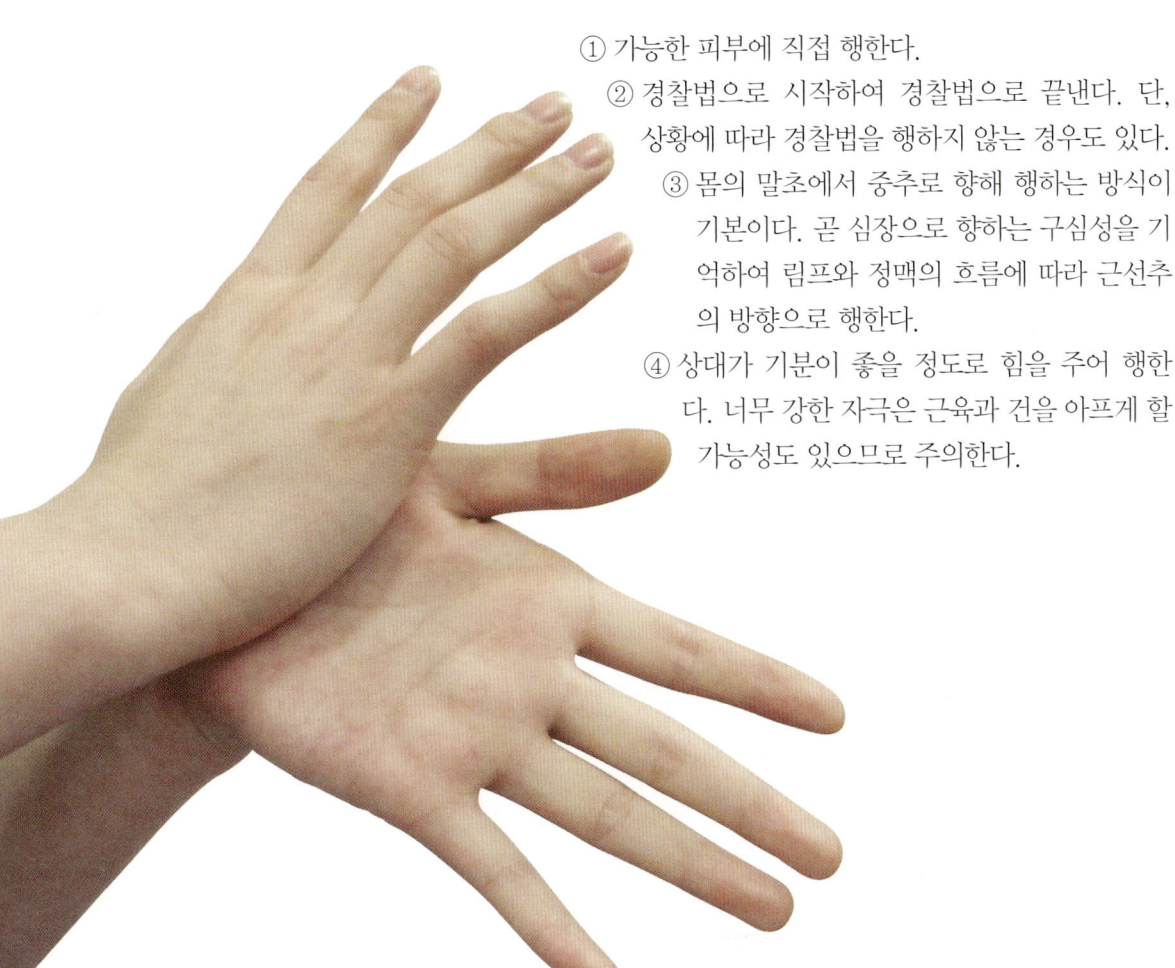

① 가능한 피부에 직접 행한다.
② 경찰법으로 시작하여 경찰법으로 끝낸다. 단, 상황에 따라 경찰법을 행하지 않는 경우도 있다.
③ 몸의 말초에서 중추로 향해 행하는 방식이 기본이다. 곧 심장으로 향하는 구심성을 기억하여 림프와 정맥의 흐름에 따라 근선추의 방향으로 행한다.
④ 상대가 기분이 좋을 정도로 힘을 주어 행한다. 너무 강한 자극은 근육과 건을 아프게 할 가능성도 있으므로 주의한다.

5) 교정작용

염좌와 같은 외상 후에 열과 부종 등의 급성증상이 없어지면 행한다. 환부에 직접 마사지하고 관절포(관절을 감싸고 있는 모습), 인대의 경직을 완화시키고 내출혈과 응어리를 없애준다.

마사지가 인체의 해부학적, 생리학적 부분에 미치는 영향과 효과

마사지는 피부, 근육, 기능 향상을 목적으로 기계적 자극을 주는 요법이다.

마사지의 연구 영역
- 인체조직에 대한 물리적 영향
- 마사지가 피로회복에 미치는 영향
- 마사지가 경기력 향상에 미치는 영향
- 마사지가 운동 상해 예방에 미치는 영향
- 마사지가 유연성 증가에 미치는 영향
- 마사지가 림프액의 활동·물질대사·중추신경계·감각 기관에 미치는 영향
- 마사지가 기능항진에 미치는 영향
- 마사지가 면역 기능에 미치는 영향
- 마사지가 근육·뼈·림프·소화·호흡·사고 등의 신경지배 메커니즘 연구
- 마사지와 내장 수용기에 관한 연구
- 마사지가 신심 안정에 미치는 영향
- 마사지가 직무 기록에 미치는 영향
- 마사지가 노화 지연에 미치는 영향
- 마사지가 생활 만족에 미치는 영향
- 마사지가 성인병 예방에 미치는 영향

근육에 미치는 마사지 효과
마사지는 심신의 안정·피로회복·기계적, 물리적 자극을 통해 신체 기능을 회복시키는 데 효과적이다. 부상의 예방과 치료, 컨디션 조절에도 작용하는 수기 요법이다.

1. 마사지의 효과

1) 혈액순환 촉진작용

피부와 근육에 혈액과 림프액의 흐름을 촉진시켜 심장의 부담을 가볍게 하고 신진대사를 향상시킨다. 그 결과 체내의 피로물질을 없애고 피로를 회복시킨다.
- 적당한 기법 : 경찰법, 유념법

2) 흥분작용

신체기능이 저하된 근육과 신경에 활력을 높이는 작용. 특히 경기 전의 근 긴장이 불충분하거나 몸이 움직이기 힘들 때 행한다.
- 적당한 기법 : 약한 자극을 주는 경찰법, 유념법

3) 진정작용

신체기능이 과도한 긴장 상태일 때 진정시키는 작용이 있다. 경기 중 근의 경련이나 너무 긴장했을 때 행한다.
- 적당한 기법 : 강찰법(손가락으로 강하게 주무른다), 강하게 자극을 주는 유념법, 압박법

4) 반사작용

피로한 부위와 너무 긴장된 부위를 마사지하여 해당 부위의 기능조정을 행한다. 예를 들어 위에 통증이 있으면 배부를 마사지하여 통증을 완화시킨다.
- 적당한 기법 : 압박법

육조영교수의 건강한 생활 만들기

Section 1

호흡마사지의
기초지식

마사지가 피부에 미치는 영향과 효과

- 피부는 중추신경계통과 밀접하게 작용한다.
- 피부는 외부 환경의 직접적 영향으로부터 신체를 보호한다.
- 피부는 인체의 온도조절 기능에도 관여하고 신진대사를 통해 노폐물을 신체에서 배출하는 기관으로 온도, 감각, 통각, 촉각 등을 담당한다.
- 피부는 세균이 신체에 침입하는 것을 저지한다.
- 피부는 과도한 태양광선에 노출되는 것을 차단하는 역할을 한다.
- 마사지를 주기적으로 받으면 피부에 탄성이 높아지고 매끈해진다.

피부계통
인체의 외피를 외부로부터 보호하는 기능 수행

피부에 미치는 마사지 효과

① 마사지는 표피의 노폐화한 세포가 피부의 표면으로부터 비늘 조각처럼 분리된다.
② 마사지를 받으면 피부호흡이 좋아지고 지방선의 분비 기능과 열의 발산을 조절하는 땀샘의 움직임이 활발해진다.
③ 마사지는 피부의 맥관을 넓히고 혈액순환 피부와 피부 분비선의 영향 상태를 좋아지게 한다.
④ 마사지는 피부 맥관의 혈액 및 림프액의 흐름을 좋게 한다.
⑤ 마사지는 체내의 노폐물을 빠르게 배출시키는 작용을 하며 물질 교환 과정을 현저하게 향상시킨다.
⑥ 피부근육의 긴장력을 높이고 피부를 매끈하고 부드럽게 한다.

육조영교수의 건강한 생활 만들기

Section 2

하루하루를 행복하게 만들어 주는
호흡마사지

하루하루가 행복해지는 마사지

1) 삼음교를 누르면 아침이 상쾌하다

삼음교의 경혈을 누르면서 천천히 숨을 내쉬고 힘을 빼면서 숨을 들이쉰다.

① 발바닥으로 반대 종아리에 있는 삼음교 경혈을 문지른다. 이 경혈은 하반신의 혈액순환을 좋게 해준다. 다리가 부었을 때 효과가 있기 때문에 의자에 앉은 자세로 다른 한쪽 다리의 종아리를 두드리면서 마사지해도 좋다.

① 두 사람일 때는 한쪽 다리를 의자에 두고 그 위에서 상대방에게 발뒤꿈치와 종아리를 누르게 하던지 주무르게 하면 기분이 상쾌해진다.

② 몸을 펴면서 심호흡을 하면 일어나기 좋아진다. 이것도 상쾌하지 않은 경우 뜨거운 물로 샤워를 하거나 스트레칭을 하면 뇌와 자율신경이 활발하게 움직이기 시작한다.

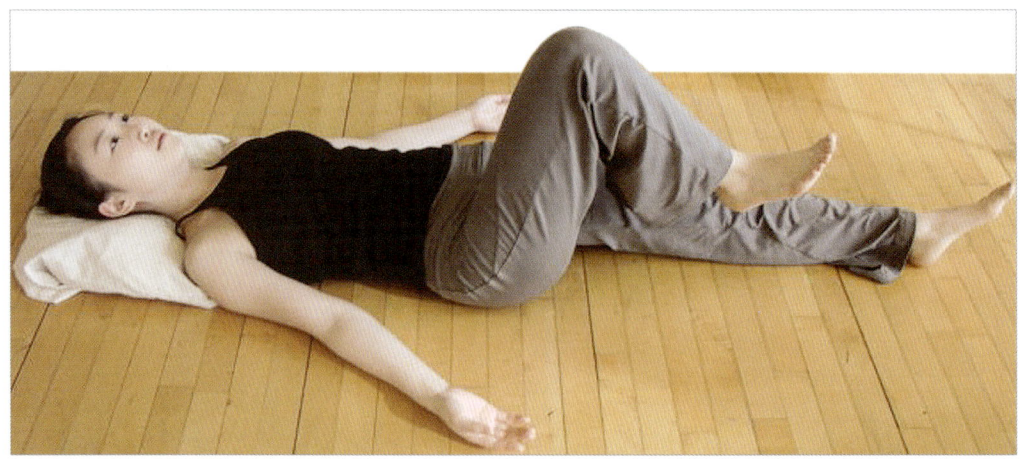

2) 하루를 건강하고 편안하게

천천히 심호흡을 하면서 행한다.

① 위를 보고 누운 상태로 양쪽 다리의 발꿈치를 조금 강하게 두들긴다. 눈을 바로 떴을 때는 특히 심장에서 떨어진 하반신의 혈액순환이 나빠진다. 발뒤꿈치를 두들기면 그로 인해 근육의 신전을 부드럽게 되므로 혈액의 순환이 좋아진다.

② 자다 깨다 하면 하루가 멍해진다. 몸이 휴식을 취하지 못했을 뿐만 아니라 체내 리듬이 깨져서 자율신경에 악영향을 미치기 때문에 주의해야 한다.

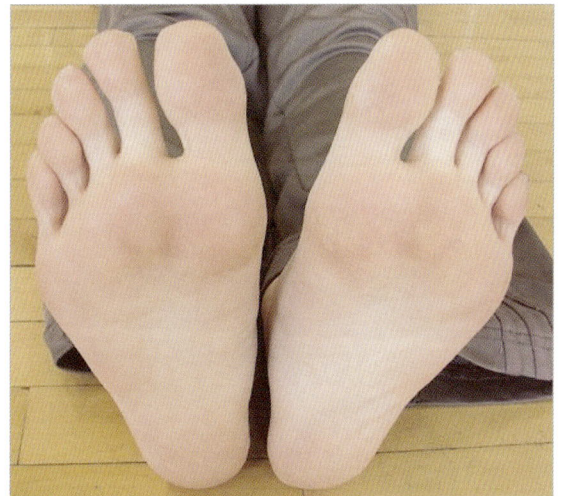

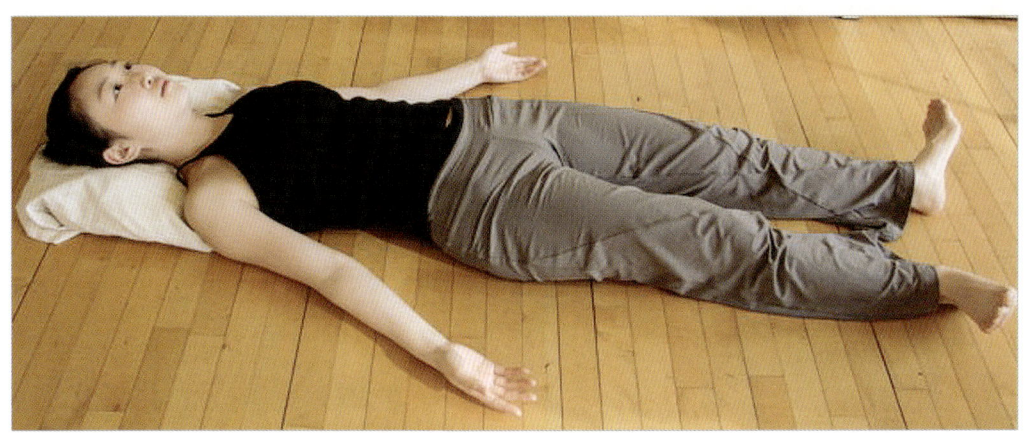

Section 2

3) 경동맥과 경정맥을 마사지하면 일이 순조롭게 진행된다

경동맥과 경정맥을 천천히 심호흡을 하면서 행한다.

① 목의 양쪽 끝에 있는 경동맥과 경정맥을 마사지하면 뇌의 혈류를 좋게 하여 머리가 상쾌해진다. 목의 양쪽을 양손 네 손가락으로 가볍게 누르고 동시에 엄지손가락을 수돌(水突) 경혈을 대고 앞뒤의 피부를 문지르도록 주무르고 풀어준다. 피부를 문지르는 것뿐만 아니라 손가락 끝의 피부를 움직이도록 하는 것이 방법이다.

② 컵받침을 위의 부위에 대고 천천히 시계 방향으로 10회 돌리고 가볍게 1회 누른다(돌리면서 누르는 것을 5회 반복한다). 소화불량이나 위가 거북할 때 효과적이다.

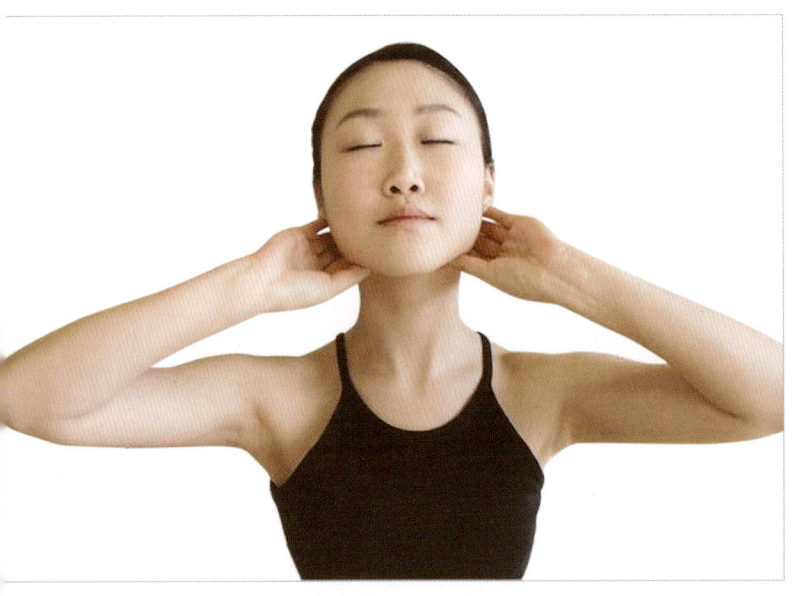
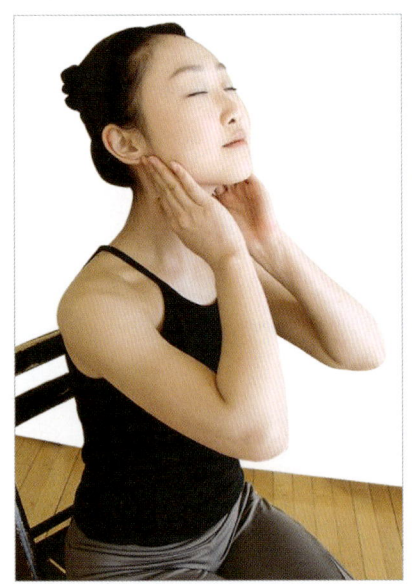

4) 기분이 산뜻해진다

위를 3~5회 돌리면서 숨을 내쉬고 2~3회 돌리면서 숨을 들이쉰다. 이것을 반복한다.

① 위의 마사지는 위의 혈액순환을 촉진하고 소화활동을 도와준다. 먼저 오른손으로 주먹을 쥐고 위 부분에 댄다. 시계 방향으로 돌리고 왼손은 오른손으로 감싸고 조금 강하게 누른다는 느낌으로 압박한다.

② 장시간에 걸친 회의로 허리가 아파오는 경우가 있다. 따뜻한 캔 커피가 있으면 의자에 등과 허리 조금 위 틈에 캔 커피를 끼우고 등을 조금 젖혀서 뒤쪽에 힘을 넣는다. 따뜻한 캔 커피로 허리와 등을 압박하면 지압효과와 함께 뜸을 뜬 것 같은 효과를 얻을 수 있다.

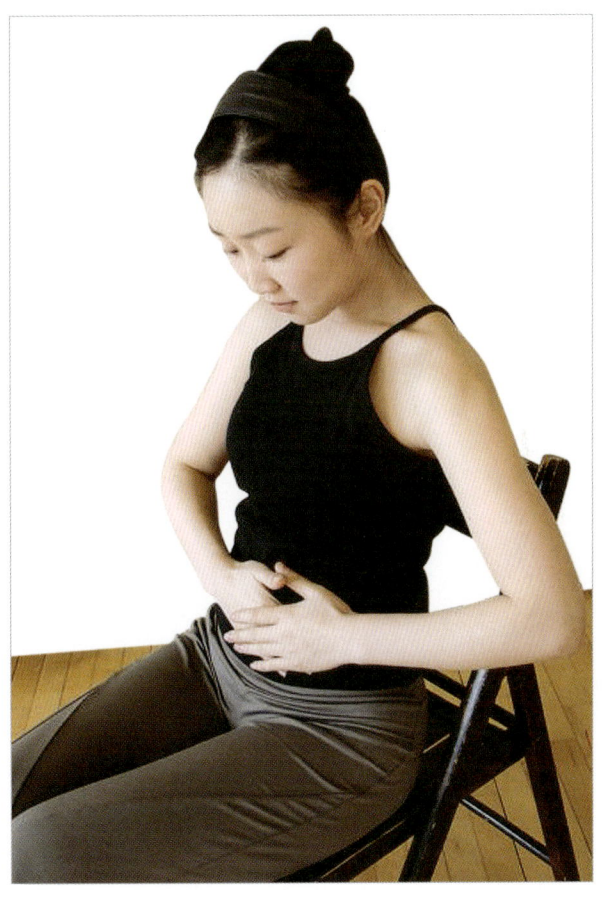

5) 내관을 누르면 기분이 밝아진다

내관의 경혈을 누르면서 천천히 숨을 내쉬고 힘을 빼면서 숨을 들이쉰다.
① 손목 안쪽에 있는 내관 경혈은 위의 소화를 활발하게 한다. 엄지손가락으로 내관을 조금 손톱을 세우는 듯이 하여 똑바로 조금 강하게 누른다. 조금 강하다고 생각할 정도가 좋다. 경혈 위치를 모를 때는 손목에 세 개의 손가락을 대고 그 바깥쪽을 행한다. 양손의 경혈을 누르면서 내관 경혈의 주변을 한쪽씩 2분간 행한다. 위장의 상태가 좋아지면 기분도 좋아진다.

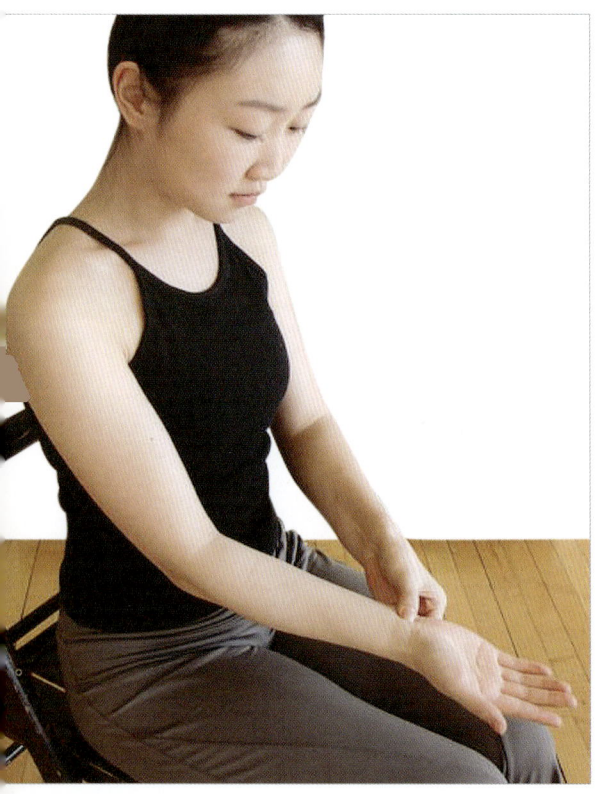

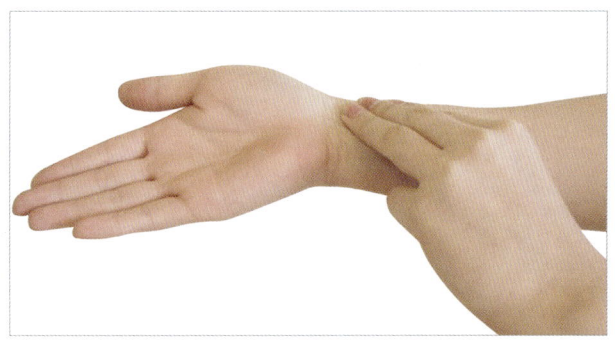

② 일에 너무 집중하여 피로가 생긴 경우 사탕을 먹으면서 당분을 섭취하면 피로회복에 도움이 된다.

6) 대횡혈을 문지르면 몸의 상태가 좋아진다

대횡혈을 3~5회 문지르면서 숨을 내쉬고 2~3회 문지르면서 숨을 들이쉰다. 이것을 반복한다.

① 배꼽의 양쪽 끝부분에 있는 대횡(大橫) 경혈은 장의 활동을 활발하게 해준다. 양손의 세 개 손가락을 사용하여 경혈의 주위를 누르면서 마사지를 행한다. 양손을 바지나 주머니에 넣는 듯한 느낌으로 행하는 것도 좋다. 변비나 생리통에도 효과적이기 때문에 특히 여성들이 기억해 두면 좋다.

② 귀의 측면을 잡고 똑바로 3회 당기고 다음으로 귓불을 잡고 아래로 3회 당긴다. 귀를 당기면 눈의 긴장이 풀리고 뇌에 산소가 보내지기 때문에 기분이 좋아진다.

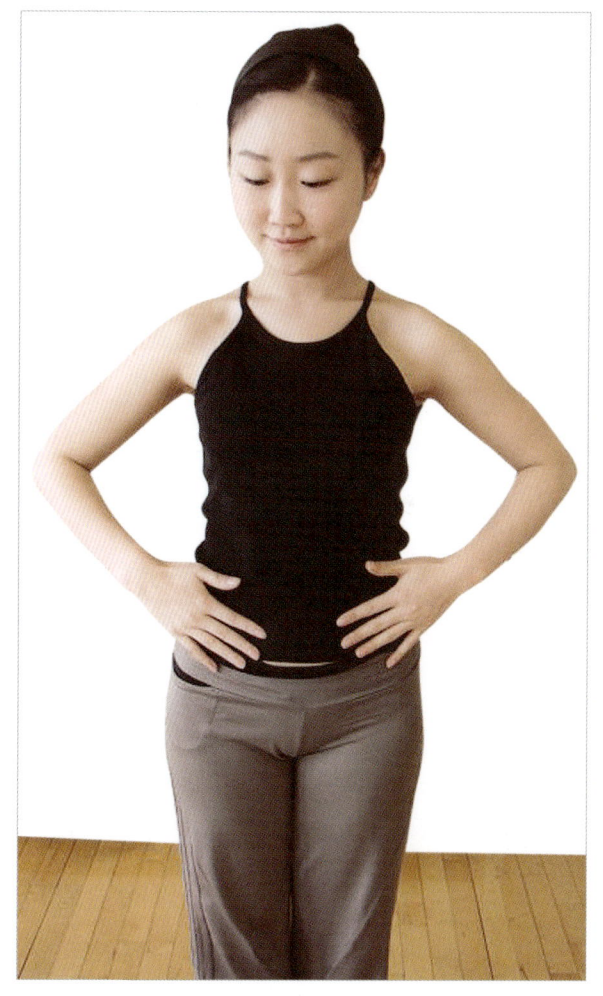

7) 염천을 누르면 기분전환에 가장 효과적이다

염천의 경혈을 누르면서 천천히 숨을 내쉬고 힘을 빼면서 숨을 들이쉰다.

① 말을 많이 해서 피로했을 때 턱의 아래에 있는 염천(廉泉) 경혈을 누른다. 염천 경혈은 혀에 연결되고 혀는 직접 심장에 연결되어 있기 때문에 이 경혈을 누르는 것으로 심장 기능을 회복시켜 준다.

팔꿈치를 테이블이나 책상 위에 올려두고 엄지손가락을 세워 경혈 부분에 대고 턱을 위아래로 올렸다 내리면서 가볍게 압박한다. 너무 강하면 구토가 나오기 때문에 주의해야 한다.

② 영업 관계의 일을 하고 있는 사람은 차로 이동하는 경우가 많다. 차에 계속 앉아 있으면 등이 굽어 내장이 압박된다. 조금씩 허리를 펴거나 배꼽의 주변을 잡아 주물러 풀어준다.

염천혈 마사지는 심장의 기능이 활발하게 되고 전신의 혈행을 촉진한다.

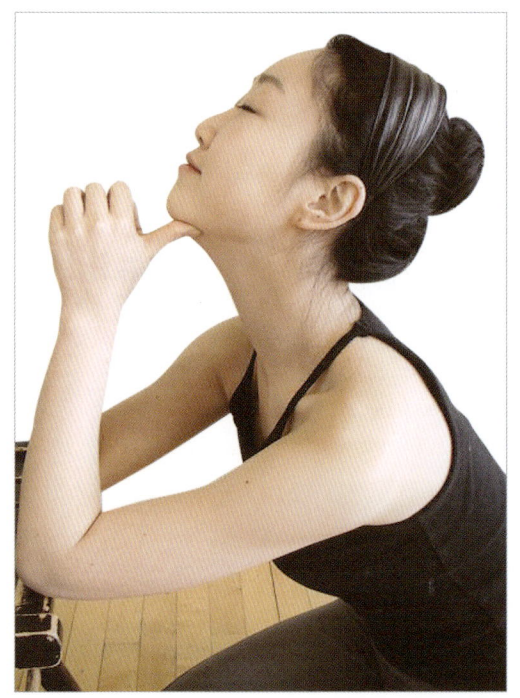

8) 내관을 누르면 식욕이 왕성해진다

내관의 경혈을 누르면서 천천히 숨을 내쉬고 힘을 빼면서 숨을 들이쉰다.

① 식사 전에 위장에 작용하는 양손의 내관 경혈을 엄지손가락을 세워 조금 강하게 누른다. 위장의 움직임이 활발하게 되기 때문에 위장의 상태가 좋아진다. 식사 전에 실행해 본다.

② 배꼽을 중심으로 한 십자라인을 마사지하면 위장의 상태가 좋아진다. 손바닥과 손목 사이의 부분의 정 가운데를 조금 강하게 누른다.

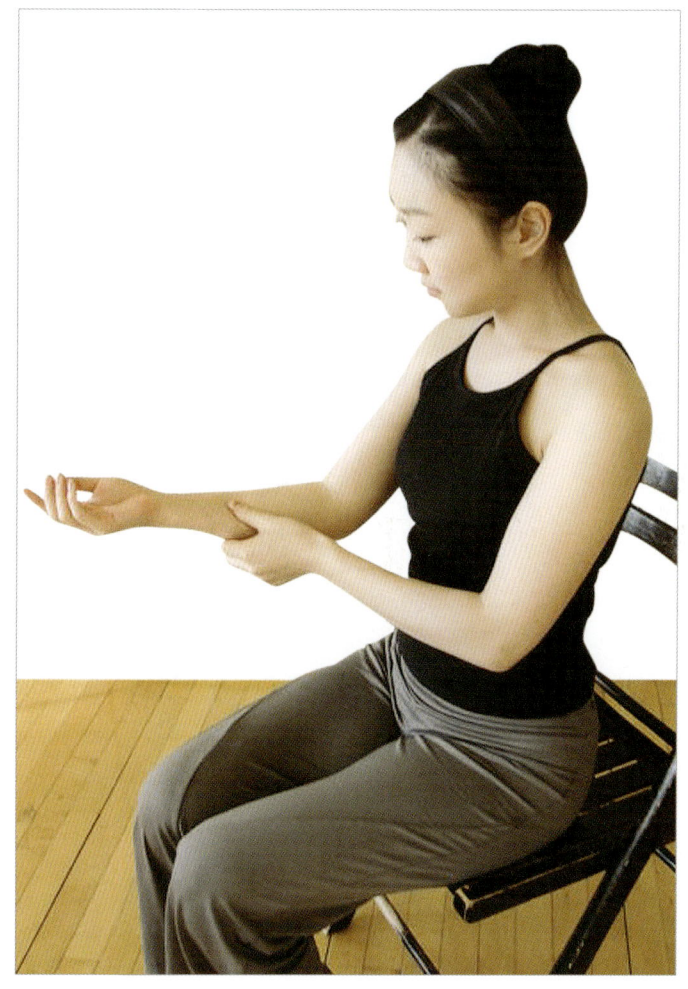

Section 2

9) 인당혈을 문지르면 사소한 일에 걱정하지 않게 된다

인당혈은 천천히 심호흡을 하면서 행하고 「氣」를 보낸다고 이미지트레이닝을 하며 행한다.

① 눈썹과 눈썹 사이에 있는 인당의 경혈을 손바닥으로 만지듯이 한다. 팔꿈치를 책상에 대고 몸을 조금 앞으로 경사진 자세로 머릿속으로 아무 생각하지 않는다. 그리고 손바닥에서 「氣」를 보내는 생각을 하는 것이 방법이다. 이 때 손바닥은 긴장시키지 않는 것이 중요하다. 그러면 생각하기 싫은 것이 없어지는 느낌이 든다. 이렇게 인당의 경혈은 「氣」의 힘으로 뇌하수체를 자극하기 때문에 뇌의 활동이 좋아지고 긍정적인 생각을 하게 된다.

② 머리에 들어간 부분에 백회의 경혈을 중지로 강하게 누른다. 무기력하다고 느낄 때 기분전환에 효과적이다.

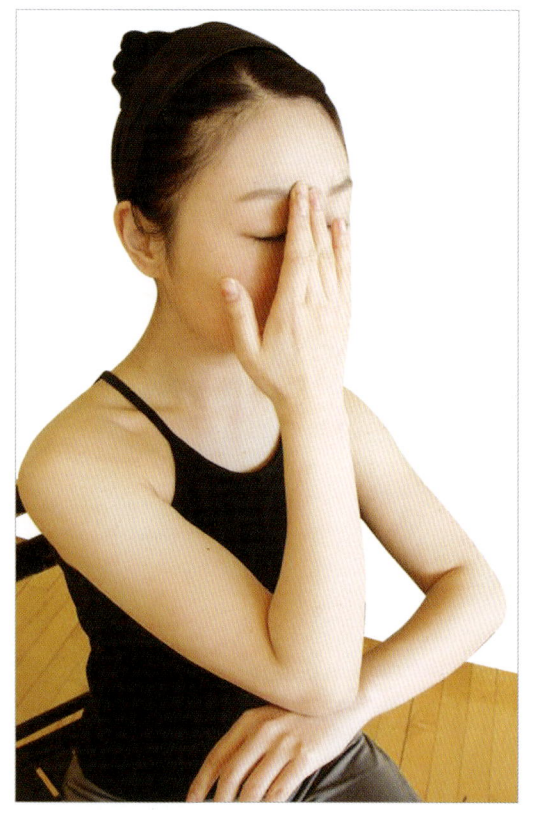

10) 용천을 누르면 잠자리가 좋아진다

용천의 경혈을 누르면서 숨을 천천히 내쉬고 힘을 빼면서 숨을 들이쉰다.

① 발바닥 중앙 조금 앞쪽에는 용천(湧泉) 경혈이 있다. 발을 꼬으듯이 한쪽 발을 다른 한쪽의 무릎 위에 두고 용천혈을 양손의 엄지손가락으로 강하게 누르도록 마사지하면 하루의 피로가 풀린다. 소주병(맥주병)을 두 개 준비하여 벽과 양쪽 발바닥에 끼우도록 한다. 조금 강하게 누르는 것이 좋다.

② 잠이 들면 뇌파와 뇌를 휴식에 유도하는 α파가 변한다. 마음을 안정시키고 머리를 비우며 안정을 취할 수 있는 음악과 향기를 맡으면 α파가 나오기 쉬워진다.

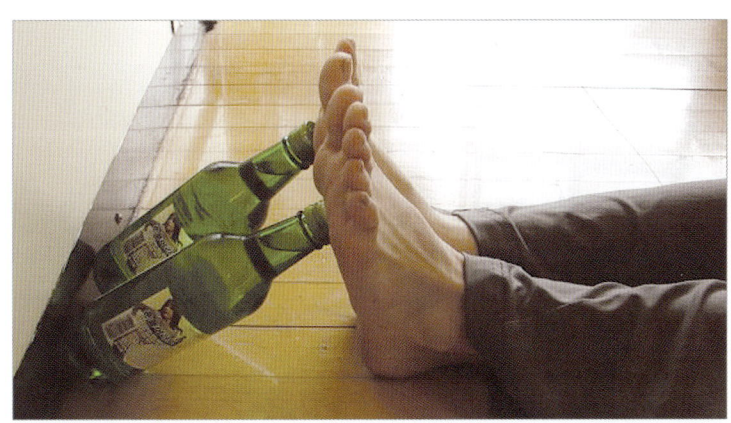

육조영교수의 건강한 생활 만들기

Section 3

질환별 호흡마사지 기법

Section 3
질환별 호흡마사지

1) 눈의 피로

손바닥으로 눈을 가볍게 압박하면서 숨을 천천히 내쉬고 힘을 빼면서 숨을 들이쉰다.

① 눈을 꼭 감고 그 위를 손바닥으로 누른다. 이 상태로 손바닥으로 눈을 가볍게 압박하면서 마사지 한 후 손바닥을 누른 상태로 눈을 감고 손을 조금씩 벌리려 빛을 조금씩 넣는다.

② 따뜻한 물에 담근 수건을 랩으로 싸고 전자렌지로 약 20초간 따뜻하게 한다. 이 수건을 눈 위에 얹어두고 가볍게 누르면 눈 주변의 혈행이 촉진되고 피로가 풀린다.

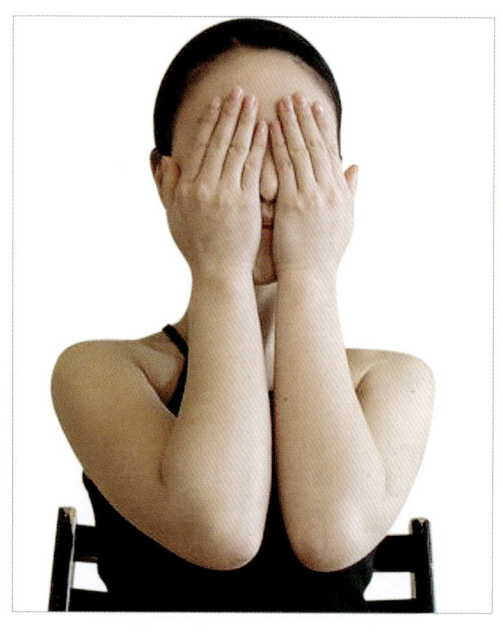
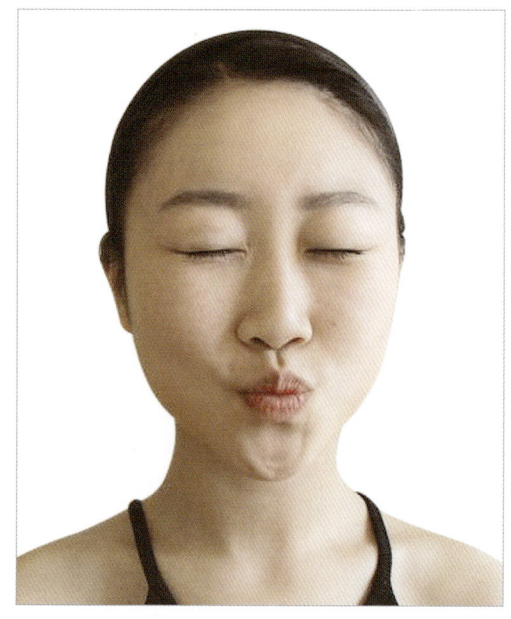

눈의 피로를 그대로 두면 혈류가 막혀 두통과 목, 어깨가 결리는 증상이 같이 나타나게 된다. 목의 결림이 일어나는 원인으로는 눈이 심하게 피곤한 경우가 많다. 눈을 마사지 한 후 목을 뒤로 하여 머리털이 나기 시작한 가장자리를 양손 시지로 조금 강하게 누르면 눈이 편해진다.

2) 목의 통증

경부의 피부를 앞뒤로 문지르면서 천천히 숨을 내쉬고 바로 숨을 들이쉰다.

① 목이 붓고 아프며 또는 기침이 나와 힘들 때 효과적이다. 목 중간에 있는 연골 옆에 있는 경혈에 엄지를 대고 앞뒤 피부를 문지르듯이 문지른다.

② 목이 아플 때 녹차를 조금 마시면 통증이 빨리 없어진다. 마스크를 하고 자면 목의 건조를 막을 수 있다.

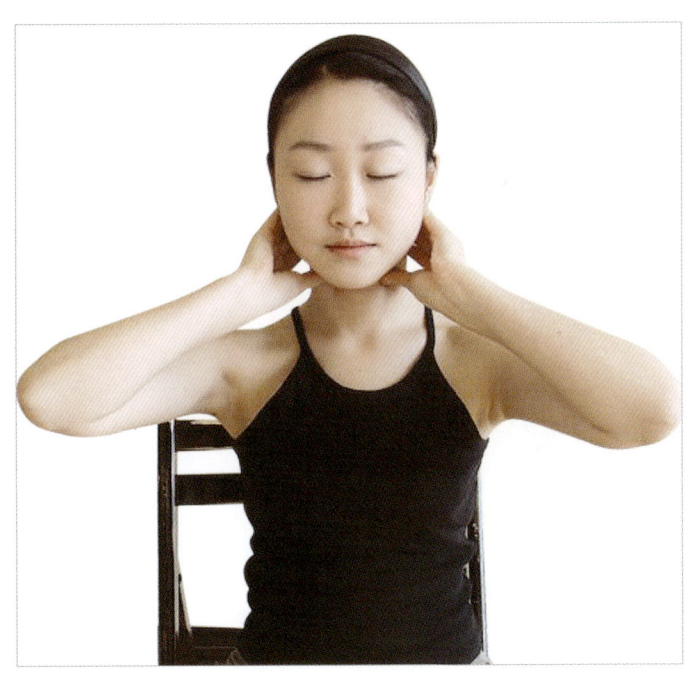

Section 3

3) 이명

비근을 천천히 심호흡을 하면서 행한다.

① 모두가 잠든 조용한 심야에 '킹—' 하고 소리가 귀쪽에서 갑자기 들리는 이명에 주의해야 한다. 먼저 오른쪽 귀와 왼쪽 콧구멍을 누르고 입에서 숨을 들이쉬고 오른쪽 콧구멍으로 내쉬는 동작을 반복한다. 손등의 약지의 연장선상에 있는 중저(中渚) 경혈을 조금 강하게 누른다. 이것도 좌우 양쪽 행하자.

② 이명이 생겼을 때는 물을 입으로 머금어 입안에서 시계 방향으로 천천히 돌린다(3~5분간). 입속에 물이 있으면 압력이 높아지고 공기가 잘 통하게 되며 이명이 해소된다.

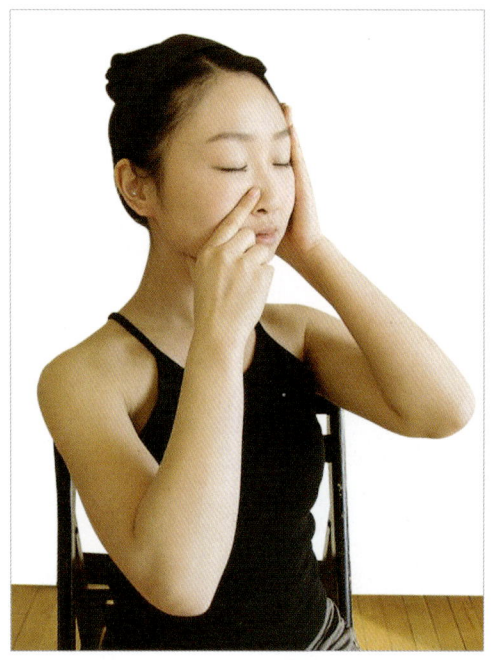
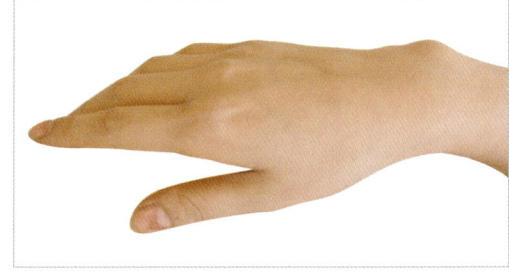

4) 치통

치통점의 경혈을 누르면서 천천히 숨을 내쉬고 힘을 빼면서 숨을 들이쉰다.

① 손가락을 안쪽으로 쥐고 가장 중앙에 해당하는 부위를 치동점(齒疼点) 경혈이다. 이 경혈은 치통에 효과가 있기 때문에 다른 한쪽 손의 엄지손가락으로 강하게 누르거나 펜을 사용하여 누른다.

② 충치를 예방하는 이상적인 양치질 시간은 식후 3분 이내이다. 그 이상의 시간이 지나면 충치가 되기 쉬운 상태가 된다. 식사나 간식을 먹은 후는 가능한 한 3분 이내에 양치질을 하자.

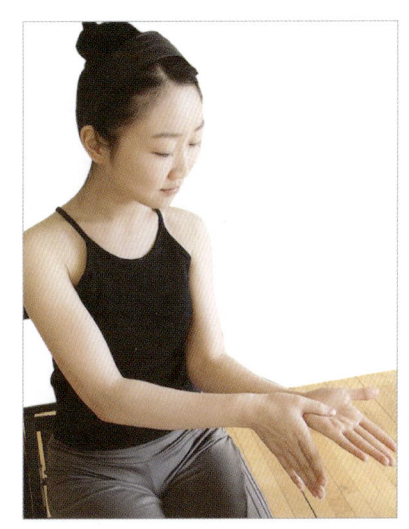

5) 팔의 결림

팔의 근육을 펴면 팔 전체의 혈행이 좋아진다. 왼쪽 손으로 오른쪽 팔꿈치를 잡고 천천히 뒤쪽으로 젖힌다. 다음으로 머리 뒤에서 왼쪽 팔꿈치를 잡고 팔을 펴면서 뒤쪽으로 젖힌다. 오른쪽 팔꿈치도 같은 방법으로 행한다.

주먹을 쥐고 압박하면서 팔을 움직이고 혈행을 촉진한다.

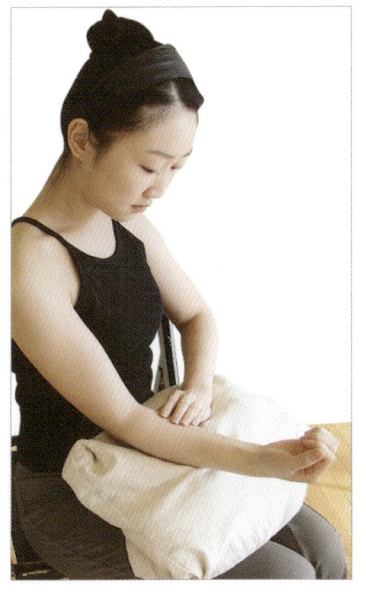 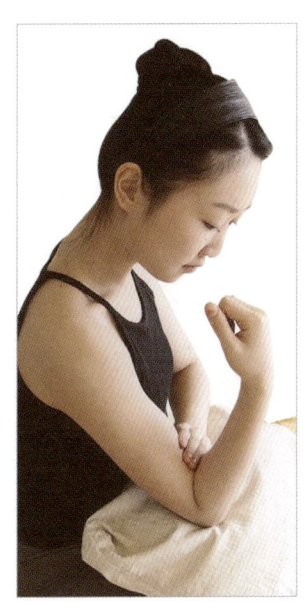

6) 손가락의 뻣뻣함

손가락 끝을 마주 대면서 힘을 주고 천천히 숨을 내쉬고 힘을 빼면서 숨을 들이쉰다.

① 다섯 개 손가락 끝을 동시에 대고 조금 누르는 듯이 비빈다. 이것은 손가락 끝의 혈액순환을 좋게 해준다. 세면대에 40도 정도의 물에 담그고 손 전체를 따뜻하게 해주어도 좋다.

② 양쪽 팔을 구부리고 뒤로 젖힌 상태로 양손을 주먹을 쥐며 손을 앞으로 내밀면서 양손을 편다(약 30회). 모세혈관이 부드럽게 되고 손가락 끝까지 혈류가 흐른다. 손가락 끝의 혈행을 좋게 하면 손이나 손가락에 생기는 병을 예방할 수 있다.

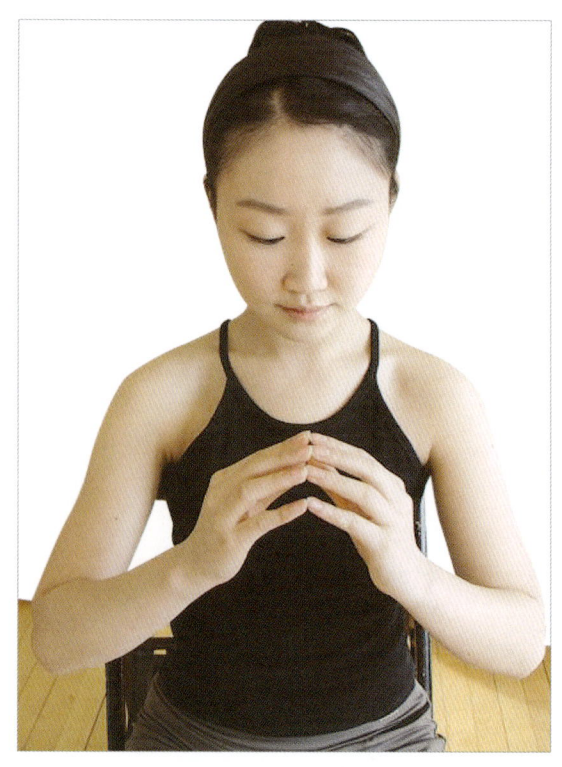

7) 손가락의 나른함

손바닥과 손등의 자극은 손가락의 나른함을 예방하고 내장 기능을 강화한다.

① 양쪽 팔꿈치를 책상이나 테이블 위에 대고 눈을 감고 뜨면서 한쪽 손바닥을 수직으로 펴서 다른 한쪽 손바닥을 두들긴다. 손가락 끝은 내장의 경로와 연결되어 있어서 손가락 끝을 마사지하는 것은 내장 전체를 마사지하는 것이다. 눈을 깜박거리는 것으로도 눈의 피로를 푸는데 효과적이다.

② 양쪽 손가락을 사선으로 손바닥을 향해 머리 위로 당겨 올린 다음 팔 전체를 편다. 또 양손을 위아래 좌우로 흔드는 것만으로 손가락의 피로가 줄어든다.

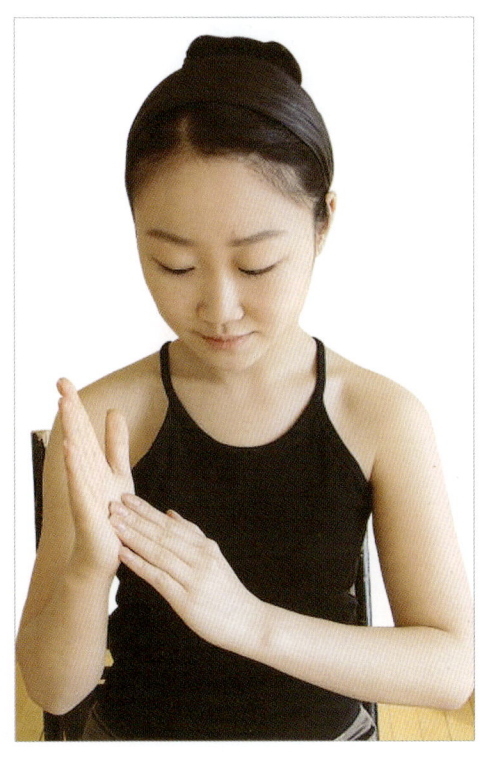 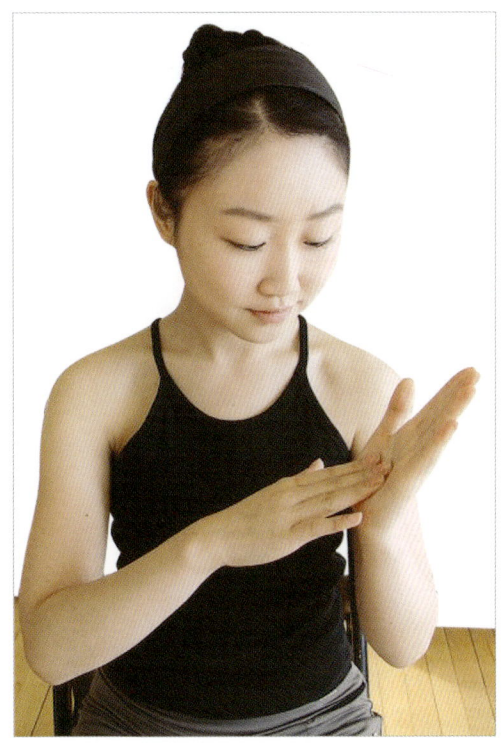

8) 편두통

합곡 경혈을 누르면서 숨을 천천히 내쉬고 힘을 빼면서 숨을 들이쉰다.
① 엄지와 검지 사이에 있는 합곡 경혈을 다른 한쪽 손으로 조금 강하게 누르고 주무른다.
② 양손으로 수건을 잡고 목의 뒤쪽으로 돌린다. 수건을 양손으로 당기고 그 위에 뒤쪽으로 젖혀 목에 댄다. 이 상태로 목을 좌우로 기울여 머리 무게로 목을 자극하면 목에서 머리에 걸쳐서 딱딱한 근육이 풀어지고 혈액 순환이 좋아진다.

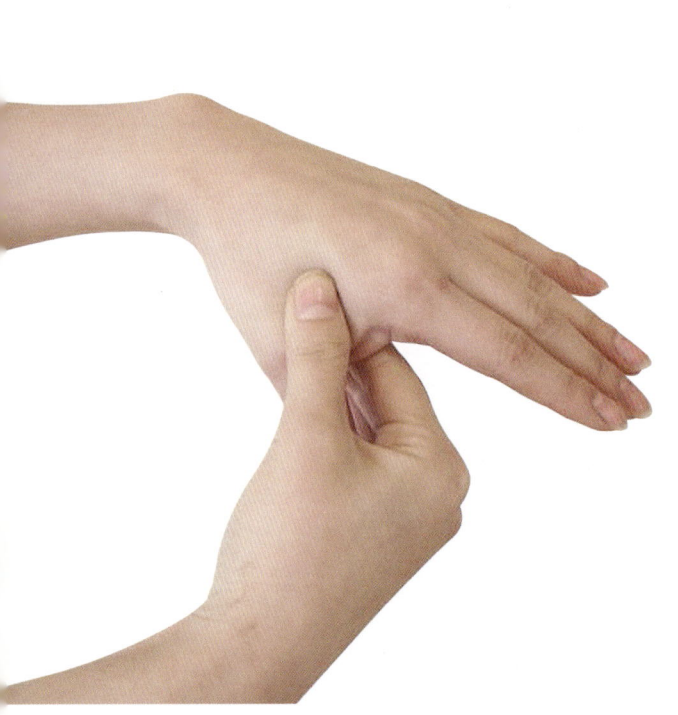
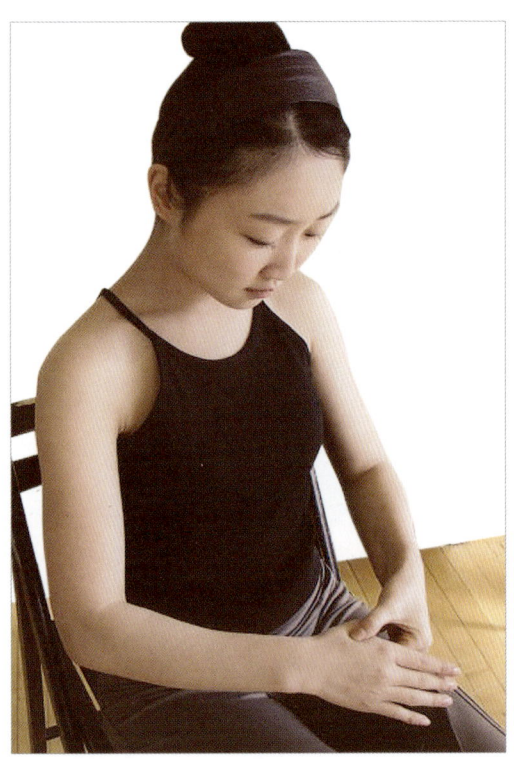

9) 어깨 결림

어깨, 팔, 팔꿈치, 복부 순서로 천천히 심호흡을 하면서 행한다.

① 베개나 큰 수건을 옆구리에 끼고 무릎을 구부린다. 반대 손으로 어깨에서 무릎까지 주무르듯이 마사지한다. 이유 없이 어깨가 결릴 때 이렇게 마사지하면 효과가 있다.

② 양손을 머리위 가장 높은 곳에 대고 힘껏 몸을 편다. 3~5초가 지나면 힘을 뺀다. 다음으로 양손을 등에 대고 뒤쪽으로 쭉 펴면서 힘을 뺀다. 손가락 끝에서 어깨 근육이 신축하기 때문에 어깨 주변의 혈액순환이 좋아진다.

③ 높은 굽을 신는 여성은 언제나 발끝이 세워진 상태이다. 이 상태는 상상 이상으로 복부를 긴장시켜 어깨가 결리는 원인이 되기도 한다. 복부의 긴장을 빼기 위해서 근육 전체를 양손으로 조금 강하게 잡고 마사지한다. 이것만으로 어깨 결림이 충분히 해소될 수 있다.

④ 양쪽 어깨를 위로 올려 앞에서 뒤로 10~20회 돌린다. 다음은 뒤에서 앞으로 돌리면 어깨 주변의 근육이 풀어지면서 어깨가 가벼워진다. 복부마사지는 복부의 긴장을 없애주고 어깨 결림을 해소해 준다.

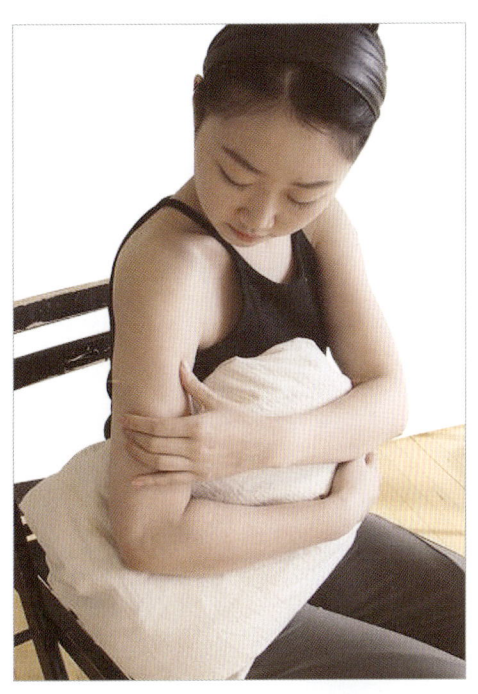

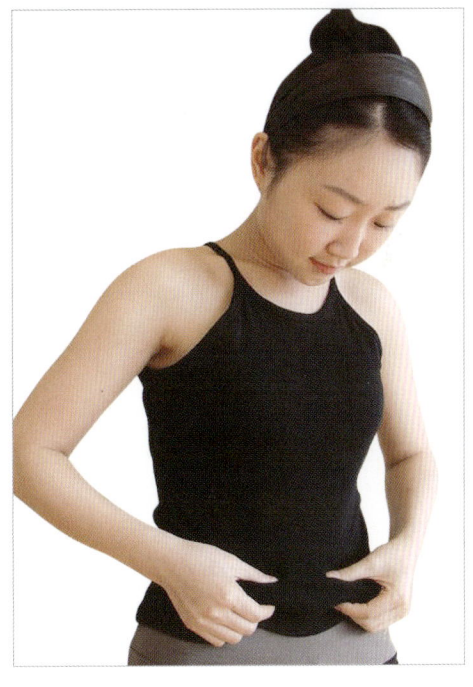

10) 위통

위유 경혈을 천천히 심호흡을 하면서 행한다.

① 등의 중앙에서 조금 아래의 세골을 감싸고 있는 양쪽의 위유 경혈을 손으로 부드럽게 두드린다. 손끝을 펴고 손바닥 중앙이 들어가듯이 행한다. 등을 자극하는 것보다 위 주변의 혈액순환이 좋아지고 위통이 줄어든다.

② 위통이 있을 때에는 위를 쉬게 하는 것이 좋다. 배가 고프더라도 위에 음식물을 넣지 않도록 한다. 위통이 치료되면 소화가 잘 되는 것부터 조금씩 먹기 시작하자.

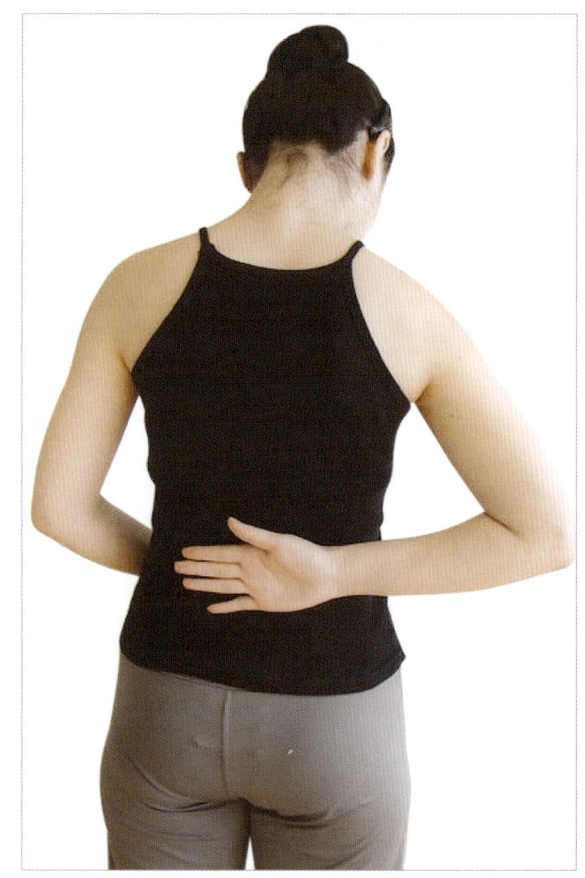

11) 복통

천추의 경혈을 누르면서 천천히 숨을 내쉬고 힘을 빼면서 숨을 들이쉰다. 천추혈의 마사지는 복부의 혈액순환을 촉진하고 소화 기능을 높여준다.

① 설사나 변비로 인한 복통을 가볍게 하는 방법이다. 배꼽 옆에 있는 천추(天樞) 경혈을 양손 검지와 중지, 약지로 복부를 가볍게 누른다. 소화 기능을 높여주며 위장에 포만감이 있을 때도 효과적이다.

② 변비 등으로 복부가 부풀어 오를 때 골프공과 테니스공 등을 복부 위로 굴리면서 눌러도 효과적이다. 경혈 위치를 중심으로 움직이면 더욱 효과적이다.

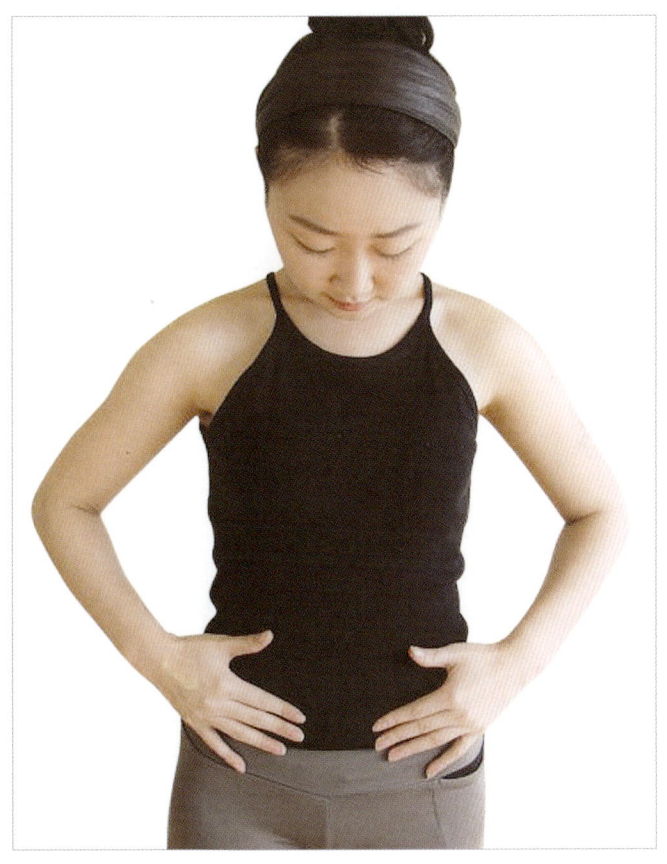

Section 3

12) 요통

엉덩이와 골반의 경혈을 누르면서 숨을 천천히 내쉬고 힘을 빼면서 숨을 들이쉰다.

① 의자에 앉아서 엉덩이 끝과 골반 부분을 엄지손가락으로 누른다. 또한 엉덩이 조금 위에 있는 대장유 경혈을 엄지손가락으로 조금 강하게 누른다. 다음으로 의자 등에 수건을 대고 무리 없을 정도로 허리를 펴준다.

② 장시간 같은 자세로 차에 앉아 있을 때 허리가 아파온다. 이때 의자와 허리 사이에 캔 커피를 끼워둔다. 이렇게 하면 허리를 뒤쪽으로 젖히면서 눌러주므로 허리의 통증을 완화시켜 준다. 캔 커피가 따뜻하면 혈행을 촉진시켜주는 효과도 얻을 수 있다.

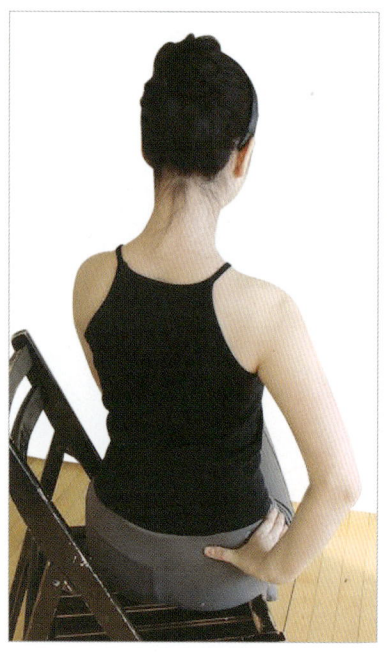 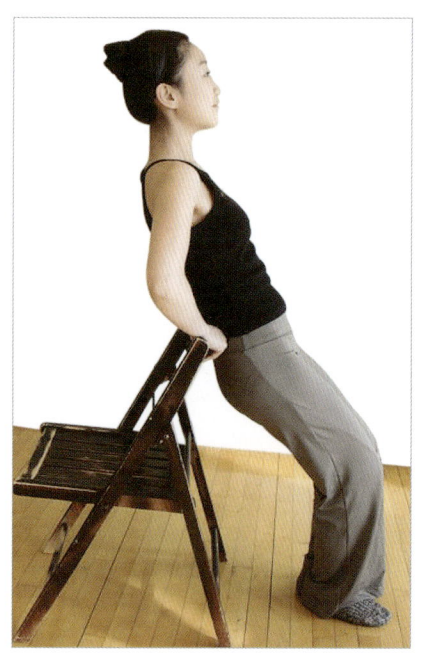

13) 만성요통

허리를 비틀면서 숨을 천천히 내쉬고 본래 상태로 되돌리면서 숨을 들이쉰다.

① 의자에 엉덩이를 반 정도 걸쳐두고 공중에 떠 있는 쪽의 다리를 꼰다. 그런 다음 안쪽에 무릎을 당기듯이 자연스럽게 허리를 비튼다. 의자에 닿는 허리의 위치를 이동하여 반대쪽 다리도 반복한다. 허리를 비트는 것으로 좌골신경이 압박되어 요통이 완화되고 헤르니아에도 효과적이다. 단, 의자가 쓰러지지 않도록 고정하는 것을 주의해야 한다.

② 만성요통은 신장이 약할 때 나타나는 증상이다. 신장 기능을 정상화하려면 계란과 고기 등 동물성 단백질을 피하고 검은콩, 검은깨, 셀러리, 장어, 마 등을 섭취하며 염분을 제한하도록 한다.

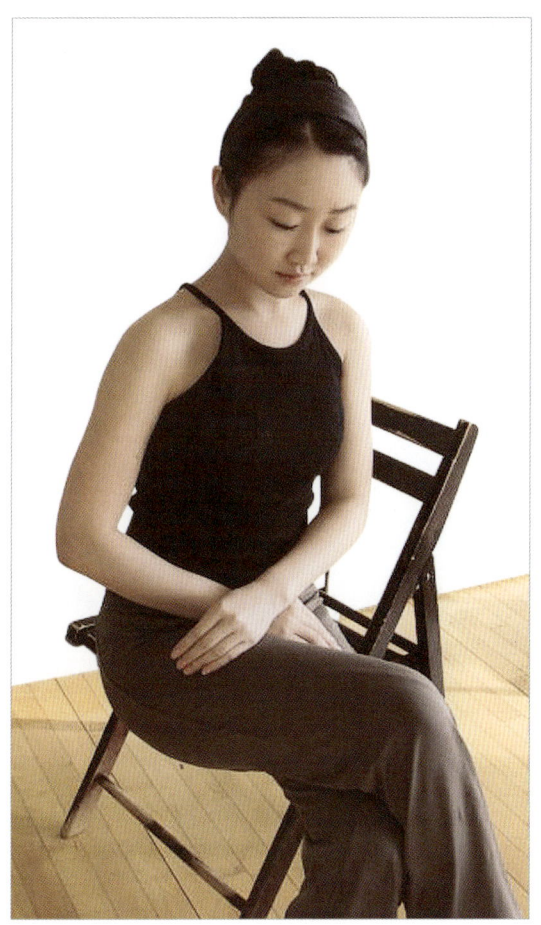

14) 무릎의 통증

위중의 경혈을 누르면서 숨을 천천히 내쉬고 힘을 빼면서 숨을 들이쉰다.

① 무릎 뒤의 정중앙 부근에 있는 위중(委中) 경혈을 가운데 손가락으로 조금 강하게 누른다. 무릎 주변의 혈행이 좋아지기 때문에 무릎의 통증에 효과가 있지만 무릎의 부종과 뻐근함에도 효과적이다. 무릎이 아프면 걷는 자세가 나빠지고 허리에 부담을 주므로 빨리 대처해야 한다.

② 운동 전에는 무릎을 구부렸다 펴는 준비운동으로 무릎 관절과 근육을 유연하게 해 두는 것이 중요하다. 스트레칭을 하지 않고 무릎에 충격을 계속 주게 되면 무릎 통증이 점점 심해진다.

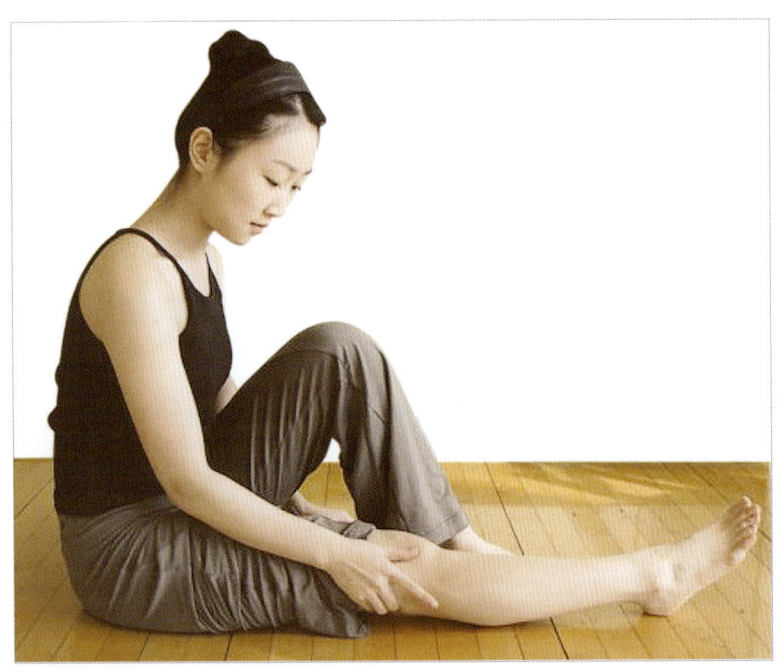

15) 다리의 뻐근함

승산의 경혈을 누르면서 천천히 숨을 내쉬고 힘을 빼면서 숨을 들이쉰다.

① 한쪽 다리의 발등을 사용하여 다른 한쪽 다리의 종아리에 있는 승산(承山) 경혈을 두드린다. 약하게 두드리지 말고 조금 강하게 누르면 하반신의 혈액순환이 좋아지고 피로가 풀린다. 서 있는 상태에서 마사지가 가능하기 때문에 다리가 피곤해지면 일하는 중간에 행해도 좋다.

② 다리가 쉽게 피로해지는 경우 발바닥의 경혈을 자극하여 다리를 단련해 두는 것이 좋다.

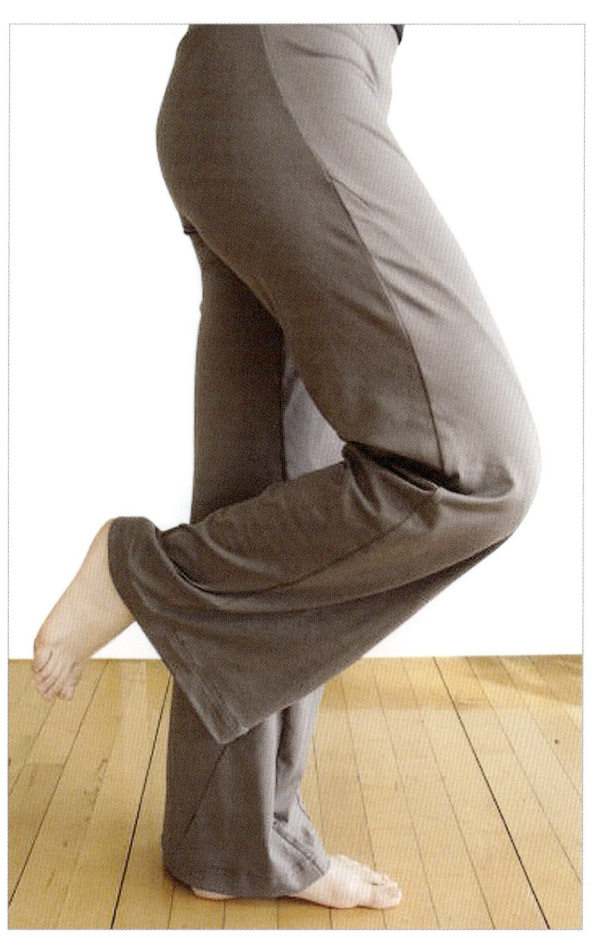

16) 다리의 피로

발뒤꿈치 부분을 세운 다음 뒤쪽을 강하게 누르면서 숨을 내쉬고 본래 상태로 되돌아오면서 숨을 들이쉰다.

① 의자에 걸터앉아 한쪽 다리씩 발을 세우고 뒤꿈치 부분을 앞쪽으로 강하게 누른다. 이 주변에는 요통과 다리 통증에 효과가 있는 경혈이 모여 있기 때문에 다리의 피로회복에 효과가 있다. 일하는 중에도 구두를 벗고 동작을 시행하면 효과가 높아진다.

② 의자에 앉아 발가락을 오므렸다 폈다 벌리고 사용하지 않는 발가락을 움직이는 것으로 혈액순환이 좋아진다. 처음에는 벌리기 힘들어도 계속 행하는 사이에 가능하게 된다.

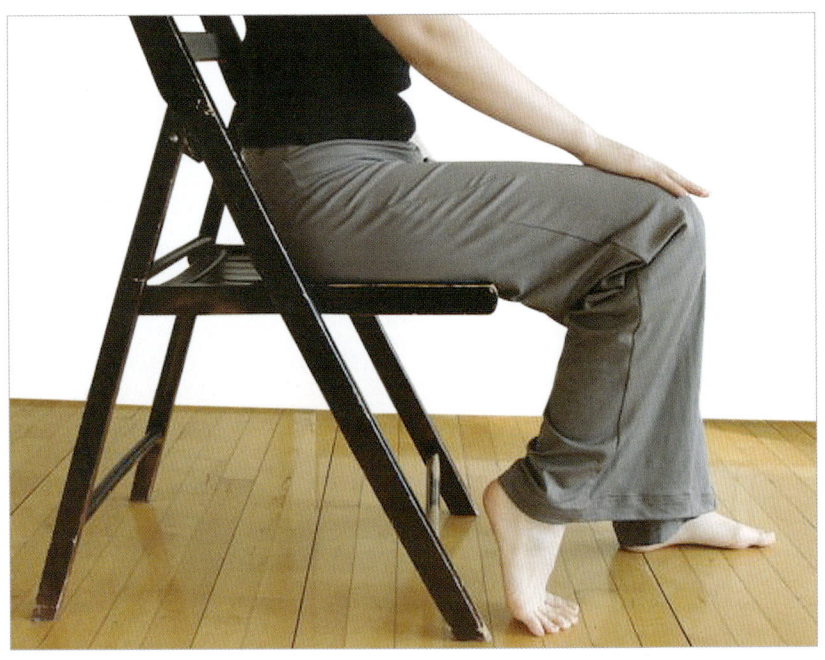

③ 따뜻한 캔 커피를 준비한다. 의자에 서 있는 자세로 캔 커피를 종아리 아랫부분에 대고 위에서 아래로 회전시키면 좋은 마사지 효과를 얻을 수 있다.

④ 다리가 무겁게 느껴질 때 가장 좋은 것은 스트레칭이다. 똑바로 서서 발끝을 세우면서 바로 뒤꿈치를 내린다. 이 움직임을 약 20회 정도 반복한다. 근육에 자극을 주기 때문에 혈액순환도 좋아진다.

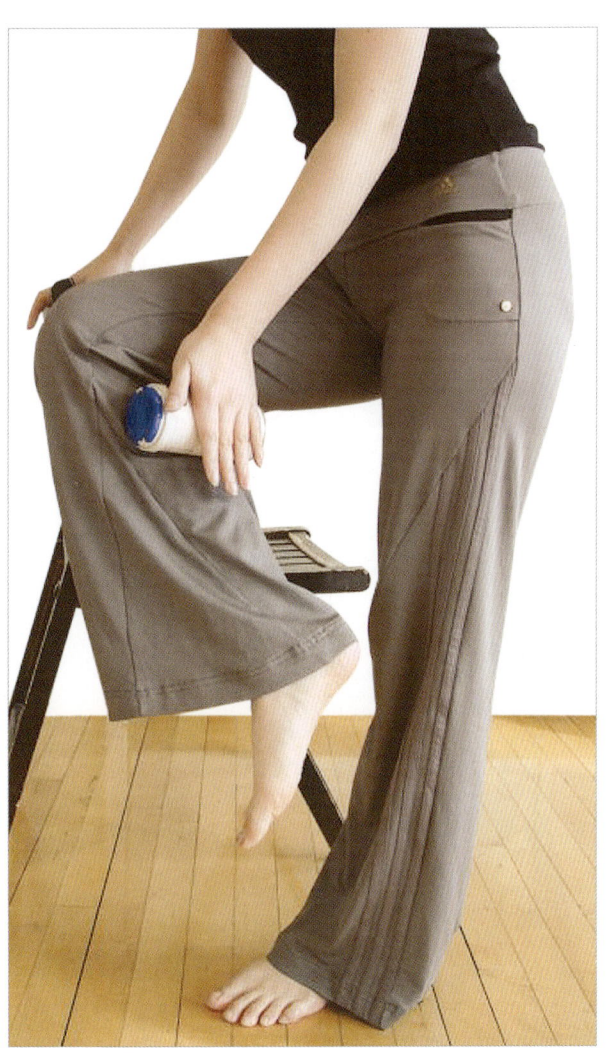

17) 발이 붓는다

발가락을 위로 잡아당기면서 숨을 천천히 내쉬고 본래 상태로 되돌리면서 숨을 들이쉰다.

① 발가락 끝에 힘을 넣고 양손으로 발가락을 끌어올린다. 다음으로 발바닥의 조금 앞쪽으로 다섯 발가락을 구부리면 움푹 파인 곳이 생기는 부분에 있는 용천(湧泉) 경혈을 조금 강하게 누른다. 발을 잡고 양손의 엄지손가락으로 누른다. 양쪽 다리를 행하는 것을 잊지 말고 골프공을 사용하고 누르는 느낌으로 마사지를 해도 효과적이다.

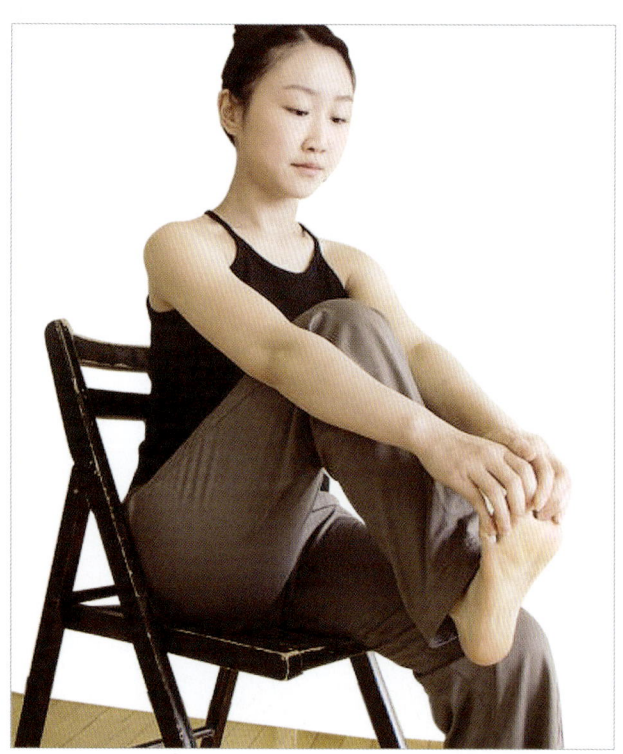

② 발의 부종이 없어지지 않을 때는 발가락 사이에 다섯 개의 발가락을 넣고 넓게 벌린다. 이 상태로 발가락을 누르는 듯이 압박하면 보다 효과적이다.

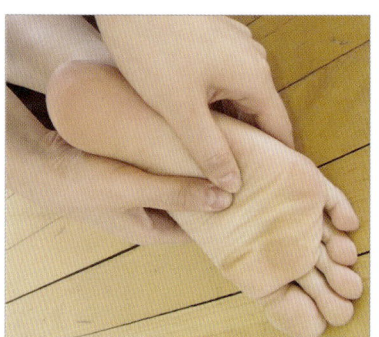

18) 현기증, 일어섰을 때의 어지러움

규음의 경혈을 누르면서 숨을 천천히 내쉬고 힘을 빼면서 숨을 들이쉰다.

① 귀에는 평행감각을 담당하는 기관이 집중되어 있기 때문에 귀의 림프액의 순환 이상으로 멀미나 빈혈이 생긴다. 양쪽 귀의 바로 뒤에 있는 규음 경혈을 중지로 조금 강하게 누른다. 머리의 혈행이 좋아지기 때문에 이명에도 효과가 있다.

② 현기증이나 일어섰을 때의 어지러움은 빈혈 증상이다. 철분이 풍부한 간, 톳나물, 시금치 등을 섭취하자. 철분은 단백질과 비타민C와 함께 섭취하면 더욱 흡수가 좋아진다.

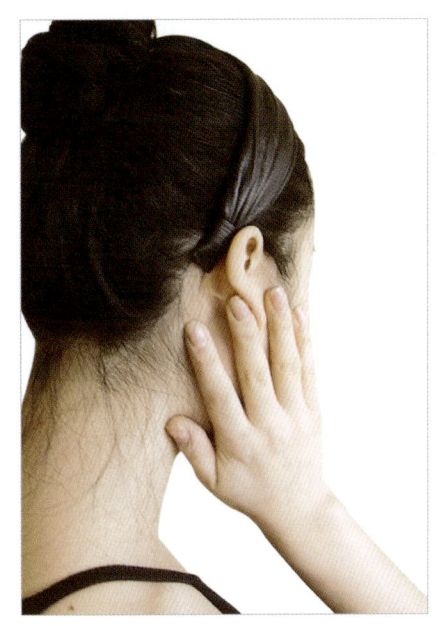

19) 감기의 시초

복부를 3~5회 문지르면서 숨을 내쉬고 문지르면서 숨을 들이쉰다. 이것을 반복한다.

① 감기에 걸리면 복부가 아파오거나 설사를 하는 경우가 있다. 이때는 위가 따뜻해지도록 문지르고 주무른다.

② 감기 예방은 처음에 입안을 헹구고 세균을 없앤 뒤 목의 안쪽까지 헹궈준다. 세균이 손을 통해서 입으로 들어가기 때문에 손을 씻는 것을 잊지 말아야 한다.

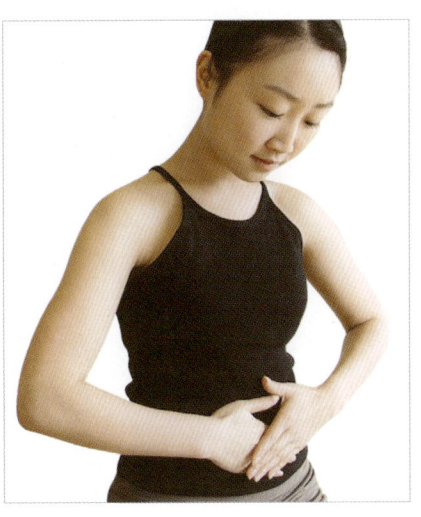

Section 3

20) 냉증

삼음교의 경혈을 누르고 앞으로 숙이면서 숨을 내쉬며 힘을 빼고 본래 상태로 되돌리면서 숨을 들이쉰다.

① 양반다리를 하고 앉아 발바닥을 서로 붙인다. 다리에 있는 삼음교의 경혈을 엄지손가락으로 조금 강하게 누른 상태로 몸을 앞으로 기울이고 고관절을 펴준다. 몸이 부드러워지면 탕속에서 행하는 것이 효과적이다.

② 냉증인 사람은 몸을 차갑게 하는 생야채나 후르츠 대신 야채의 샐러드나 삶은 야채로 비타민C, E와 식물섬유를 섭취한다. 마늘과 생강, 고추나 파 등은 몸을 따뜻하게 하는 효과가 있기 때문에 요리에 많이 사용한다.

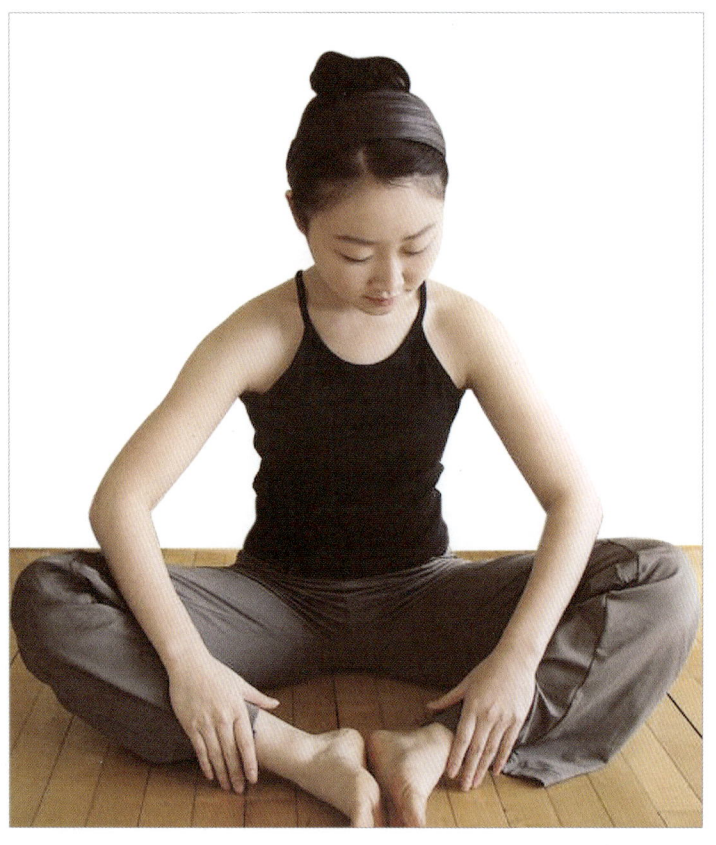

③ 5mm 두께로 썬 생강 4~5쪽과 소금을 조금 넣은 물에 손과 발을 담근다. 이 방법은 어깨 결림과 변비, 생리통에도 효과가 있다. 생강 대신 마늘을 넣어도 좋다.
④ 냉증인 사람은 몸을 차갑게 하지 않는 것이 중요하다. 자기 전에는 차가운 음료나 음식물, 특히 후르츠를 섭취하지 않도록 한다.

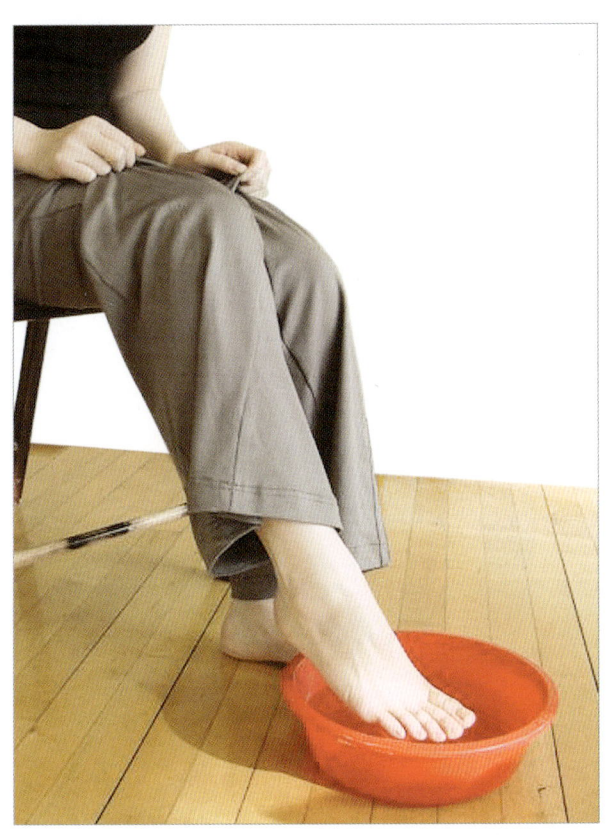

21) 구토

내관의 경혈을 누르면서 숨을 천천히 내쉬고 힘을 빼면서 숨을 들이쉰다.

① 멀미로 인해 구토증상이 나타나면 손목에 있는 내관(內關) 경혈을 조금 강하게 누른다.

② 놀이기구를 타고 생기는 멀미는 자신뿐만 아니라 주변 사람들까지 걱정시키기 때문에 예방이 중요하다. 놀이기구를 타기 전에 위 전체를 손바닥으로 가볍게 누르고 2~3분간 자극을 주면 멀미가 약해진다.

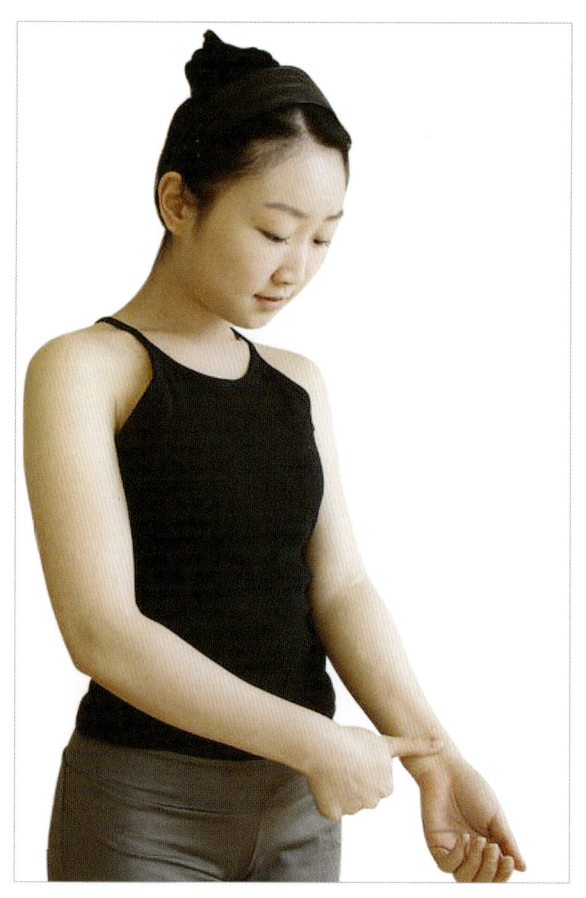

22) 변비

배변중추와 대횡혈을 천천히 심호흡을 하면서 마사지한다.

① 아침에 화장실에 가기 전 이불 위에서 둥글게 엎드려 이불이나 베개 위에 머리를 댄다. 양손으로 꼬리뼈에 있는 배변중추를 조금 강하게 두드린다. 개인차가 있지만 신경의 움직임이 높아져 배변 효과를 기대할 수 있다.

② 아침식사와 아침에 보는 배변은 깊은 관계가 있으므로 일찍 일어나 느긋한 기분으로 아침을 먹는다. 그리고 화장실에 간다. 이것을 습관화하는 것이 가장 좋다.

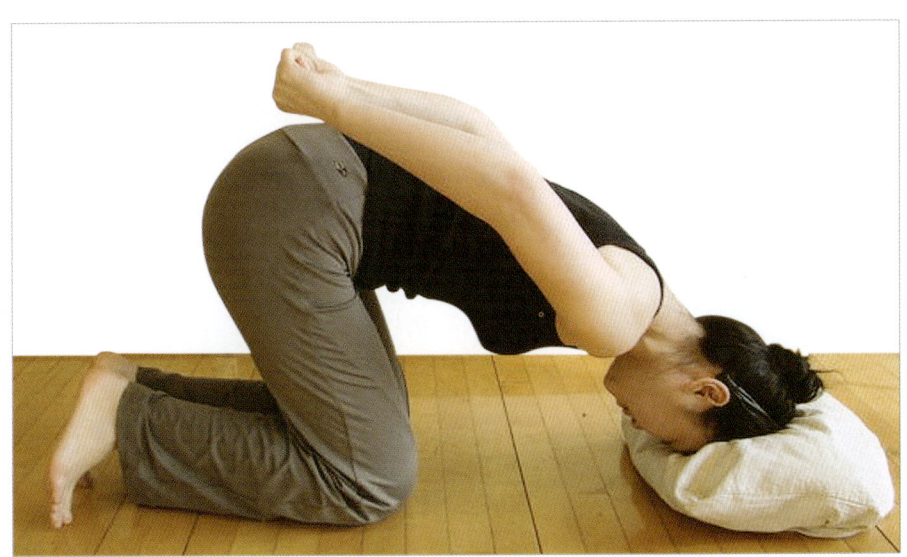

Section3

③ 배꼽의 조금 오른쪽에 있는 대횡(大橫) 경혈을 네 개 손가락으로 반죽하듯이 누른다. 또한 양손으로 시계 방향으로 하복부를 조금 강하게 문지르고 긴장을 풀어준다.
④ 배변을 좋게 하는 지름길은 식물섬유를 많이 섭취하는 것이다. 섬유소가 많이 포함된 야채나 차가운 우유도 배변을 좋게 하는데 효과적이다.

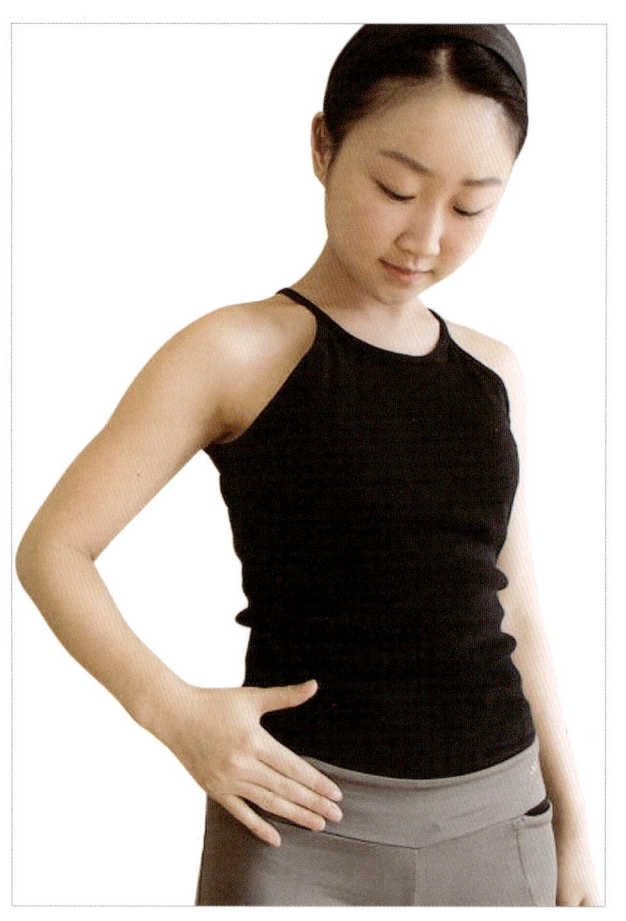
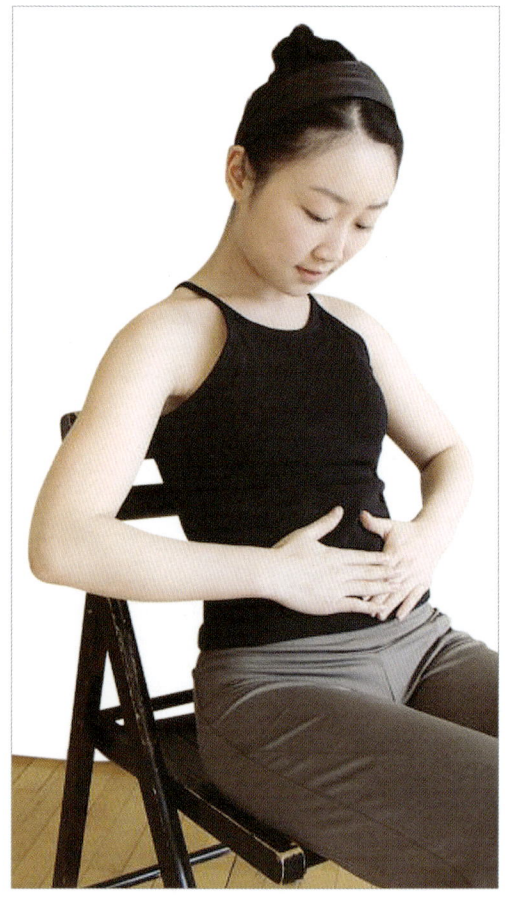

23) 생리통

삼음교와 내관의 경혈을 누르면서 숨을 천천히 내쉬고 힘을 빼면서 숨을 들이쉰다.

① 삼음교 경혈은 생식기와 깊은 관계가 있다. 여기가 좋지 않을 경우 생리통을 시작해 불안감을 낮게 하여 정서적으로도 영향을 미친다. 삼음교의 경혈을 엄지손가락으로 조금 강하게 누르자.

② 아침에 일어나기 전 이불속에서 누운 채로 양쪽 손바닥을 모아서 시계 방향으로 천천히 복부를 마사지한다. 복부의 긴장을 풀고 통증을 완화시킨다.

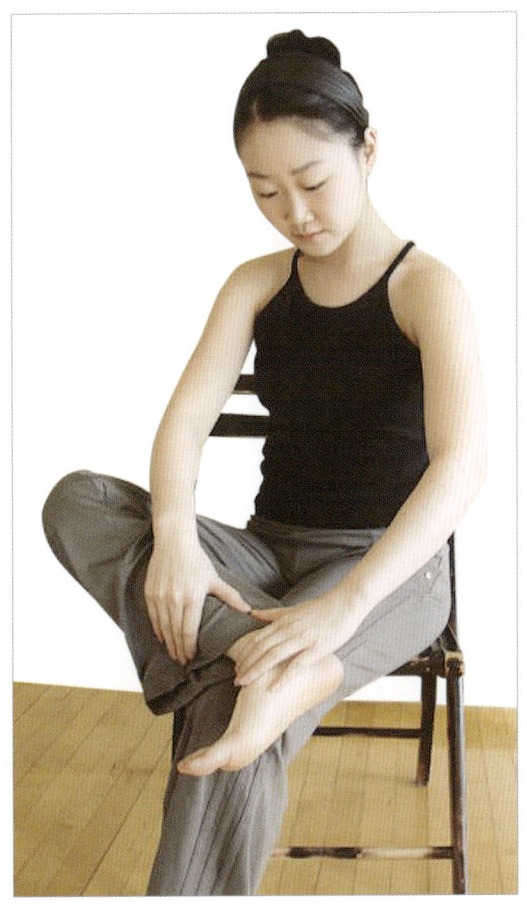

③ 복부가 갑자기 아프면 손목 안쪽에 있는 내관(內關) 경혈을 조금 강하게 엄지손가락으로 누른다. 또한 다리의 삼음교의 경혈을 같은 방법으로 엄지손가락으로 누른 후 허리를 두드려 주면 신경을 진정시키는 데 효과적이다.

④ 아침에 눈을 뜨면 바로 따뜻한 물을 마신다. 복부의 안쪽이 따뜻해지면 통증이 완화된다. 따뜻한 생강차를 마시면 혈액순환을 좋게 하고 생리통을 완화시키는데 효과적이다.

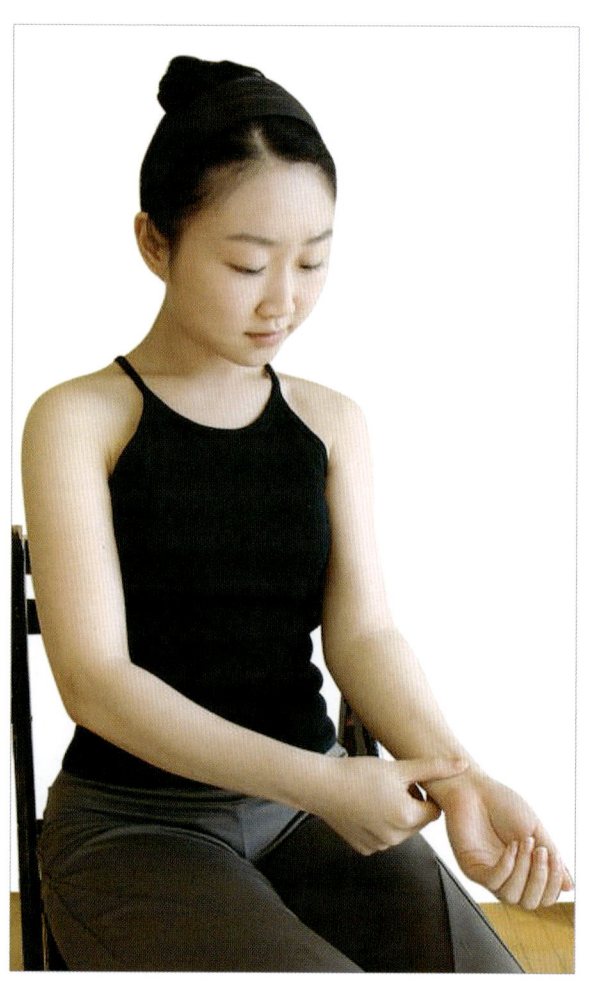

24) 숙취

인당의 경혈을 누르면서 숨을 천천히 내쉬고 힘을 빼면서 숨을 들이쉰다.

① 숙취일 때는 몸이 제대로 기능을 하는데 필요한 호르몬의 균형이 무너진다. 전신 호르몬 균형을 조정하는 것은 뇌하수체이다. 미간의 조금 윗부분, 눈썹과 눈썹 중간에 조금 들어간 부분에 있는 인당 경혈을 검지와 중지로 조금 강하게 누르고 자극하면 호르몬 균형이 회복된다. 안당 경혈을 누르면 열을 느끼지만 이것은 뇌하수체(시상하부)의 활동이 활발해졌다는 증거이다.

② 숙취에 가장 효과적인 것은 흑설탕물이다. 생강에는 발한작용이 있기 때문에 이것을 많이 마시면 땀이 나고 몸에 쌓인 알코올을 체외로 배출하게 된다.

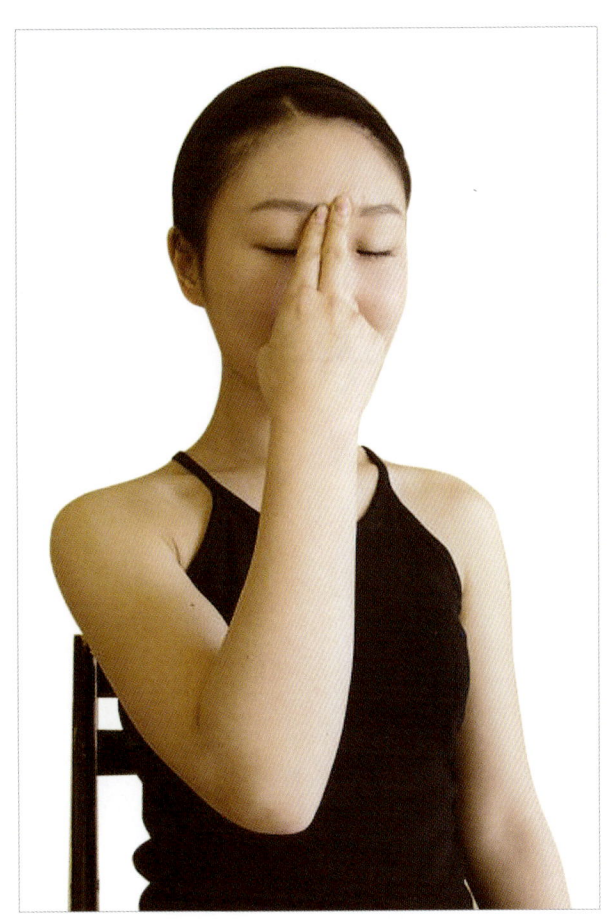

육조영교수의 건강한 생활 만들기

Section 4

체형을 아름답게 가꾸는
호흡마사지

체형을 아름답게 만들어주는 호흡마사지

1) 이근주변 마사지로 갸름하고 작은 얼굴을 만들어 보자

경혈을 누를 때에 천천히 숨을 내쉬고 힘을 뺄 때에 숨을 들이쉰다.

① 갸름한 얼굴을 만들려면 림프의 흐름을 좋게 하고 노폐물을 부드럽게 흐르도록 하는 것이 중요하다. 왼손으로 상대방의 얼굴을 잡고 오른손 엄지손가락으로 림프절에 있는 오른쪽 귀 아래의 파인 부위를 조금 강하게 누른다. 왼쪽 귀도 같은 방법으로 행한다. 얼굴 전체의 혈행이 촉진되고 화장이 잘 된다.

② 얼굴 볼을 잡고 약 2초간 유지한다. 다음으로 입을 오므리고 이 상태를 약 2초간 유지한다. 이것을 교차하여 30회 정도 반복한다. 표정근이 단련된다.

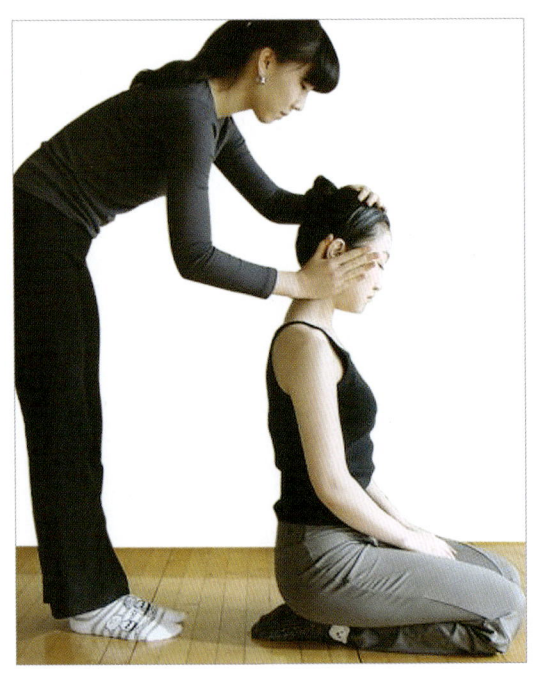

2) 복부 마사지로 변비를 예방하고 소화기능을 촉진해 보자

복부를 3~5회 돌리면서 숨을 내쉬고 2~3회 돌리면서 숨을 들이쉰다. 이것을 반복한다.
① 변비나 위가 거북할 때 얼굴에 뾰루지가 나고 피부에도 영향을 준다. 고운 피부를 위해서는 위장의 상태를 보는 것이 중요하다. 위의 입구 부분을 손바닥으로 잡고 문지르듯이 천천히 시계 방향으로 돌리면서 마사지를 한다. 소화활동을 활발하게 하고 변비 등을 예방한다.

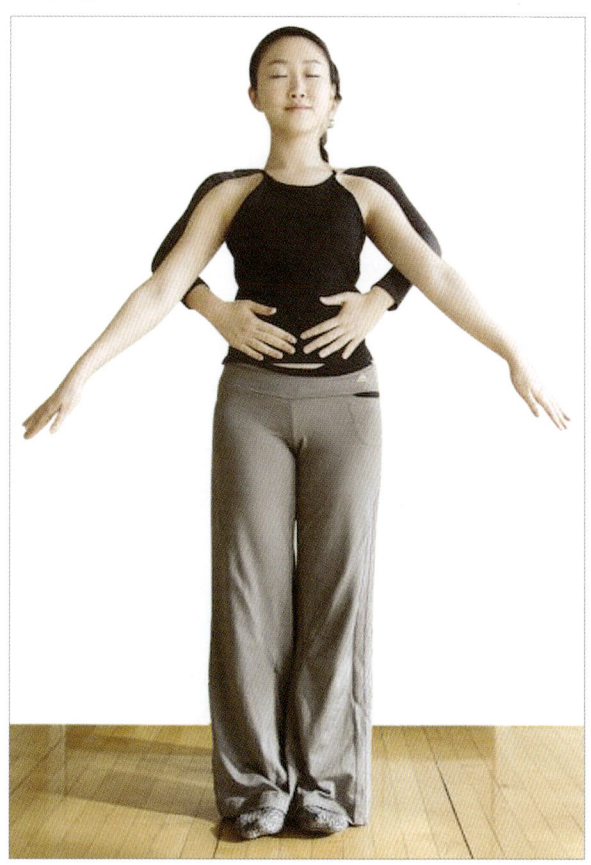

② 조금 따뜻한 물을 마신 다음 마사지를 행하며 시계 방향으로 원을 그리듯이 위의 위쪽을 자극한다. 수압에 따라 자극과 온도의 효과로 위장의 혈행이 좋아진다.

3) 두부 마사지로 잠자리를 편하게 하고 아름다운 피부를 유지하자

머리 위부터 아래쪽까지 4~6회 문지르면서 숨을 내쉬고 다음은 2~4회 문지르면서 숨을 들이쉰다.

① 이 기법은 숙면을 취할 수 있기 때문에 배우자에게 해주면 아주 좋다. 마치 최면술을 거는 듯 졸음이 온다. 방법은 침대에 누워서 머리부분에 수건을 댄 다음 그 위부터 손바닥으로 머리 위부터 아래를 문지르도록 마사지한다. 고민이 있어 잠이 잘 오지 않을 때도 머릿속에서 나쁜 것이 없어지고 기분이 좋아진다.

② 발이 차가운 상태로 자면 숙면을 취할 수 없다. 특히 냉증이 있는 사람은 발을 따뜻하게 해서 몸의 끝부터 혈행을 좋게 하면 잠자리도 좋아지고 숙면을 취할 수 있다.

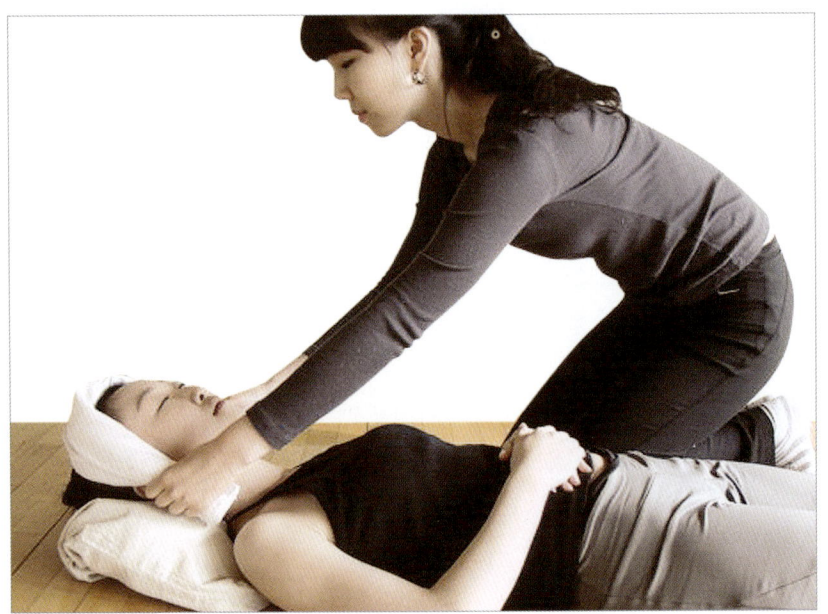

4) 등 마사지로 체내의 생기를 불어넣자

눌러주고 있는 사이에는 가능한 한 얕은 호흡을 유지한다.

① 동양의학에서는 신장과 머리카락은 밀접한 관계가 있다고 한다. 신장 기능이 쇠퇴하면 머리카락에도 악영향이 나타나기 때문이다. 엎드린 자세로 등에 있는 가슴과 배꼽의 중간과 지실(志室)과 기해유(氣海俞)의 경혈을 상대방에게 양손의 엄지손가락으로 조금 강하게 누르도록 하고 마사지를 해달라고 한다. 힘을 위에서 받는 듯한 느낌으로 몸 안의 기를 높이는 듯이 행하면 더욱 효과적이다.

② 마사지와 트리트먼트로 머리카락을 진정시키면서 미역이나 다시마, 콩, 검은깨 등의 머리카락에 좋은 음식을 많이 섭취하고 빛나는 머리카락을 만들자.

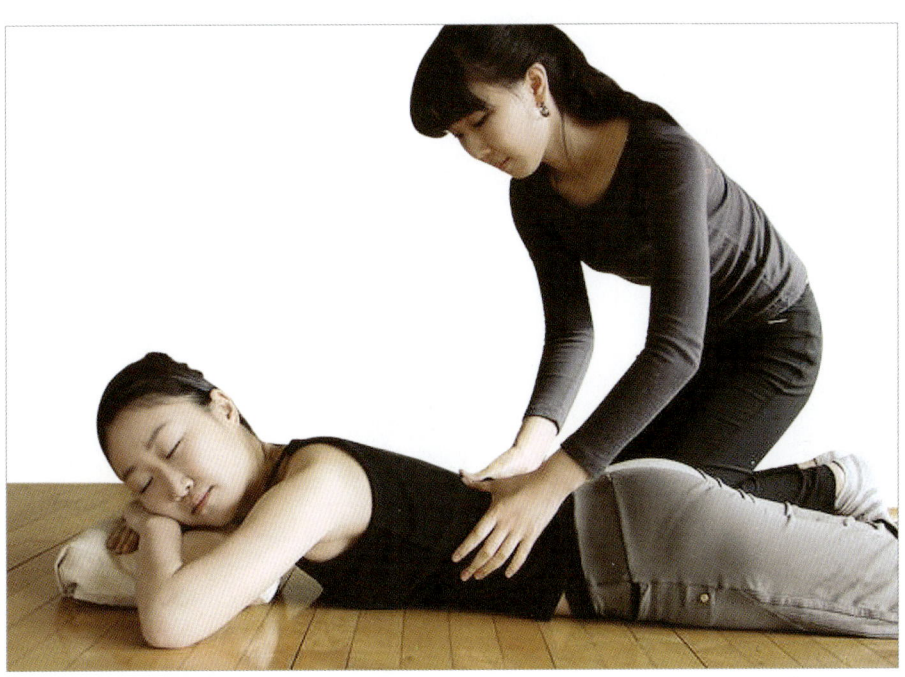

5) 옆구리 마사지로 표정을 풍부하게 해보자

손으로 상대방의 복부를 잡을 때 숨을 내쉬고 몸을 본래 상태로 되돌릴 때는 숨을 들이쉰다.

① 상대방의 옆구리를 양손으로 지탱하고 잡아 체중을 이동시키면서 몸을 좌우로 움직인다. 조금 심하게 잡으면 간장에 적당한 자극이 된다. 감정에 영향을 미치는 장기가 바로 간장이다. 간장을 자극하는 것으로도 얼굴의 긴장을 없앨 수 있다.

② 입술을 옆으로 벌리고 오므리면 입 주변의 근육을 유연하게 만들어 표정이 부드럽게 된다.

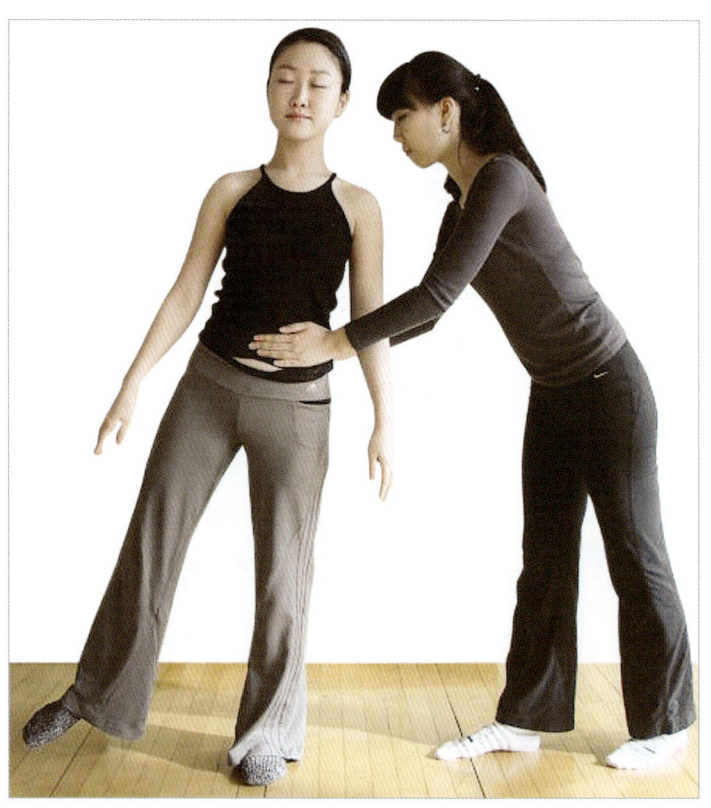

6) 장기 마시지로 소화 기능을 촉진하고 노폐물을 제거해 보자

각 장기들을 3~5회 돌리면서 숨을 내쉬고 2~3회 돌리면서 숨을 들이쉰다. 이것을 반복한다.

① 음식을 잘 소화시키는 것은 다이어트의 기본이다. 배꼽 양쪽에 있는 경혈 주변을 조금 강하게 시계 방향으로 원을 그리듯이 마사지한다. 위장을 마사지하면 장의 운동이 좋아지기 때문에 날씬해지고 대사능력이 올라간다. 소비 칼로리도 많아지기 때문에 다이어트에 좋다.

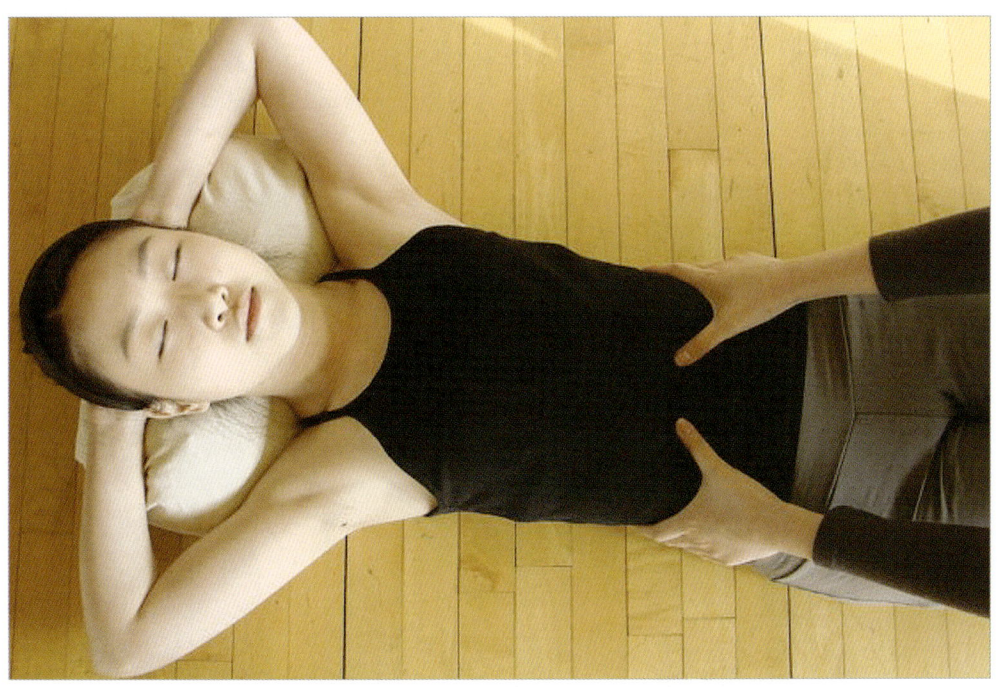

② 마사지를 해도 과식으로 아무런 도움이 되지 않는다. 식사전에 3~5회 정도 심호흡을 해서 마음을 안정시키고 음식물을 잘 씹어 먹으면 과식을 막을 수 있다.

7) 주변 마사지로 눈의 피로를 해소하고 청명함을 유지하자

경혈을 누를 때에 천천히 숨을 내쉬고 힘을 뺄 때는 숨을 들이쉰다.

① 미간과 눈에는 눈의 피로에 효과적인 찬죽과 청명(晴明)의 경혈이 있다. 먼저 미간과 눈 위를 걸쳐 시지와 간지를 두고 찬죽과 청명 경혈을 조금 강하게 누른다. 다음으로 눈썹 중간에 있는 경혈을 엄지손가락과 검지를 대고 돌리듯이 누른다. 이렇게 하면 눈의 피로가 없어지고 매력적인 눈이 된다.

② 책을 책상 위에 둔 상태로 읽으면 시선이 아래로 향한 상태가 되어 눈의 피로와 충혈의 원인이 된다. 책을 들어서 정면으로 둔다. 이렇게 하면 얼굴의 방향을 변화시켜 목의 마사지 효과도 얻을 수 있다.

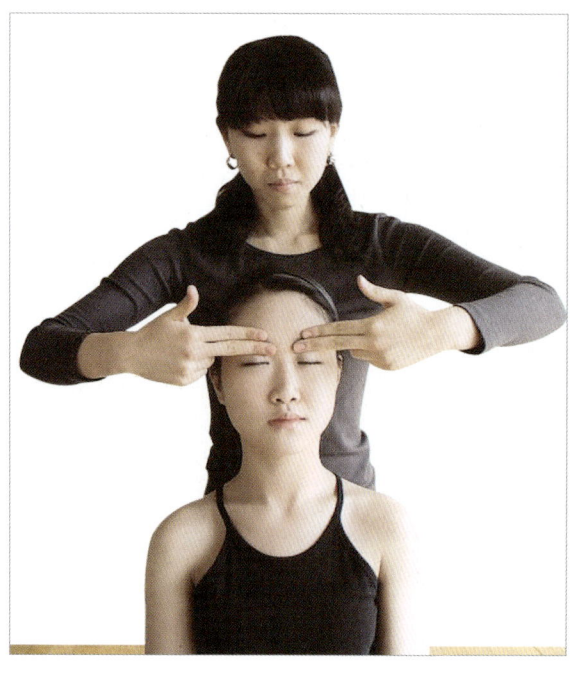
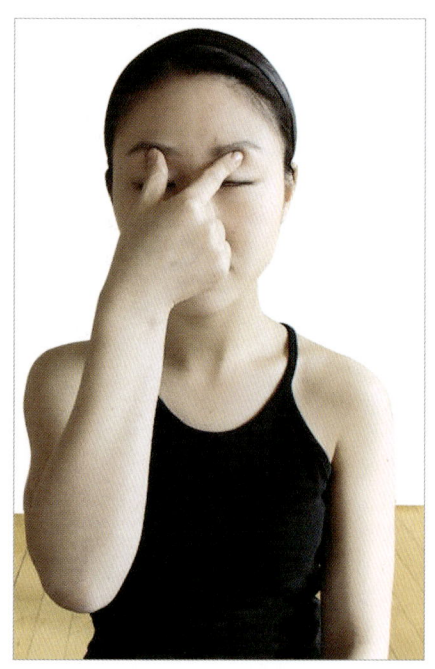

8) 장기 마사지로 상쾌한 아침을 맞이하자

복부를 3~5회 돌리면서 숨을 내쉬고 2~3회 돌리면서 숨을 들이쉰다. 이것을 반복한다.
① 양손을 문지르며 기를 넣는 그림이다. 따뜻하게 된 손을 배꼽보다 조금 장기의 부분에 대고 손바닥 전체로 가볍게 문지르면서 시계 방향으로 마사지한다. 몸은 장기에 축척된 글리코겐(당분)을 사용하여 따뜻하게 된다. 간장을 마사지를 하면 글리코겐이 혈중에 방출되어 열이 나기 쉬워진다. 자신이 행해도 좋고 상대방이 해줘도 좋다.

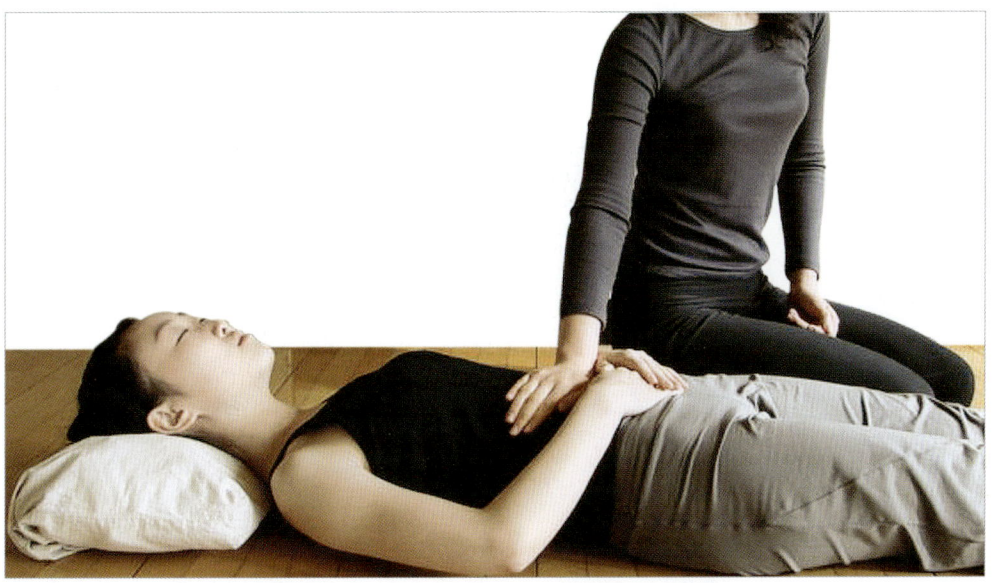

② 아침에 눈을 뜨기 힘들 때 태양의 빛을 전신에 쐬고 천천히 심호흡을 3~5회 정도 행한다. 몸의 세포가 하나씩 눈을 뜨고 전신의 혈액순환이 좋아진다는 상상을 하면 보다 효과적이다.

9) 두부 마사지로 두통을 없애자

경혈을 누를 때에 천천히 숨을 내쉬고 힘을 뺄 때 숨을 들이쉰다.
① 머리 위에 있는 백회(百會)의 경혈을 간지로 가볍게 누른다. 이렇게 하면 머리의 혈액이 막히는 것을 완화시켜 준다. 후두부의 풍지(風池)의 경혈에 엄지손가락을 대고 가볍게 누른다. 한쪽 손을 볼에 대고 다른 한쪽 손으로 목의 근육을 잡고 마사지한다.
② 수건을 따뜻하게 한 후 두통이 있는 부위에 올려둔다. 이렇게만 해도 뇌의 혈액순환이 나빠서 생길 수 있는 두통을 없앨 수 있다.

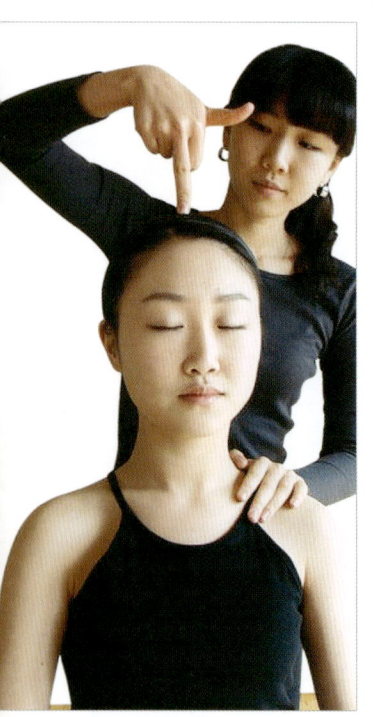
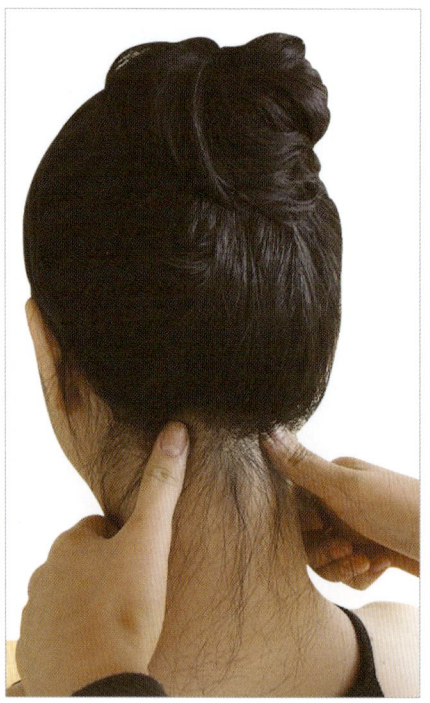
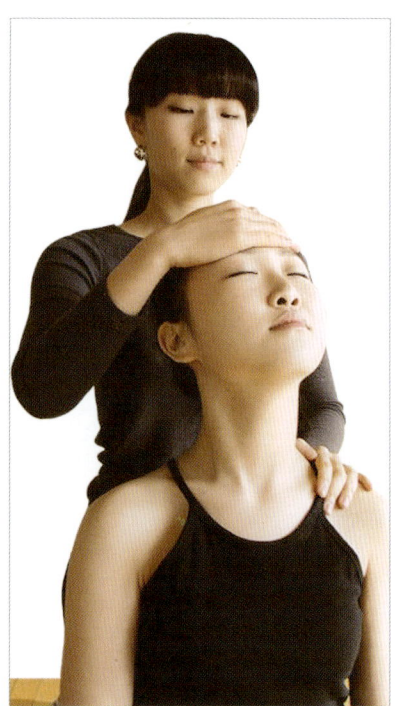

10) 비근 마사지로 면역력을 높이고 코막힘을 없애자

코의 경혈을 누를 때 천천히 숨을 내쉬고 힘을 뺄 때는 숨을 들이쉰다.

① 코의 양쪽 끝에 있는 영향(迎香)의 경혈을 양손의 새끼손가락으로 가볍게 찌르는 듯한 느낌으로 누른다. 다음으로 코 위에 있는 소료의 경혈을 새끼손가락으로 누른다. 둘이서 행할 때는 한쪽 손으로 목 근육을 누르고 다른 한쪽 손으로 코를 잡듯이 마사지한다.

② 물 1에 200~300cc의 식초를 넣고 그 수증기를 코에 넣는다. 매일 약 5분간 넣으면 코의 점막이 강해지고 비염의 원인이 되는 꽃가루나 먼지의 자극에 쉽게 영향을 받지 않는다.

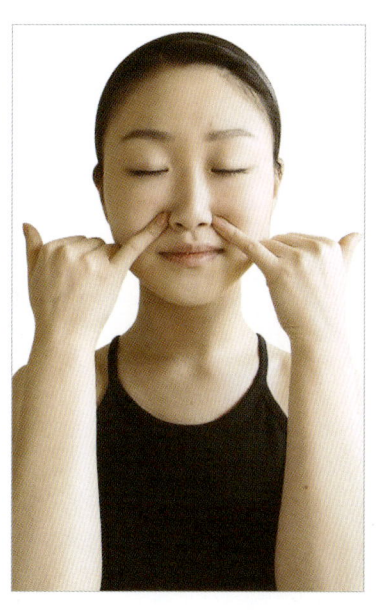 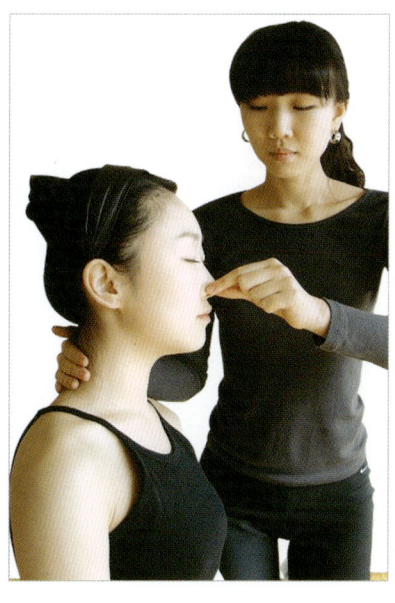 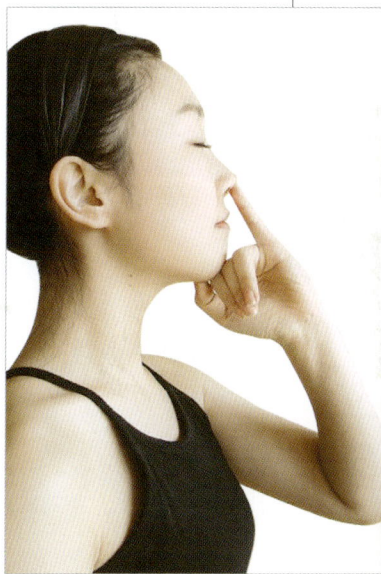

11) 하악근 마사지로 치통을 없애자

하악근의 경혈을 누를 때 숨을 천천히 내쉬고 힘을 뺄 때 숨을 들이쉰다.

① 얼굴의 측면, 아래턱부터 턱뼈에 걸쳐 3㎝ 정도 윗부분에 위치한 대영(大迎) 경혈과 귀의 바로 아래에 있는 협골의 각에 있는 협차(頰車) 경혈을 누르면 치통의 효과적이다. 엄지손가락으로 조금 강하게 누르면서 마사지한다.

② 충치를 예방하기 위해서는 플라그를 남기지 않도록 양치질을 한다. 치약을 묻히면 이것만으로도 잘 닦았다는 느낌이 들기 때문에 먼저 치약을 묻히지 말고 칫솔로 먼저 닦아 치석을 없앤 후 치약을 묻혀서 닦는 방법이 좋다.

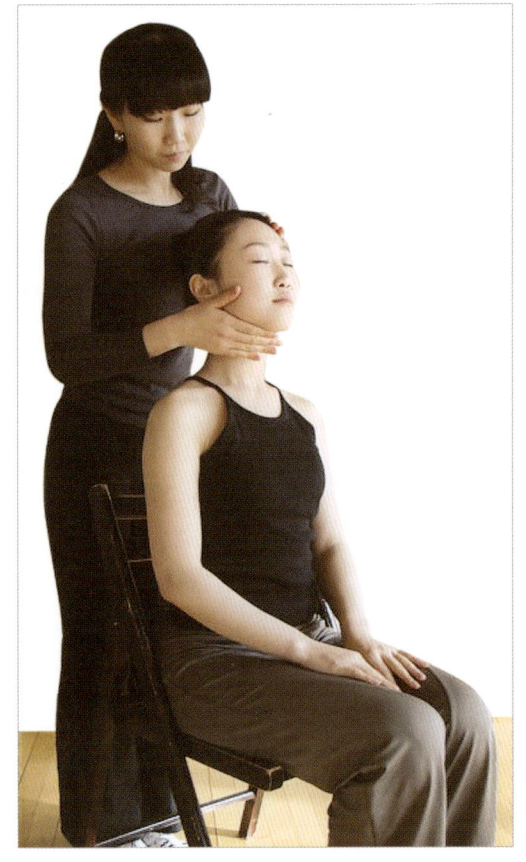

12) 경부근 마사지로 통증을 없애고 머리를 가볍게 하자

경부근의 경혈을 누를 때 숨을 천천히 내쉬고 힘을 뺐을 때 숨을 들이쉰다.

① 후두부부터 목까지 있는 풍지(風池), 천주(天柱), 대추(大椎) 등 세 개의 경혈을 조금 강하게 엄지손가락으로 누른다. 목에서 머리까지 혈행이 좋아지고 목의 근육통을 없애준다.

② 머리 뒤에서 팔짱을 끼고 양손의 힘으로 머리 아래를 누르면 뒷목의 근육이 펴지면서 스트레칭이 된다. 또 목을 돌리면서 평상시에 유연하게 유지하면 목이 쉽게 결리지 않는다.

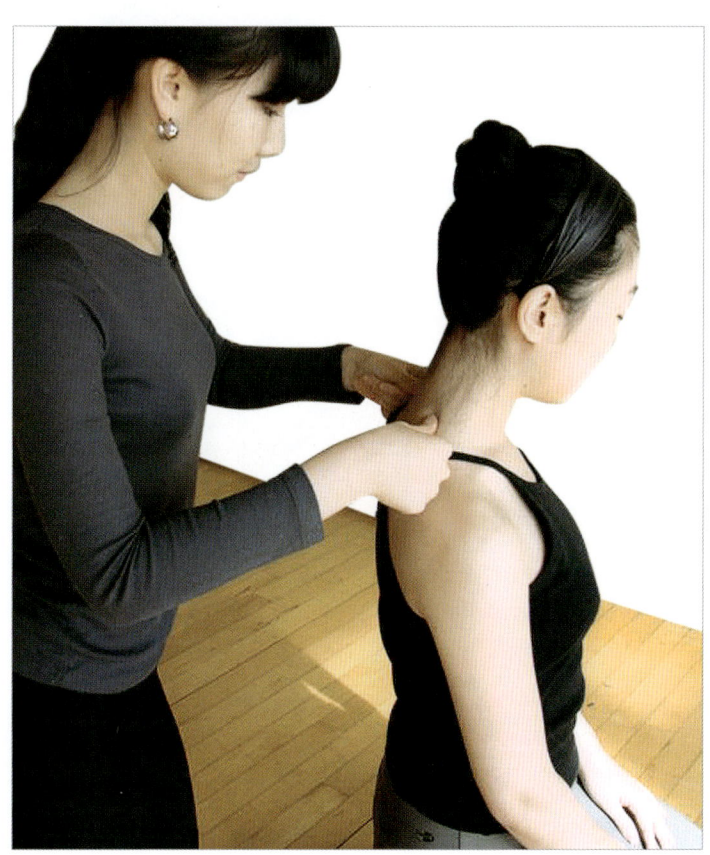

Section 4

13) 어깨 마사지로 견비통을 예방하고 어깨 결림을 해소하자

견갑근의 경혈을 누를 때 숨을 천천히 내쉬고 힘을 뺏을 때 숨을 들이쉰다.

① 어깨부터 팔꿈치에 걸쳐있는 삼각근을 손바닥에 대고 문지르던지 주물러 마사지한다. 다음으로 견정(肩井), 노유의 경혈을 모지로 조금 강하게 누른다. 팔끝에서 어깨에 걸친 근육을 잘 사용하기 위해 노폐물이 쌓이기 쉬운 부위에 마사지와 경혈을 병행하면 피로 물질을 없애기 쉽게 된다.

② 상대방의 팔을 조금씩 잡아당기던지 힘껏 잡아당겨 힘을 빼는 등의 스트레칭을 행한다. 팔에서 어깨까지의 혈행이 좋아진다.

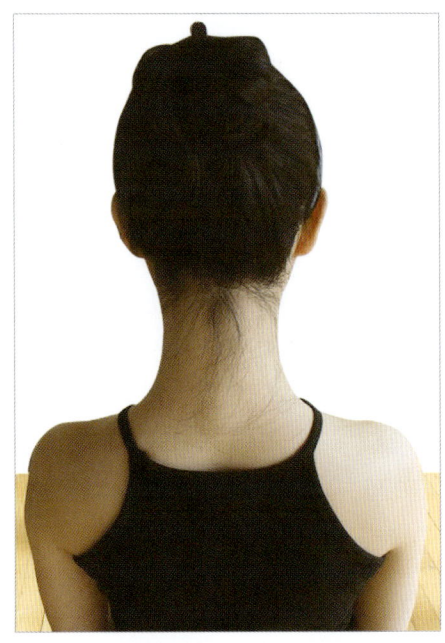

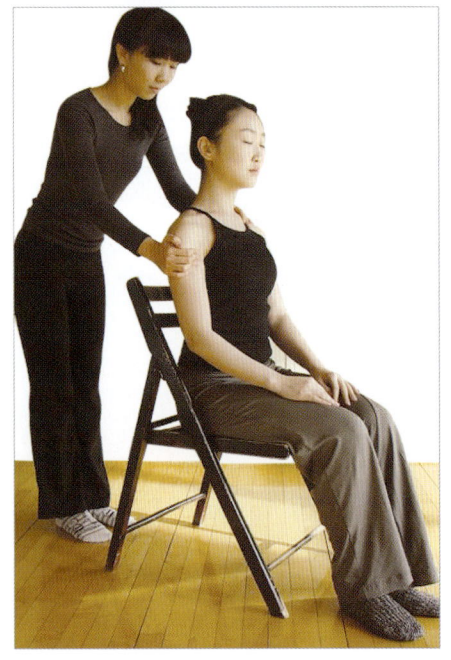

14) 전완근 마사지로 팔의 결리는 증상을 없애자

전완근의 경혈을 누를 때 숨을 천천히 내쉬고 힘을 뺐을 때 숨을 들이쉰다.

① 팔의 외측 손목에서 손가락 세 개 들어간 부분이 외관 경혈과 팔의 위쪽 팔꿈치 관절에서 손앞으로 있는 수삼리, 곡지 경혈은 팔의 결림을 없애주는 데 효과적이다. 상대방의 팔을 편한 자세로 엄지로 조금 강하게 누르면서 주무른다. 파트너가 짜릿함을 느끼면 경혈을 잘 눌렀다는 증거이다.

② 파트너의 팔을 잡아 올려 상하좌우로 흔들어준다. 팔 전체의 혈행이 좋아지고 뭉친 부위가 풀어진다. 마사지 마무리 단계로 가면 보다 효과적이다.

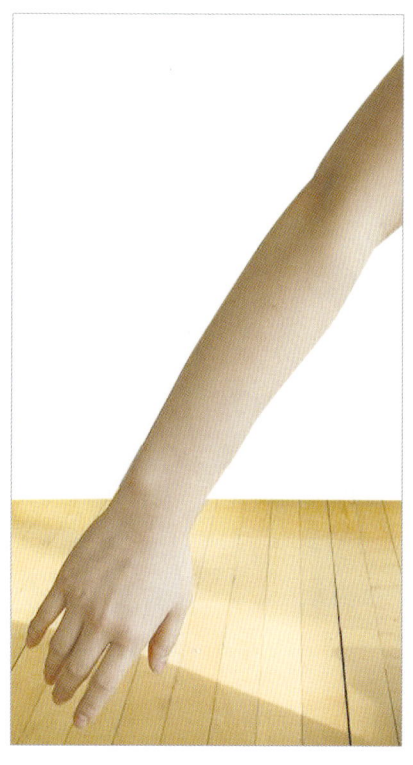
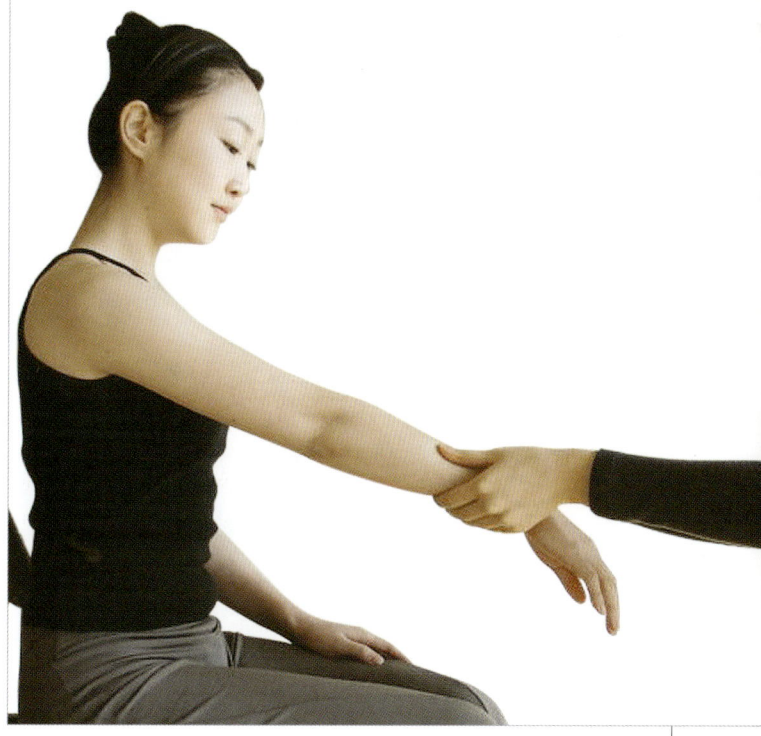

15) 모근 마사지로 요통을 해소하고 생리통을 없애자

허리의 경혈을 누를 때 숨을 천천히 내쉬고 힘을 뺄 때 숨을 들이쉰다.

① 수건을 대고 조금 앞으로 기울인 자세를 만든다. 파트너에게 지실과 간원유의 경혈을 모지로 누르고 조금 강하게 행한다. 다음으로 두 개의 경혈을 약 5분간 손으로 두드리면 허리 주변의 혈행이 좋아지고 통증이 완화된다.

② 요통과 생리통일 때 허리 주변에 따뜻하게 수건 따위를 감아서 혈행을 좋게 하면 통증이 완화된다.

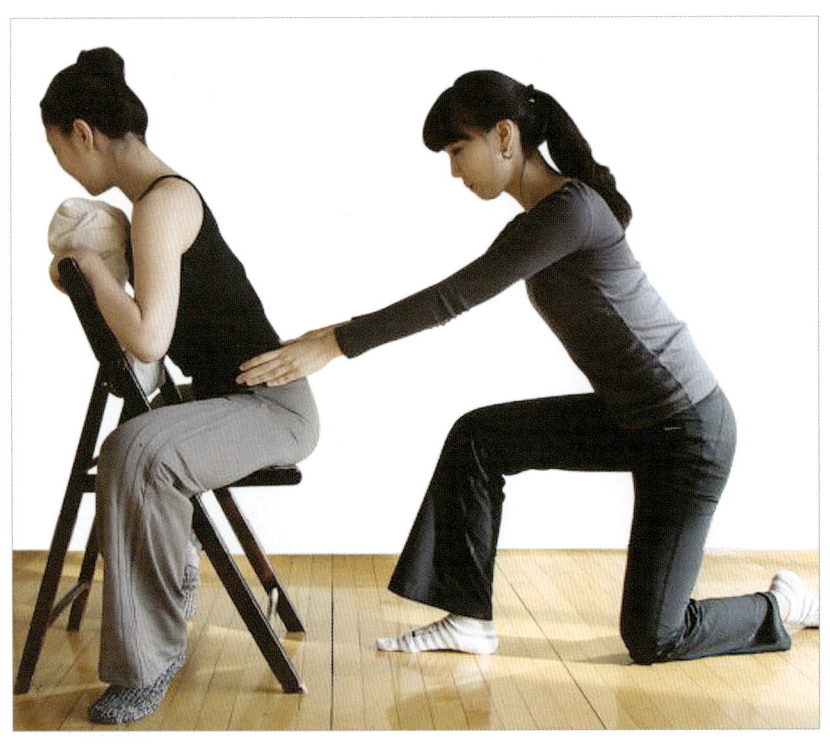

16) 복부 마사지는 요통을 해소한다

허리가 아플 때는 복부 마사지로 요통이 없어진다.
복부의 경혈을 누를 때 천천히 숨을 내쉬고 힘을 뺄 때에 숨을 들이쉰다.

① 안정하고 배꼽 주변에 있는 수분과 천추의 경혈을 부드럽게 마사지한다. 허리가 아픈데 왜 복부를 마사지하는지 이해 못하는 사람도 있을 것이다. 지금까지 많은 환자들을 진찰한 경험상으로 등의 긴장을 풀어주기 때문이다. 장의 신경 균형이 무너지면 반사적으로 허리에 통증이 나타난다고 생각하면 좋다.

② 허리가 아플 때는 허리를 유연하게 해주는 것이 중요하다. 의자에 앉아서 다리를 꼬아서 위에 있는 다리 쪽으로 상반신을 돌려 허리를 비튼다. 좌우 모두 10~20회를 스트레칭을 해서 허리를 단련시킨다.

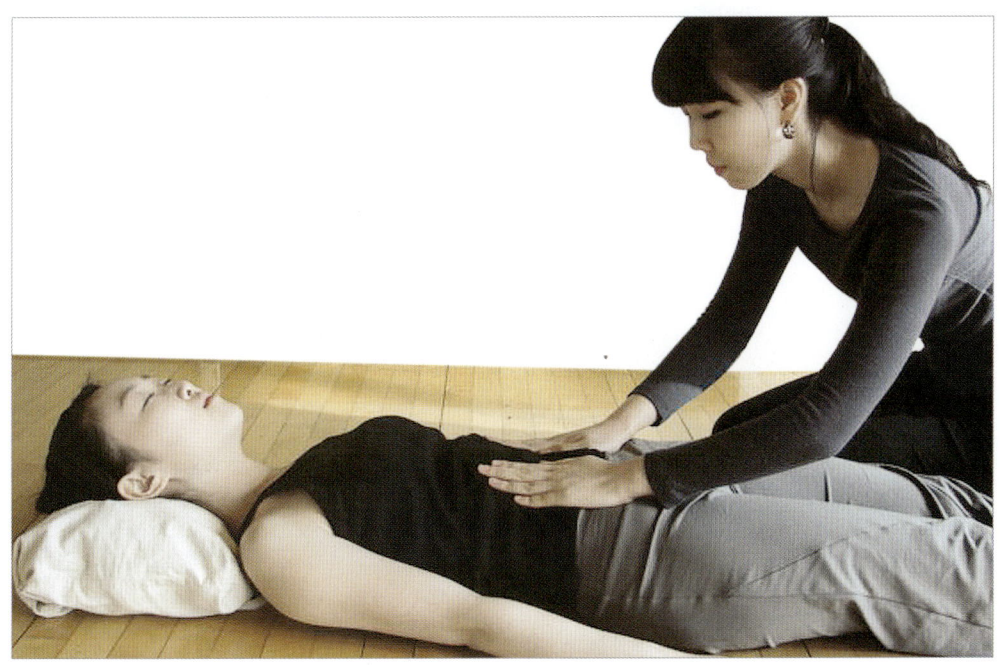

17) 허리와 복부스트레칭은 허리의 통증을 해소한다

의자의 등 부분에 복부를 대고 숨을 천천히 내쉬며 복부를 움직일 때 숨을 들이쉰다.

① 의자의 등에 복부를 누르도록 하면서 압박한다. 눌렀을 때의 상태는 통증을 조금 느끼는 정도이다. 의자가 쓰러지지 않도록 하며 파트너의 도움을 받자. 단, 의자의 등에서 상체를 일으킬 때는 주의가 필요하다. 무릎을 구부리면서 천천히 행하도록 한다.

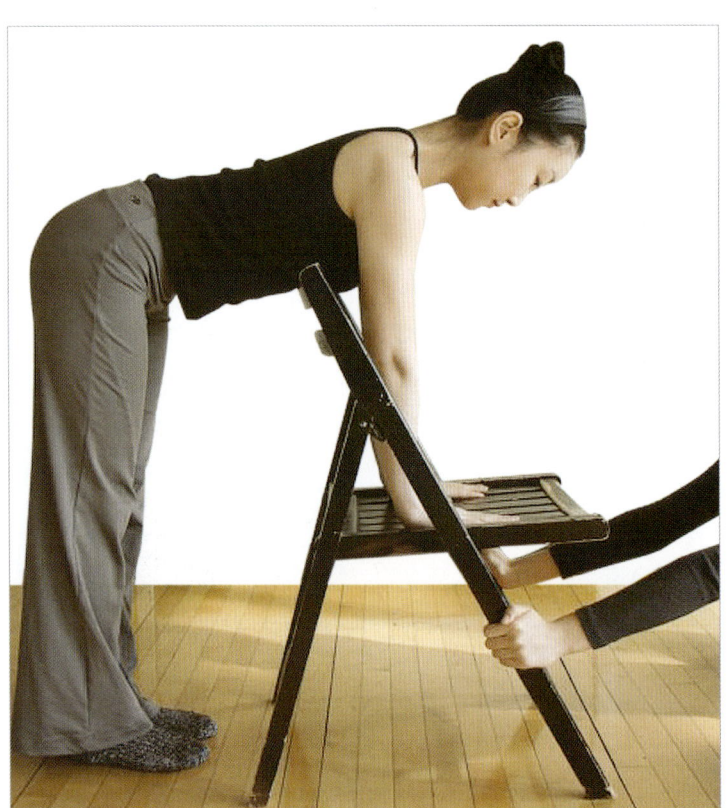

② 허리에 부담이 가지 않도록 복근을 단련한다. 누워서 무릎을 세우고 손은 발끝에 두도록 한다. 등을 가볍게 구부리면서 45도 정도 상반신을 일으키고 3~5초간 유지한다.

18) 골반 마사지는 혈행을 좋게하여 요통을 해소한다

골반의 경혈을 누를 때는 숨을 천천히 내쉬고 힘을 뺄 때는 숨을 들이쉰다.

① 의자에 앉아 골반의 윗부분, 벨트 위치의 아래를 한쪽 손으로 잡는다. 다른 한쪽의 엄지 손가락은 환도(環跳) 경혈에 대고 조금 강하게 주무르고 마사지하면 통증을 완화시킨다.

② 위를 향해 누워 오른쪽 다리를 양쪽 팔로 안은 상태로 20~30초 유지한다. 왼쪽 다리도 같은 방법으로 행한다. 허리가 적당하게 펴지고 기분 좋게 스트레칭을 한다.

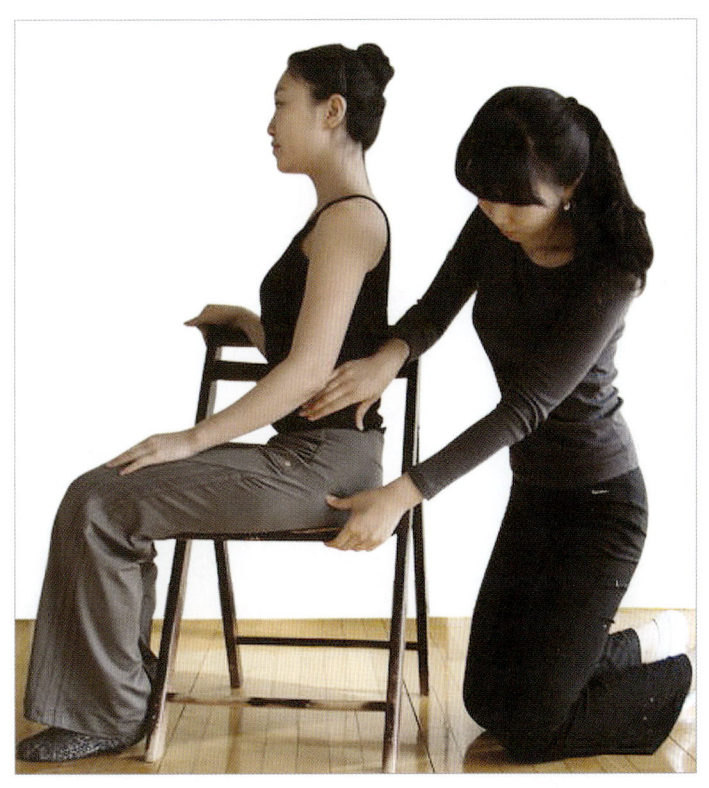

19) 비장근 마사지로 다리의 피로를 해소하자

비장근의 경혈을 누를 때 숨을 천천히 내쉬고 힘을 뺄 때는 숨을 들이쉰다.

① 서 있는 자세에서 한쪽 다리의 무릎에서 아래를 상대방을 등지고 서서 의자 위에 올려 둔다. 종아리에 있는 승산(承山) 경혈과 무릎 관절의 뒤쪽에 있는 위중(委中) 경혈을 조금 강하게 누르며 마사지한다.

② 엎드린 자세로 상대방의 발바닥을 자신의 발바닥으로 밟아준다. '제2의 심장'이라고 말하는 발바닥을 풀어주면 발의 피로가 해소될 뿐만 아니라 내장의 활성에도 도움이 된다.

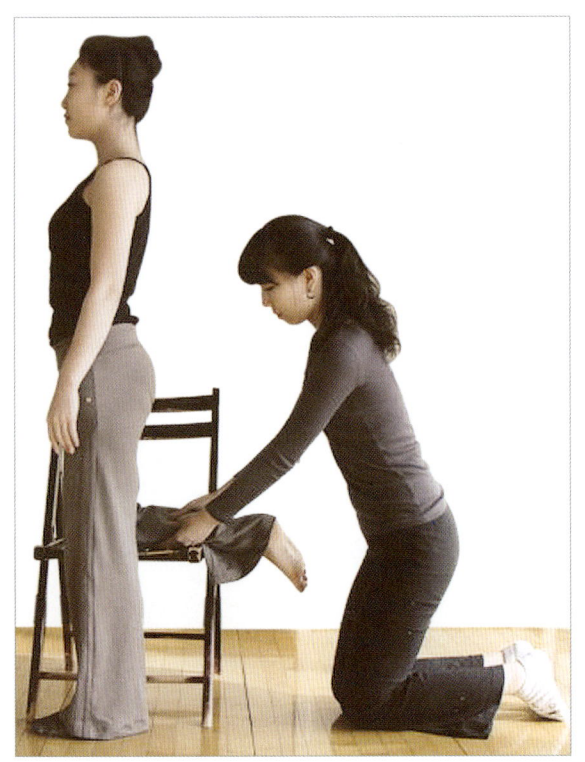

20) 태양혈 마사지로 아침잠을 없애자

경혈을 누를 때 숨을 천천히 내쉬고 힘을 뺄 때는 숨을 들이쉰다.

① 눈의 양쪽 끝으로 조금 뼈가 들어간 부위가 마음의 피로에 효과가 있는 태양(太陽)의 경혈이다. 양손으로 머리를 잡는 듯이 엄지손가락을 태양 경혈에 대고 부드럽게 누른다. 원을 그리듯이 마사지하면 더욱 효과적이다.

② 눈을 뜨는 것이 어렵고 머리가 상쾌하지 않을 때는 손바닥을 쥐었다 폈다 하거나 상하좌우로 돌리면 손가락 끝에서 뇌로 혈행이 촉진되어 눈이 맑아진다.

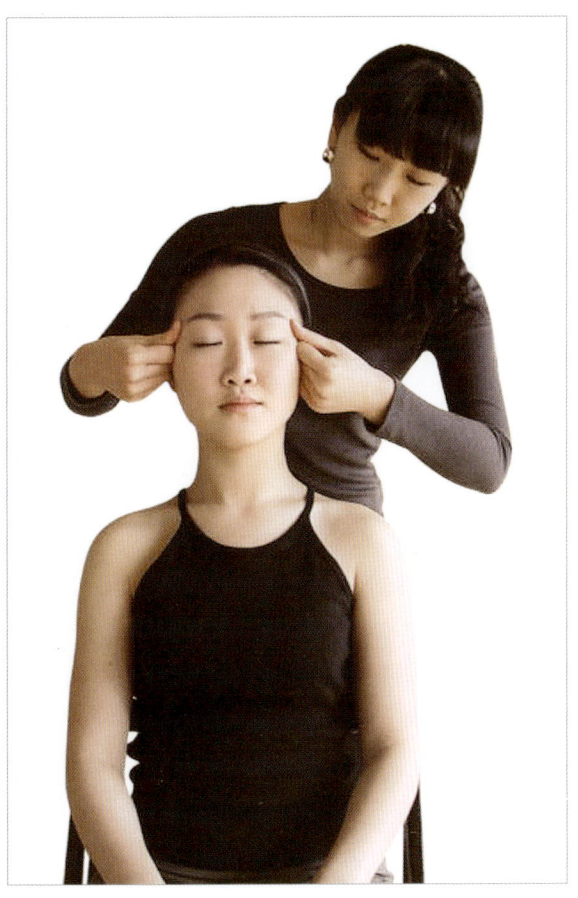

Section 4

21) 경부 마사지로 집중력을 높이자

목의 양끝을 누를 때나 경혈을 누를 때 숨을 천천히 내쉬고 힘을 뺐을 때 숨을 들이쉰다.

① 양손의 네 손가락에 목의 양끝을 가볍게 누른다. 다음으로 엄지손가락을 풍지(風池) 경혈에 대고 피부를 흔들듯이 주무른다. 목의 혈행이 나쁘면 머리에 피가 잘 흐르지 않는다. 목을 가볍게 마사지 한 후에 머리 끝의 경혈을 누르면 목에서 위쪽이 가볍게 된다.

② 일에 너무 집중해서 피로해질 때는 눈을 감고 5회 정도 심호흡을 한다. 피로 물질을 체내에서 내뿜는 듯이 숨을 내쉬고 멈추고 마음껏 산소를 들이쉰다.

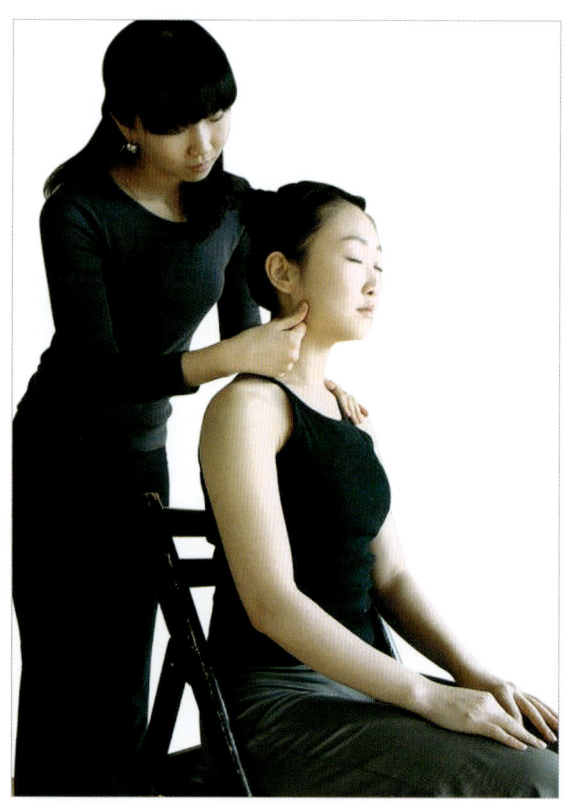

22) 경부와 견갑부 마사지로 뇌의 혈류를 원활히 하자

등의 경혈을 압박할 때나 목의 근육에 힘을 넣었을 때 천천히 숨을 내쉬고 힘을 뺄 때 숨을 들이쉰다.

① 의자에 반대로 앉아 손을 뒤로 하여 깍지를 낀다. 상대방에게 등을 의자 쪽으로 누르게 하고 신도(神道) 경혈을 조금 강하게 압박하게 한다. 다음으로 손바닥으로 후두부를 앞으로 기울이듯 누르며 그 힘에 저항하듯이 머리를 들어올리면 목의 근육이 펴지고 혈행이 좋아진다.

② 등의 견갑골을 따라 위에서 아래로 누른다. 혈행이 촉진되고 등의 근육이 펴지면서 몸 전체가 결리는 증상이 풀린다.

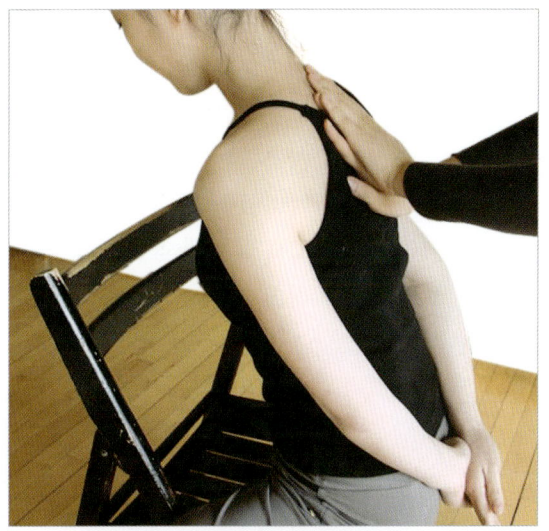

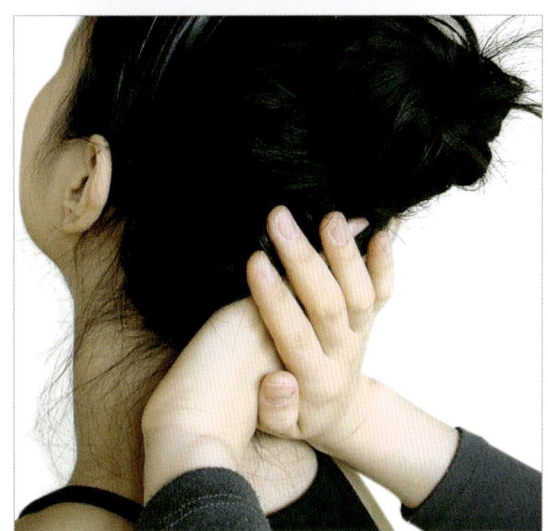

23) 아킬레스건과 비장근 마사지로 어깨 결림을 해소하자

경혈을 누를 때 숨을 천천히 내쉬고 힘을 뺄 때는 숨을 들이쉰다.

① 발목에서 종아리에 걸쳐 한쪽 손으로 잡도록 하고 마사지를 하면 위중(委中)과 승산(承山) 경혈이 자극되어 발과 어깨가 가벼워진다. 경혈을 조금 강하게 누르면 효과적이다.

② 경혈에 컵이나 필름을 대고 가볍게 누르면 용기 속의 공기가 압축되어 경혈을 자극한다.

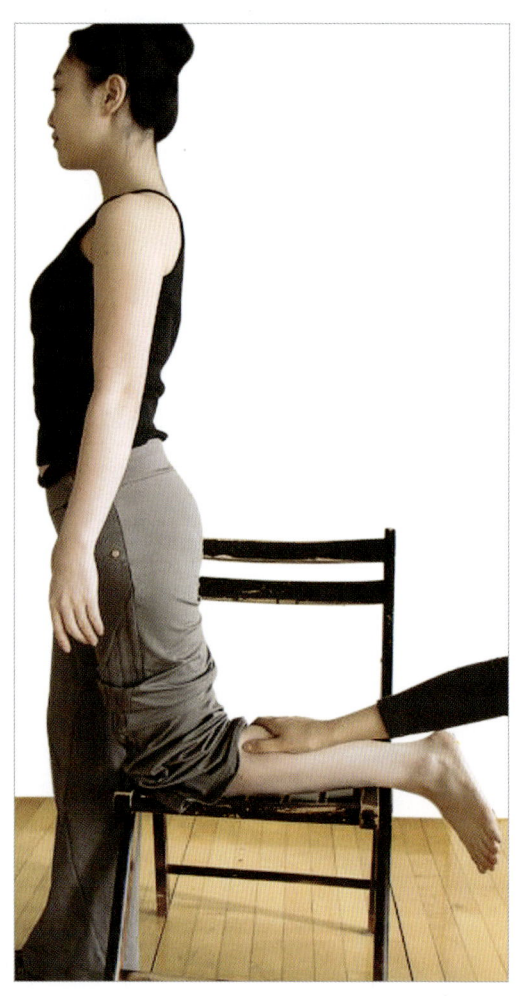

24) 외 복사근 마사지로 소화 기능을 촉진하고 집중력을 높여보자

호흡은 자연스럽게 한다.

위에 이상이 있으면 견갑골 사이에 있는 신도 경혈에 통증이 나타나는 경우가 많다. 식후 30분 정도 되면 의자에 거꾸로 앉아 파트너에게 신도 경혈을 조금 강하게 두드려 달라고 한다. 위의 소화활동이 높아지고 위에 혈류가 집중되어 잠이 오는 것을 막아준다.

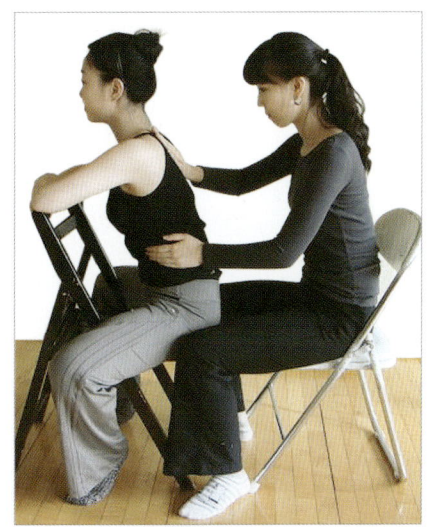

25) 어깨 마사지는 전신의 피로를 해소하고 몸에 활력을 준다

경혈을 누를 때 숨을 천천히 내쉬고 힘을 뺄 때 숨을 내쉰다.

엄지손가락을 상대방의 견갑골 옆에 있는 대추(大椎) 경혈에 대고 네 개의 손가락으로 양팔의 겨드랑이쪽을 잡고 마사지한다. 팔과 어깨의 통증도 예방할 수 있다.

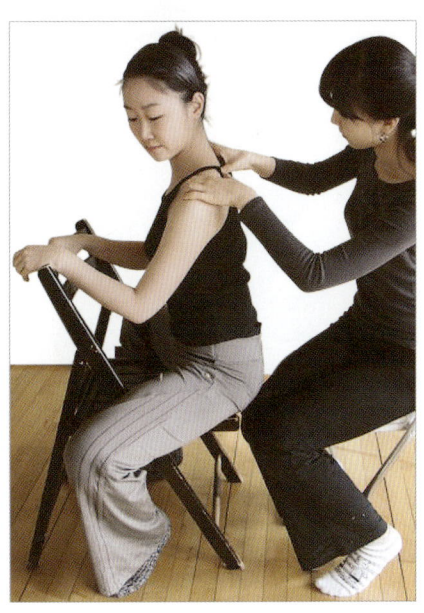

Section 4

26) 전완근 마사지로 팔의 피로를 풀어주자

경혈을 누를 때 숨을 천천히 내쉬고 힘을 뺄 때 숨을 들이쉰다.

어깨 통증을 방지하는 데는 전완 관절의 바깥쪽에 있는 삼리와 곡지 경혈과, 안쪽에 있는 소해(少海) 경혈을 엄지손가락과 네 손가락으로 주무르면서 마사지한다. 입욕 중에 행하면 더욱 효과적이다.

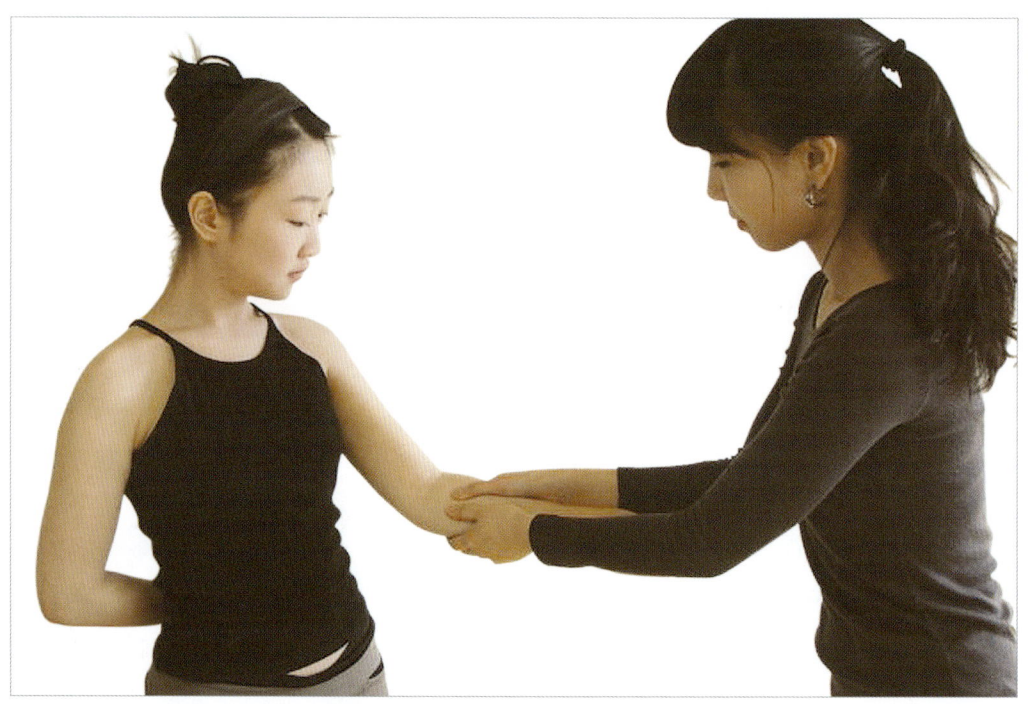

27) 두경부 마사지는 머리를 맑게하고 수면부족에 효과적이다

두경부의 경혈을 누를 때 숨을 천천히 내쉬고 힘을 뺄 때 숨을 들이쉰다.

① 두경부, 양쪽 귀의 가장 뒷부분을 연결한 선의 중앙에 움푹 들어간 부위에 백회 경혈이 있다. 이 부분을 강하게 누른다. 뇌신경계 질환에 효과가 있는 경혈로 피로를 풀어주는데 효과가 있다.

② 밤늦게까지 일을 한 날은 샤워만 하는 경우가 많지만 좌욕을 하면 다음날 피로가 크게 풀린다.

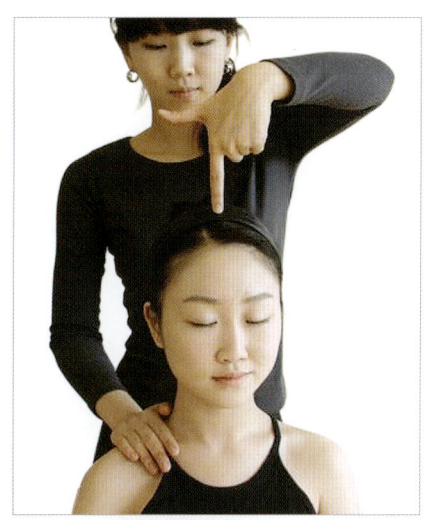

28) 두피 마사지는 수면부족에 효과적이다

경혈을 누를 때 숨을 천천히 내쉬고 힘을 뺄 때 숨을 들이쉰다.

① 각손(角孫) 혈을 중지로 조금 강하게 누른다. 이 경혈은 하루의 피로를 없애는데 효과적이다. 수면부족이 되기 쉬울 때에 마사지를 하고 자면 다음날 몸이 가벼워진다.

② 자기 전에 먹으면 위에 부담이 되고 숙면을 취할 수 없기 때문에 주의해야 한다. 공복감을 이기지 못할 때 따뜻한 우유를 마신다.

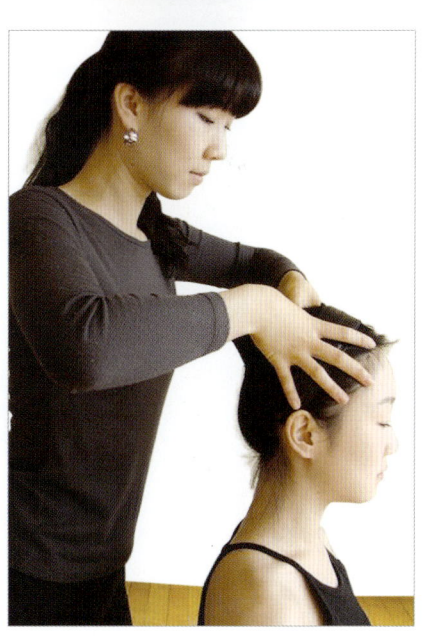

29) 경부 마사지로 밤에 쌓인 피로를 해소하자

경혈을 누를 때 숨을 천천히 내쉬고 힘을 뺄 때 숨을 들이쉰다.

후두부에 있는 천추 경혈을 엄지손가락으로 조금 강하게 누른다. 이 경혈은 수면부족은 물론 불면증에도 효과가 있다. 혼자일 때는 양손의 네 손가락으로 조금 강하게 누르면서 마사지한다. 후두부의 경혈을 누르면 혈액순환을 좋게 하여 피로회복에 효과적이다.

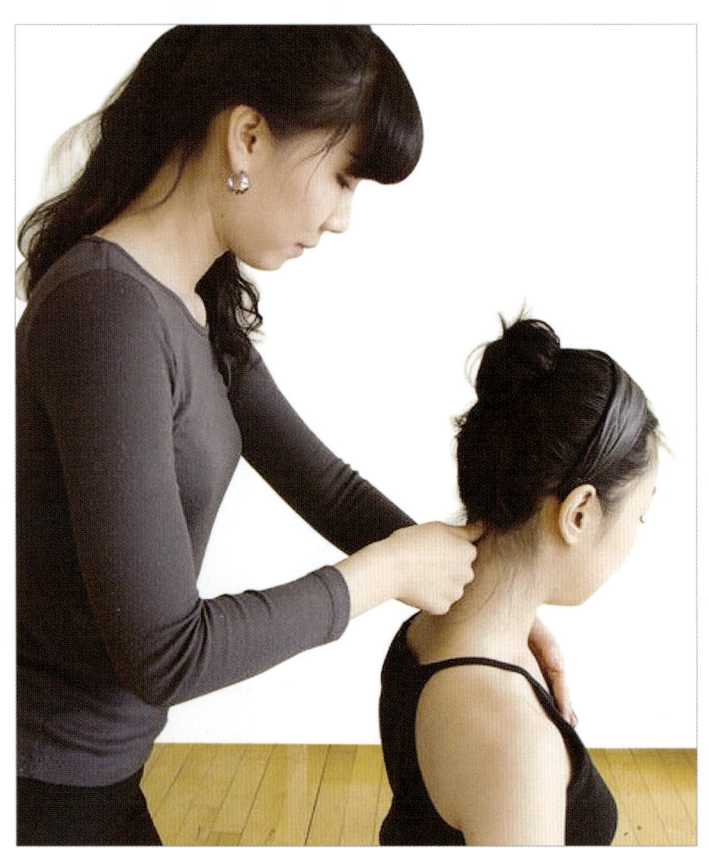

30) 각손혈 마사지로 평형감각을 높이고 어지럼증을 해소해 보자

경혈을 누를 때 숨을 천천히 내쉬고 힘을 뺄 때 숨을 들이쉰다.

① 놀이기구에서 내렸을 때 어지럼증이 생긴다. 귀의 바로 위에 있는 각손(角孫) 경혈을 엄지 손가락으로 부드럽게 누른다. 몸의 평형감각을 담당하는 기관이 모여 있는 경혈이기 때문에 어지럼증이 생길 때마다 누른다.

② 수면부족이나 놀이기구를 타고 멀미가 나기 쉽다. 멀미를 하기 쉬운 사람은 놀이기구를 타기 전날에는 충분한 수면을 취하도록 한다.

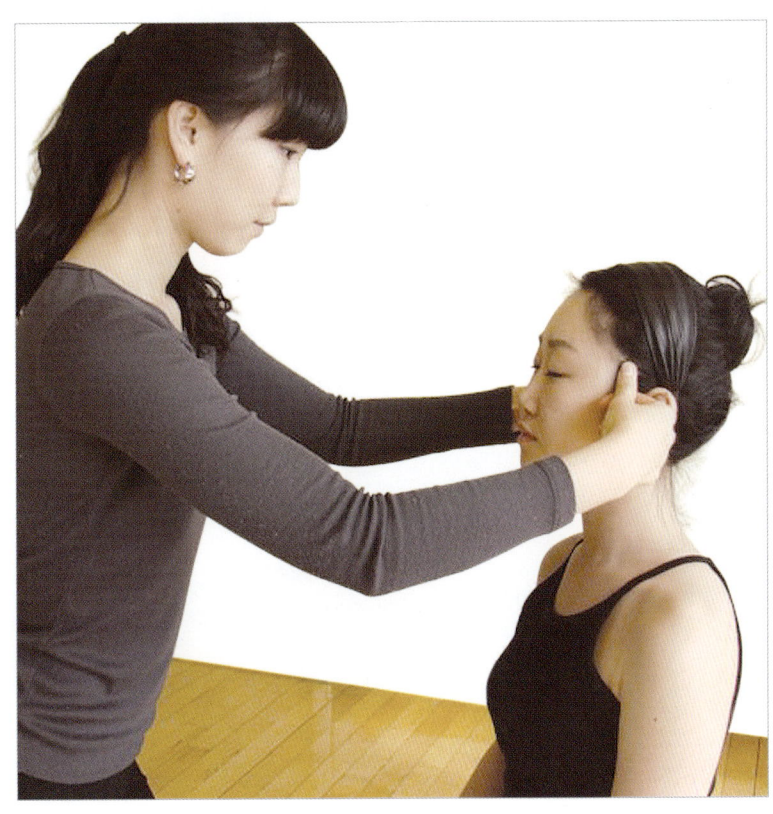

Section 4

31) 측두부 마사지로 호르몬의 균형을 유지하고 숙취를 예방해 보자

경혈을 누를 때 숨을 천천히 내쉬고 힘을 뺄 때 숨을 들이쉰다.

① 숙취가 있을 때는 신진대사에 필요한 호르몬의 균형이 무너진다. 전신의 호르몬 균형을 조정하는 측두부의 태양 경혈을 조금 강하게 누르고 자극하면 호르몬 균형이 회복된다. 마사지를 받는 사람은 쿠션 등을 안고 보다 편안한 자세에서 받을 수 있도록 한다.

② 술을 많이 마신 날은 가능한 한 많은 물을 섭취하여 체내의 알코올을 몸 밖으로 배출하자.

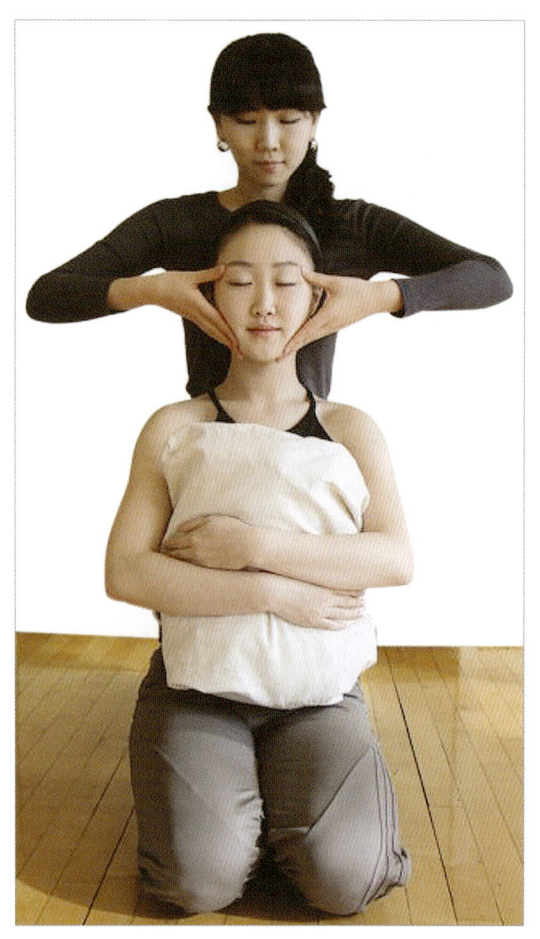

32) 두피 마사지로 숙취를 해소하고 머리를 맑게 하자

두피 마사지는 양손을 이용하여 자극하는데 호흡을 일정 간격으로 자연스럽게 유지하면 된다.

① 양손으로 머리카락을 잡으면서 조금 강하게 누르며 뒤쪽을 당기듯이 마사지를 한다. 태양 경혈에도 자극을 주어 머리를 상쾌하게 한다.

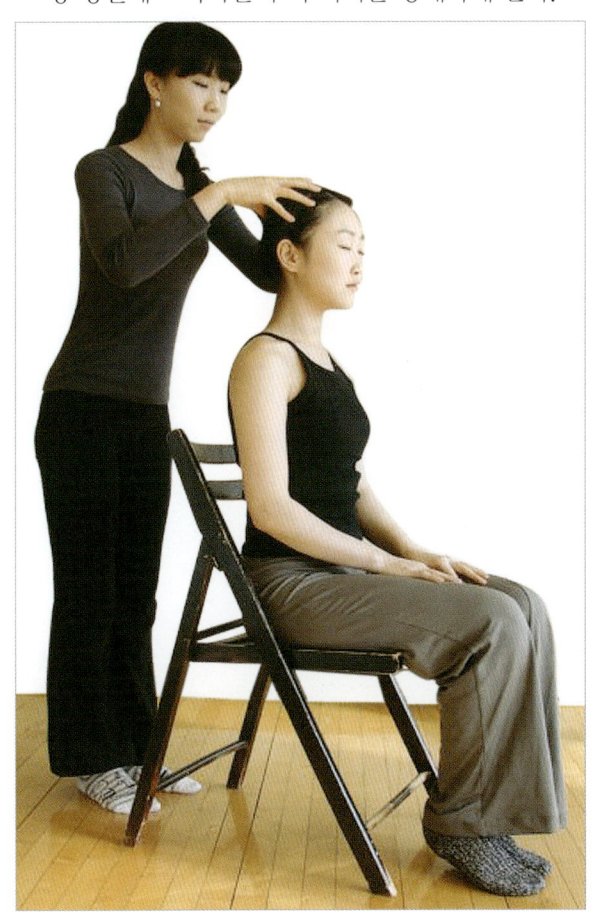

② 술을 너무 많이 마시면 간장에 부담이 가고 위도 거북해진다. 위가 거북한 상태를 해소하려면 위와 간장의 부분을 원을 그리듯이 시계 방향으로 마사지를 하는 것이 효과적이다.

33) 상음교, 음포, 음교혈 마사지는 지구력을 높이고 왕성한 정력을 유지시켜 준다

경혈을 누를 때 숨을 천천히 내쉬고 힘을 뺄 때에 숨을 들이쉰다.

정력과 관계된 경혈은 삼음교, 음포, 음교 세 군데이다. 엎드린 자세에서 삼음교 경혈을 양손의 엄지손가락으로 강하게 누른다. 이 경혈은 발목에서 손가락 네 개 위에 위치해 있다. 다음으로 위로 향해 누워 무릎 위 안쪽에 있는 음포 경혈을 같은 방법으로 강하게 누른다. 마지막으로 배꼽 위에 있는 음교 경혈을 누르면 정력 증강에 도움이 된다.

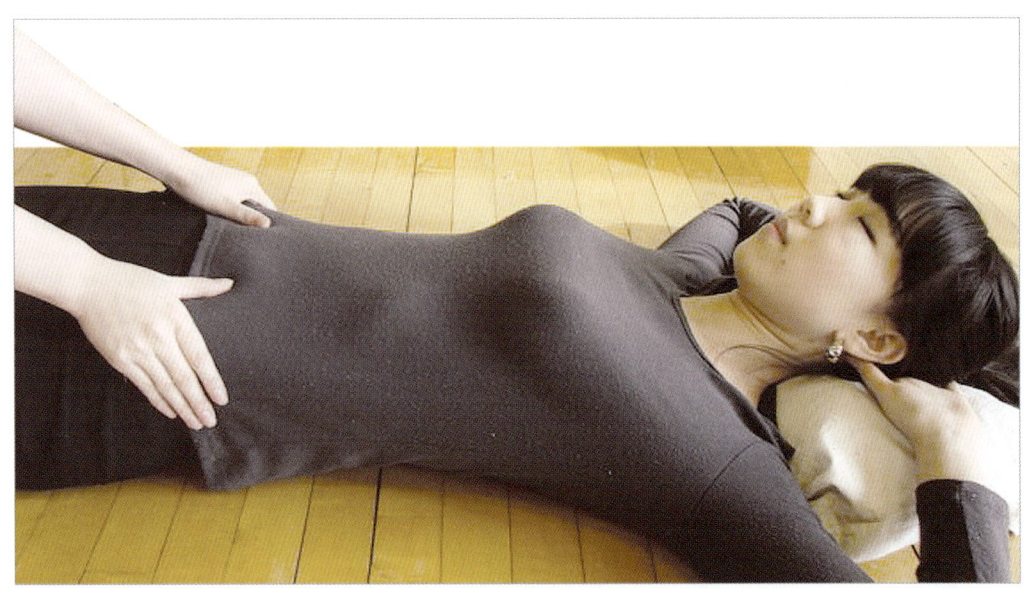

34) 하복부 마사지로 심신을 따뜻하게 하고 생식 기능의 저하를 예방하자

하복부를 3~5회 돌리면서 숨을 내쉬고 2~3회 돌리면서 숨을 들이쉰다. 이것을 반복한다.

정력을 지속하기 위해서는 하복부를 차갑게 하지 않는 것이 중요하다. 특히 여성은 하복부가 차면 생식 기능이 저하되기 때문에 주의해야 한다. 양손으로 복부 전체를 시계 방향으로 부드럽게 마사지한다.

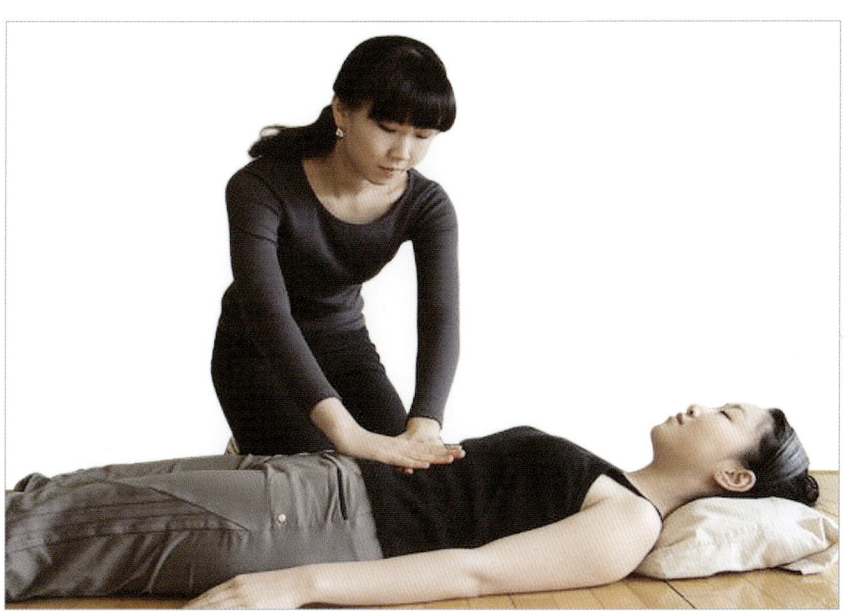

육조영교수의 건강한 생활 만들기

Section 5

건강하고 아름다워지는
호흡마사지

건강하고 아름다워지는 호흡마사지

사람이라면 누구나 건강하고 아름다운 체형을 유지하고 싶을 것이다. 호흡마사지를 통해 신체와 마음을 행복하게 가꾸어 보자

1) 얼굴근육의 림프 흐름을 좋게하여 아름다움을 유지하자

얼굴근육을 자극하면 혈액과 림프의 흐름이 좋아지고 얼굴이 산뜻해진다. 먼지 검지와 중지, 약지로 얼굴 전체를 톡톡 가볍게 두드린다. 그런 다음 얼굴의 안쪽에서 바깥쪽으로 향하게 손바닥으로 밀면서 얼굴 전체의 림프 흐름을 도와준다. 얼굴의 아래쪽과 위쪽으로 나누어 행하는 것이 좋다.

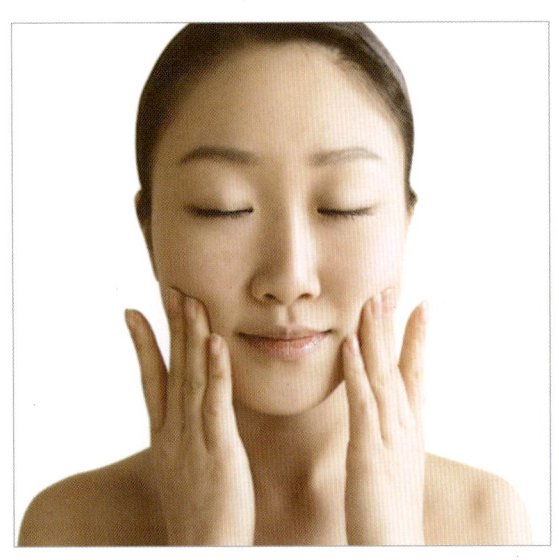 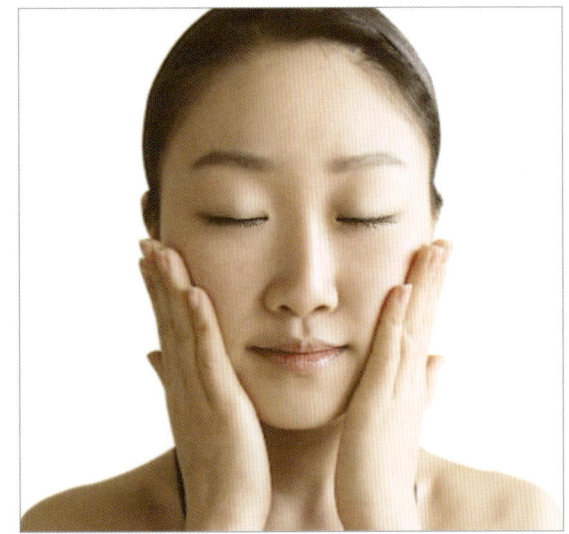

2) 얼굴 마사지는 붓기를 빼준다

경혈을 누르면서 숨을 천천히 내쉬고 힘을 때면서 숨을 들이쉰다.

수분을 너무 많이 섭취해서 얼굴이 붓는 아침에 가장 적합한 경혈을 누른다. 먼저 눈 밑에 있는 뼈의 안쪽에 엄지를 대고 눈 위에서 눈꼬리로 향해서 엄지로 네 개 부위를 조금 강하게 누른다. 그런 다음 눈 아래에 있는 뼈의 들어간 부위를 눈앞에서 눈꼬리까지, 코에서 볼까지 네 개 부위, 잎에서 귀까지 네 개 부위를 각각 중지로 누른다.

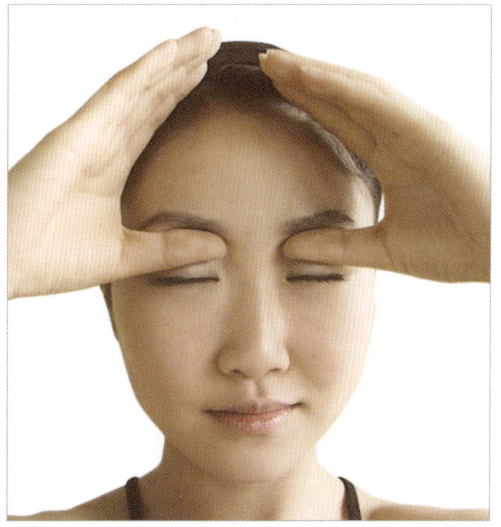

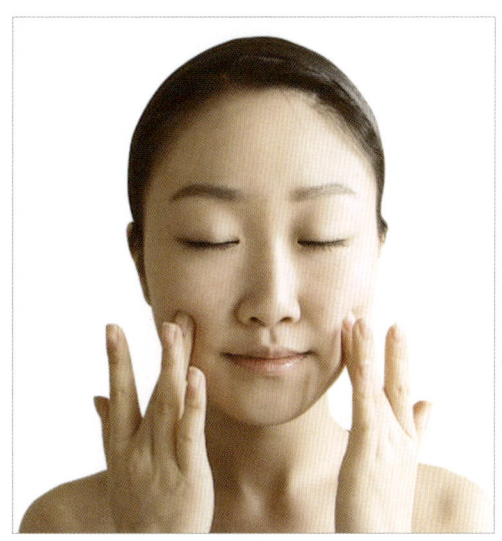

3) 하악골 마사지로 이중턱을 해소하자

턱의 안쪽을 누르면서 천천히 숨을 내쉬고 힘을 빼면서 숨을 들이쉰다.

① 턱 안쪽에 엄지를 대고 검지로 잡는다. 엄지로, 얼굴 라인에 따라 턱 중앙에서 귀의 아래로 향하게 여덟개 부위를 조금 강하게 눌러간다. 귀의 아래에 오목하게 들어간 부위에는 노폐물이 쌓이기 쉽다. 이 부위를 마사지로 풀어주면 아름다운 얼굴 라인을 만들어주는데 효과적이다.

② 얼굴을 정면으로 향한 상태에서 턱을 목에 대고 살을 엄지손가락과 검지로 잡으면서 주물러 풀어준다. 딱딱해진 지방이 부드럽게되고 연소시키기 쉬워진다.

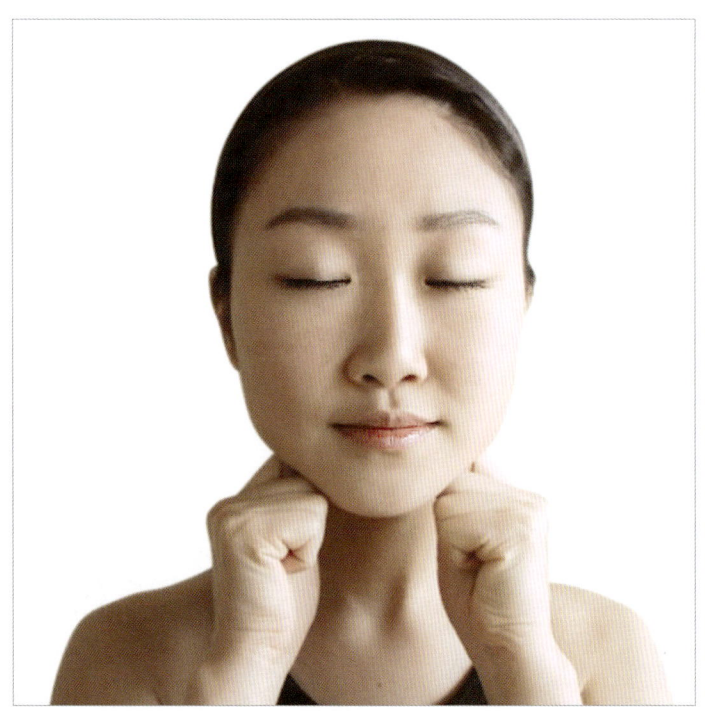

4) 쇄골 마사지로 목의 라인을 이쁘게 하자

손바닥을 목의 위에 댔을 때 숨을 들이쉬고 어깨와 쇄골을 문지르면서 숨을 내쉰다.

① 목과 쇄골 주변은 뼈근하거나 결리기 쉬운 부분이다. 손바닥을 목 아래 부위에 대고 어깨 끝에 향하게 문지른다. 그 후 검지와 중지로 쇄골을 잡고 바깥쪽에서 안쪽을 향해 문지르도록 한다. 이렇게 하면 목에서 쇄골에 걸쳐 혈행이 좋아지고 목의 라인이 아름답게 된다.

② 바닥에 누워 손은 복부 위에 올려둔다. 후두부에서 바닥을 누르는 듯이 약 5초간 힘을 넣었다가 힘을 뺀다. 매일 10회 정도 행하면 목이 단련되고 결리지 않게 되며 목의 라인도 아름다워진다.

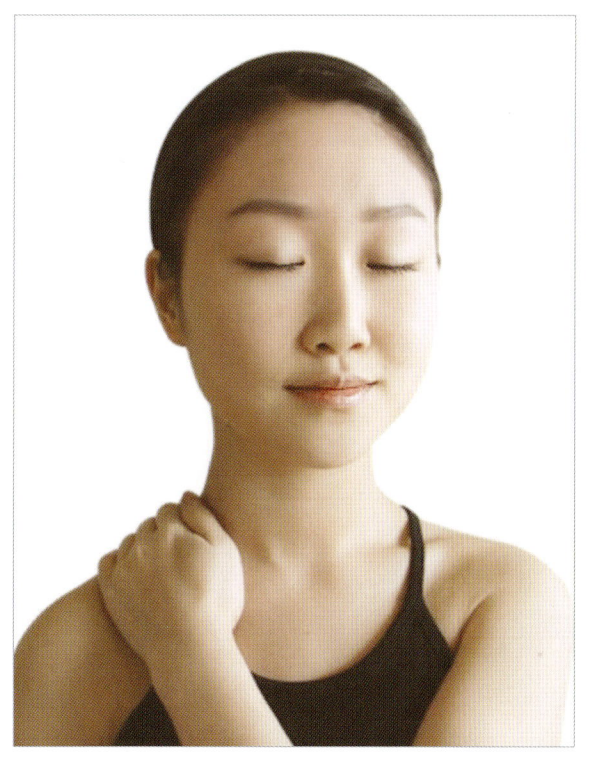
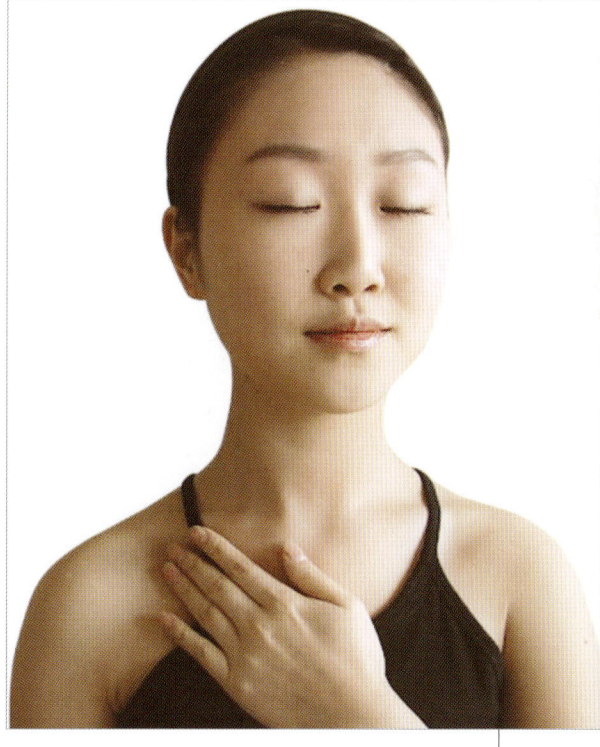

5) 복부 마사지는 얼굴의 긴장을 완화시킨다

심호흡을 하면서 복부에 기(氣)를 보내는 듯이 행한다.
① 복부 오른쪽의 조골 아래에 있는 간장 주변을 조금 강하게 잡는 느낌으로 마사지한다. 동시에 복부에 기를 넣는 듯이 행한다. 복부를 안정시키면 긴장으로 경직된 표정을 부드럽게 된다.

② 견갑골 사이를 자극하면 복부의 긴장을 풀고 얼굴과 어깨의 힘을 빼는 데 효과적이다. 피부 위에 수건을 펴서 올려두고 상대방에게 뒤쪽부터 목과 견갑골 사이를 조금 강하게 두드리면 얼굴의 표정이 풀어진다.

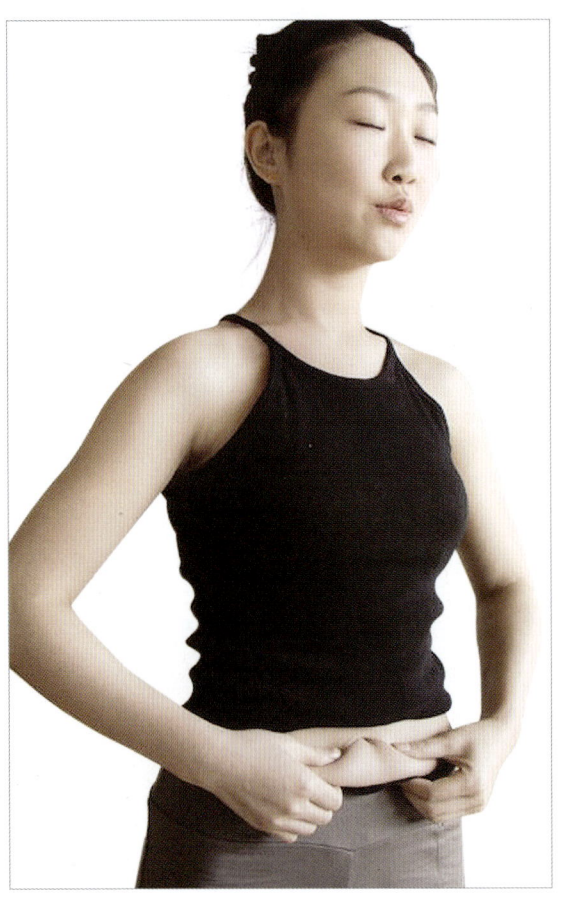

6) 두피 마사지로 두피에 생동감, 머리카락을 부드럽게 하자

머리카락을 당기면서 숨을 내쉬고 힘을 빼면서 숨을 들이쉰다.

머리카락을 양손 끝으로 조금씩 잡고 가볍게 끌어당긴다. 잡은 부위를 이동시키면서 전부 머리카락을 당긴다. 머리 끝을 자극하면 혈행이 좋아지고 영양분이 두피 전체에 가도록 해준다(그림1).

두들겨 두피를 단련한다.(10~20회)

① 혈행을 좋게 하려면 두부를 가볍게 두드리는 것이 효과적이다. 손가락으로 양쪽 끝에서 후두부 쪽으로 향해 두드려 간다. 매일 조금씩 행하면 효과적이다(그림2).

② 양손가락을 머리에 대고 손가락의 위치를 지그재그로 바꾸어가며 상하좌우로 움직이면 두피의 혈행이 좋아지고 머리카락을 부드럽게 해준다.

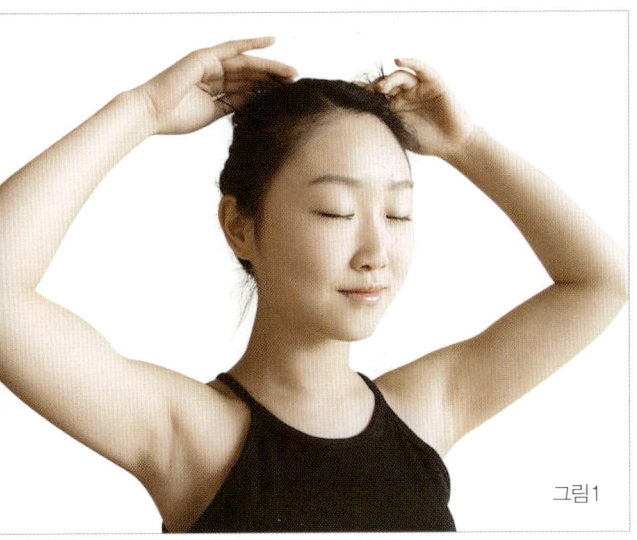
그림1

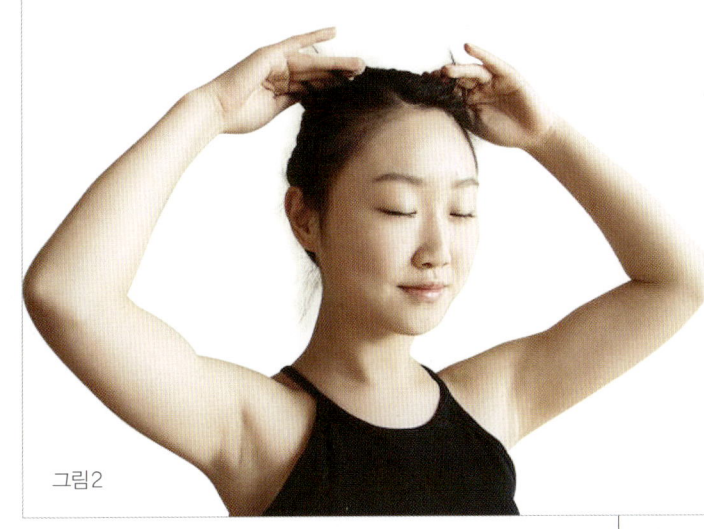
그림2

7) 눈 주변의 혈행을 촉진하여 눈 주변을 깨끗하게 하자

경혈을 누르면서 천천히 숨을 내쉬고 힘을 빼면서 숨을 들이쉰다.

눈 밑은 피부가 얇기 때문에 수면부족 등으로 피로가 쌓이면 검은 색으로 변한다. 청명의 경혈과 눈의 아래에 있는 사백(四白) 경혈을 중지로 누르면 눈 주변의 혈행이 좋아진다.

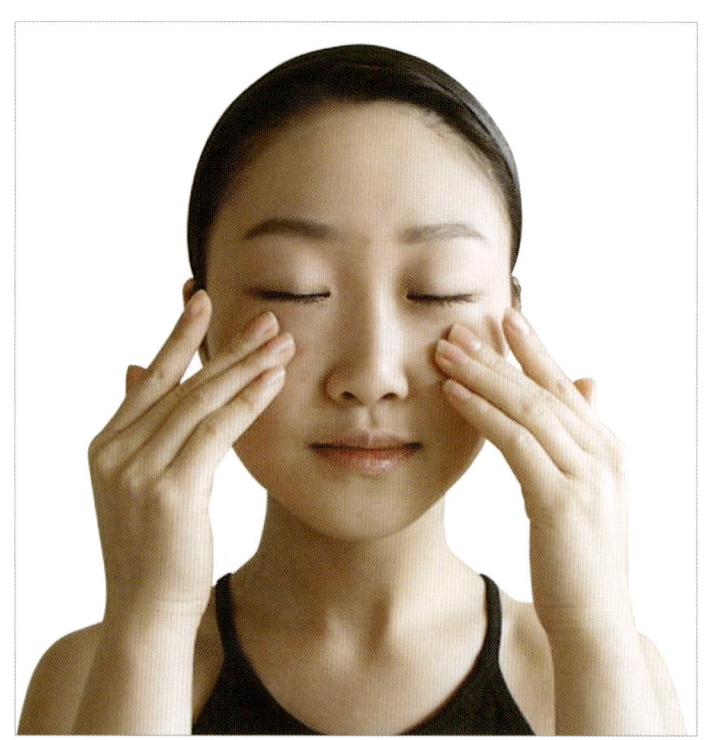

8) 얼굴 마사지로 피부를 생기있게 만들자

마사지 할 때 4~6회 정도 돌리면서 숨을 천천히 내쉬고 다시 한번 2~3회 정도 돌리면서 숨을 들이쉰다. 경혈을 누르면서 천천히 숨을 내쉬고 힘을 빼면서 숨을 들이쉰다.

양쪽 눈 아래의 볼 부분, 턱 부분, 코의 양쪽 끝의 순서로 원을 그리고 가볍게 문지르도록 마사지한다. 눈과 입의 주변 근육은 바퀴와 같은 상태이므로 근육이 둥글게 흐르는 것 같이 행하면 혈행이 좋아지고 피부가 생기 있어진다. 물속에 얼굴을 담그고 행하면 더욱 효과적이다. 모공에 침착된 노폐물이 없어지고 주름도 예방할 수 있다.

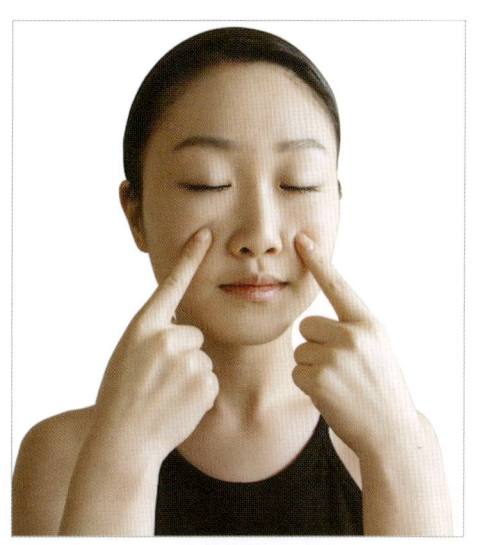

① 눈 아래에 있는 사백(四白)과 턱에 있는 승장(承漿) 경혈을 중지로 누른다. 얼굴의 혈행을 촉진하면서 피부색을 밝게 해준다.
② 화장을 잘 지우지 않으면 피부가 칙칙해지기 쉽다. 따뜻한 수건으로 얼굴을 따뜻하게 만든 다음 클린징하는 것이 좋다. 우선 욕조에 몸을 담그면 모공이 넓어지므로 클린징을 해도 좋다.

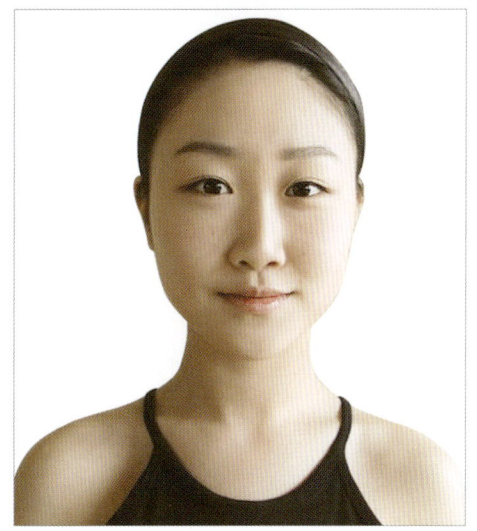

9) 눈 마사지로 색소 침착을 억제하고 주름을 없애자

경혈을 누르면서 천천히 숨을 내쉬고 힘을 빼면서 숨을 들이쉰다.

① 주름이 생기기 쉬운 부분은 눈 주변이다. 눈꼬리의 양쪽, 조금 뼈가 들어간 곳이 태양(太陽) 경혈이다. 눈 아래에 있는 사백(四白)의 경혈을 중지로 누른다. 신진대사가 높아지고 멜라닌 색소의 침착을 억제해 준다.

② 파운데이션이 모공으로 들어간 피지는 피부의 내부를 산화시키고 활성산소를 발생시켜 멜라노사이트를 자극한다. 이렇게 되면 색소 침착의 원인이 되는 멜라닌이 만들어지게 된다. 아무리 피곤해도 세수만 하는 것은 좋지 않다.

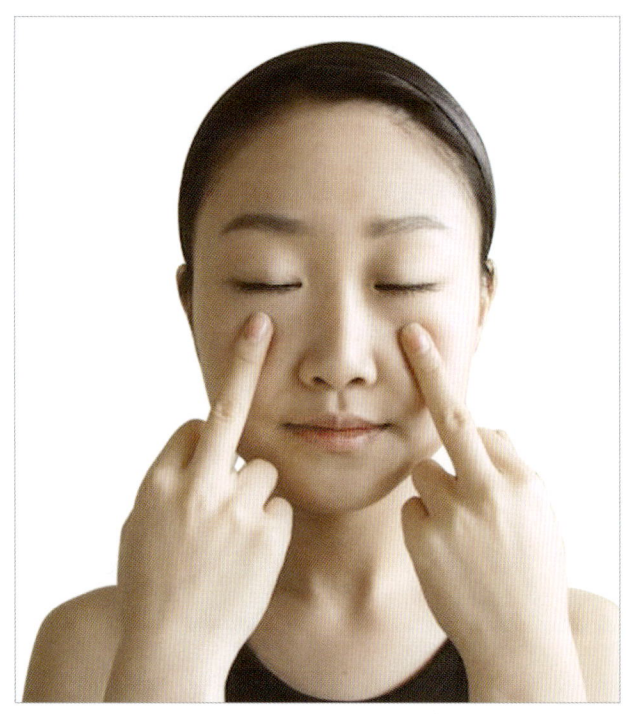

10) 비근 마사지로 주름을 예방하자

경혈을 누르면서 천천히 숨을 내쉬고 힘을 빼면서 숨을 들이쉰다.

① 작은 주름의 원인은 피부의 건조에서 비롯된다. 비근 마사지를 하면 작은 주름부터 피부의 수분량을 높이는데 효과적이다. 이마의 주름이면 미간의 조금 위쪽, 중간의 뼈가 조금 들어간 부분에 있는 인당(印堂)의 경혈과 눈가에 있는 청명(晴明)의 경혈, 코 옆에 있는 영향(迎香)의 세 가지의 경혈을 중지로 눌러간다.

② 에어컨을 틀어둔 방에서는 공기가 마르고 피부가 건조해진다. 가습기가 없어도 젖은 수건을 방안에 두면 방의 습도가 올라가고 잔주름의 적인 피부 건조를 예방할 수 있다.

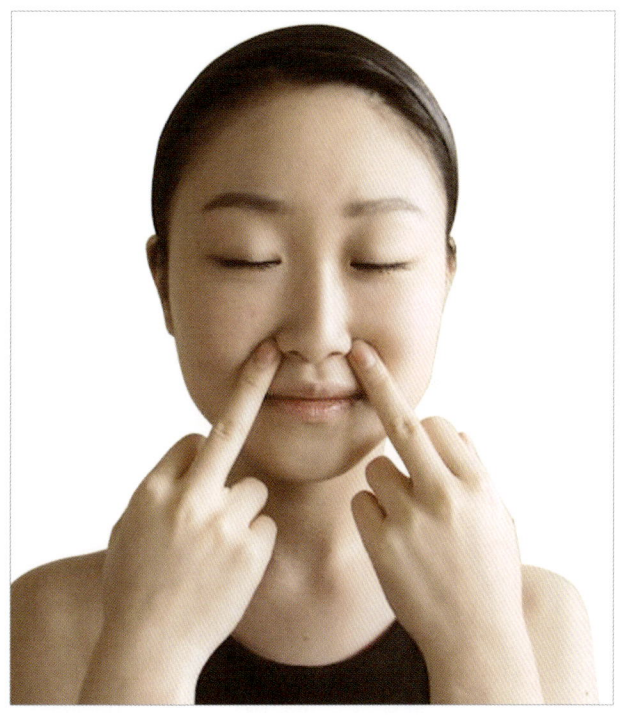

11) 얼굴의 혈행을 좋게 하여 촉촉함을 유지해 보자

4~6회 정도 돌리면서 천천히 숨을 내쉬고 다시 2~3회 정도 돌리면서 숨을 들이쉰다.

① 가볍게 물기가 있는 코튼을 사용하기 쉽게 구부려서 눈과 입 주변, 볼과 이마 등을 돌리면서 문지른다. 승장(承漿), 청명(晴明), 사백(四白), 지창(地倉) 등 얼굴에 있는 경혈을 자극하고 근육의 활동과 혈액의 순환을 좋게 한다.

② 화장수를 충분히 묻힌 코튼을 3~4장을 얼굴에 붙이고 이 위에 랩을 쓰고 약 3분간 자세를 유지한다. 목욕 중에 행하면 피부 수분량이 높아져 탱탱한 피부가 된다.

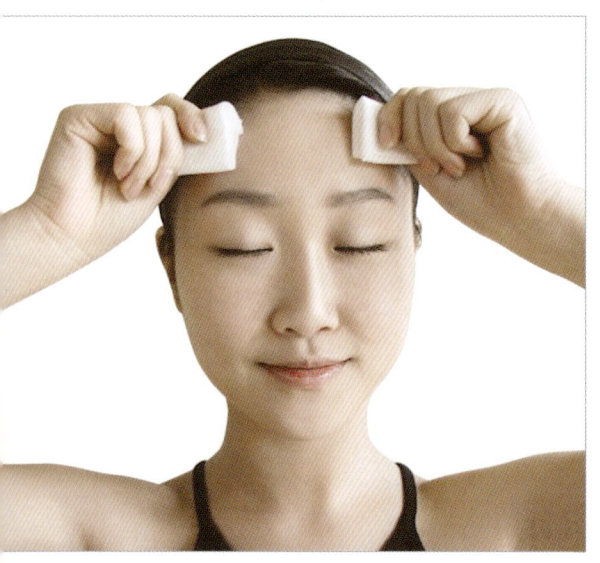 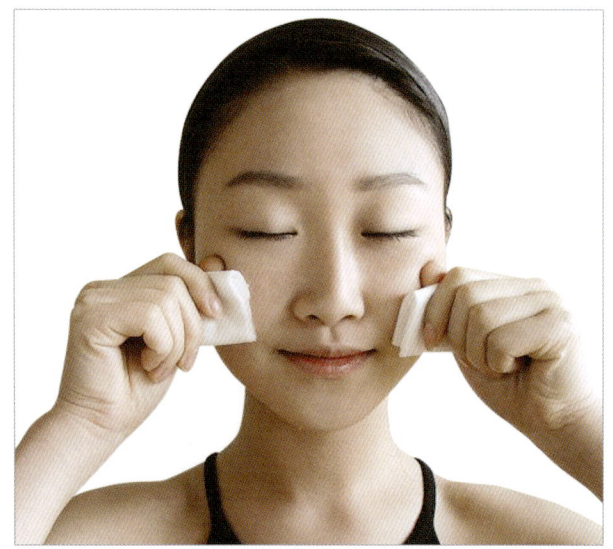

12) 비근 마사지로 코의 피지를 없애고 화장이 잘되게 해보자

천천히 심호흡을 하면서 행한다.

① 화장을 하기 힘들고 화장이 뜨기 쉬운 코 주변은 많은 주의가 필요하다. 화장지를 손가락에 끼우고 조금 강하게 마사지하자. 코 주변의 대사를 높이면 노폐물을 없애기 쉽게 된다.

② 따뜻한 습기를 2분 정도 쐬고 나서 얼음을 넣은 비닐을 수건으로 싸서 1분 정도 얼굴을 차갑게 해주면 모공을 좁혀주기 때문에 화장하기가 쉬워지고 잘 뜨지 않는다.

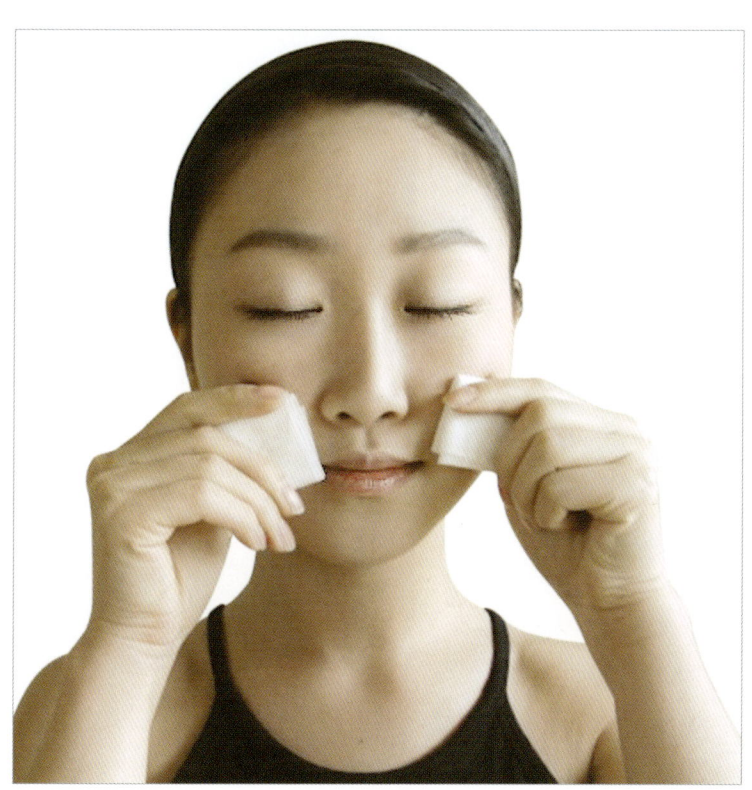

13) 이근 마사지는 과식을 억제하고 날씬한 몸을 만들어 준다

경혈을 누르면서 숨을 천천히 내쉬고 힘을 빼면서 숨을 들이쉰다.
① 귀에 있는 위점, 반점, 신문 등의 경혈을 자극하면 뇌의 시상하부에 있는 식욕중추와 자율신경이 자극되어 만복감이 높아지고 식욕이 저하된다. 면봉으로 아침, 점심, 저녁 3회를 누르도록 한다.
② 목의 뒤쪽에서 등의 위쪽에 걸쳐 따뜻한 물과 차가운 물을 교차하여 씻으면 대사가 올라가고 지방을 연소시키기 쉬운 몸이 된다.

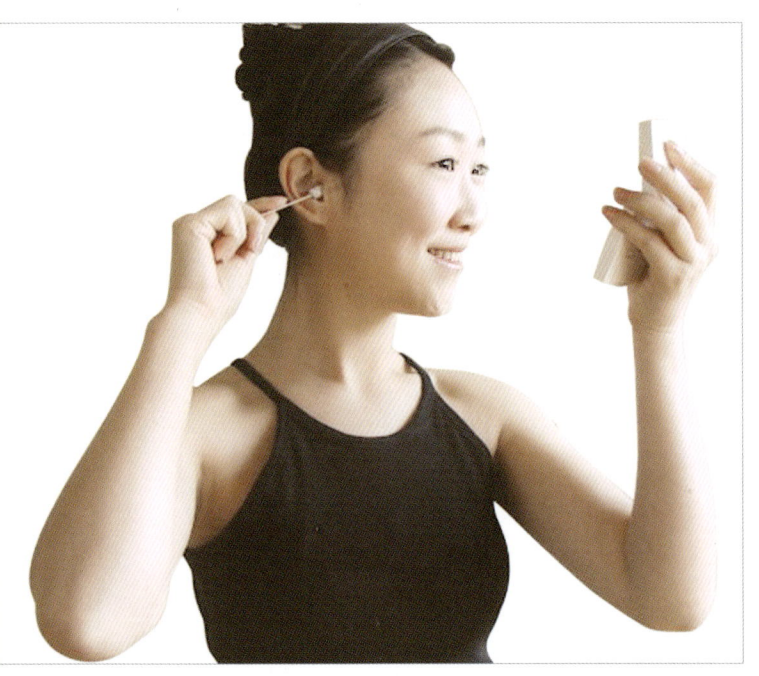
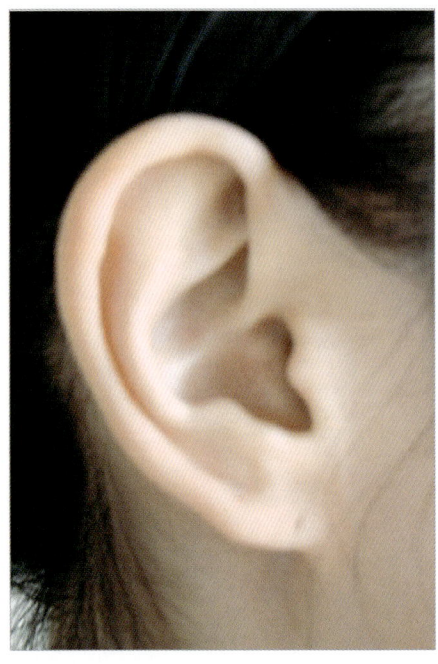

14) 상완근과 활배근 마사지는 과식을 억제하고 날씬한 팔을 만들어 준다

천천히 심호흡을 하면서 행한다.

① 팔꿈치 바로 위에 팔뚝부터 옆구리로 향해 문지르면서 주무른다. 처진 부분은 특히 신경을 쓴다. 다음으로 옆구리 아래의 들어간 부분에 림프절을 엄지손가락으로 누른다. 지방을 주무르면서 림프의 흐름을 좋게 한다.

② 팔에 힘이 없어도 간단하게 할 수 있는 운동이 팔굽혀펴기이다. 다리를 모으고 서서 양손을 어깨 넓이로 벌리고 부엌과 세탁기 위에 올려둔 상태로 팔굽혀펴기를 약 30회 정도로 행하면 지방이 연소되고 팔이 날씬해진다.

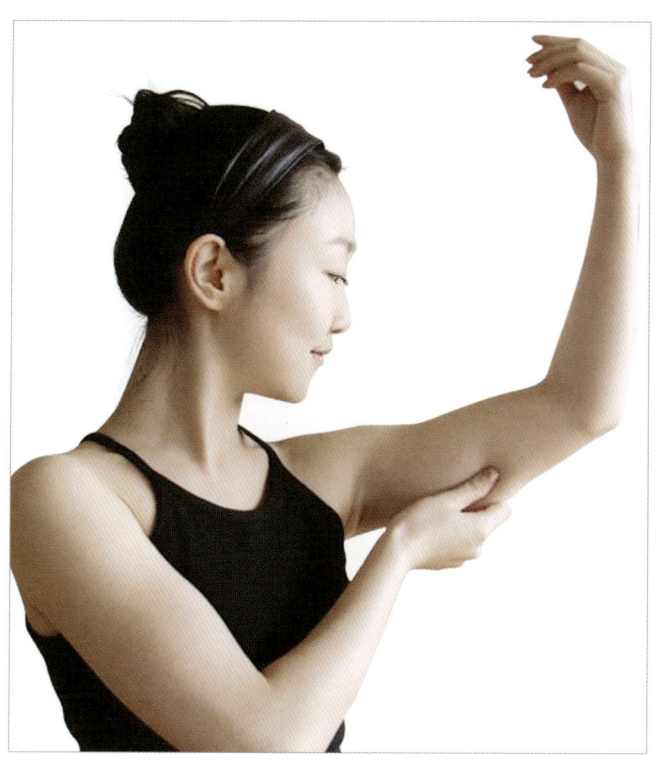
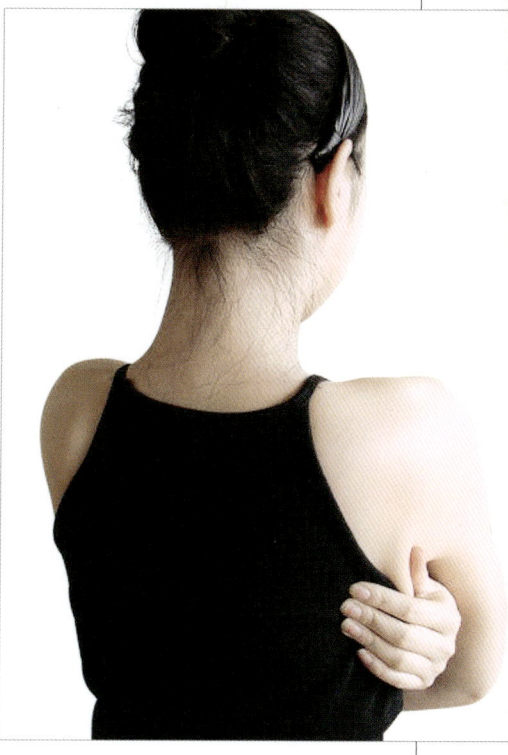

Section 5

15) 옆구리 마사지로 날씬한 허리를 만들어 보자

천천히 심호흡을 하면서 행한다.

① 양손의 엄지손가락 이외의 네 개의 손가락을 옆구리에 대고 교대로 옆구리 살을 앞으로 조금 강하게 잡으면서 마사지한다.

② 욕탕에 앉아서 허리부터 아래는 움직이지 말고 상반신을 좌우로 90도로 돌린다(약20회). 다음으로 좌우 손으로 욕조를 잡고 상반신은 움직이지 않고 무릎을 모아 하반신을 좌우로 90도 돌린다(약 20회).

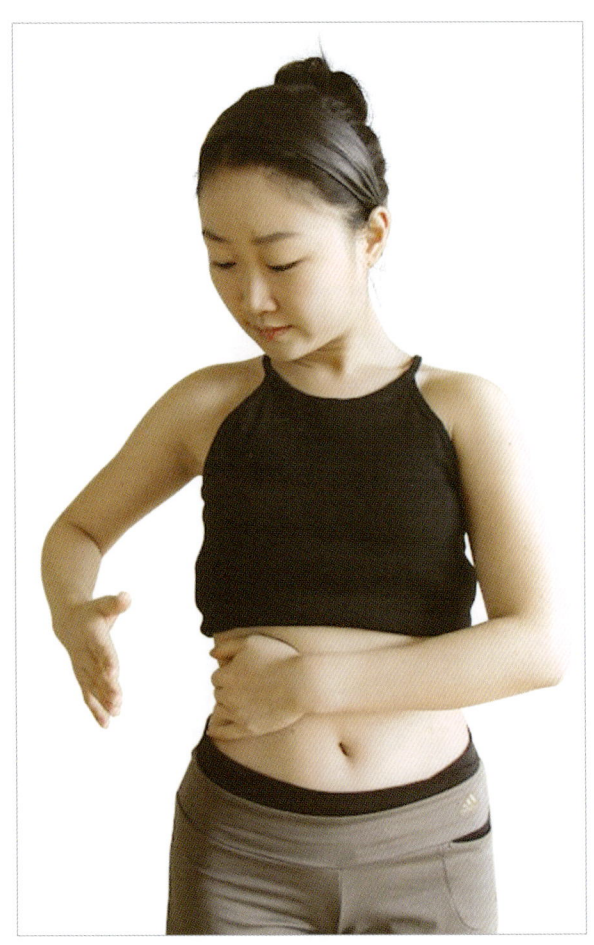

16) 복부 마사지로 체지방을 줄이자

　복부의 체지방을 없애는 마사지는 굴절법, 굴신법, S굴절이 효과적인데 하복부를 잡을 때는 천천히 심호흡을 하면서 행한다.

　① 하복부를 양손바닥으로 시계 방향으로 문지르면서 마사지하고 따뜻해지면서 혈행을 좋게 한다. 다음으로 딱딱해져 있는 하복부의 살을 조금 강하고 얇게 잡는다. 옆구리 살을 잡으면서 마사지하면 허리가 잘록해지기 쉽다.

　② 누운 자세에서 손은 허리 옆에 둔다. 하복부를 의식하면서 양발을 5cm 정도 띄우고 약 30초간 유지하고 내린다. 매일 5회 정도 행하면 하복부가 날씬해진다.

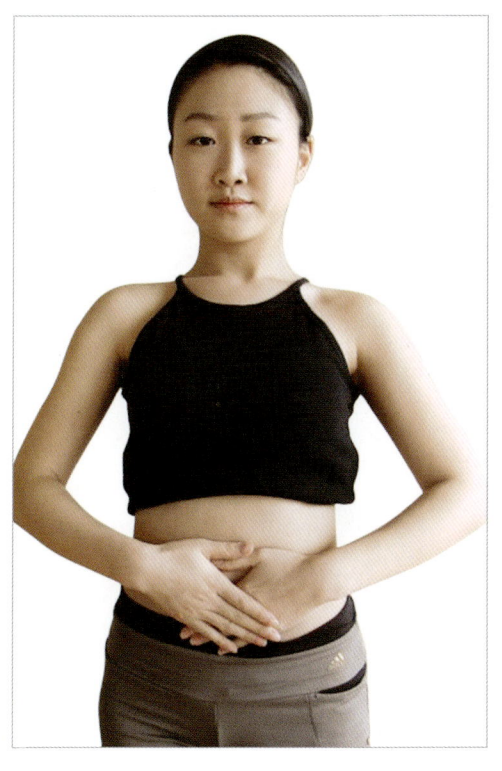
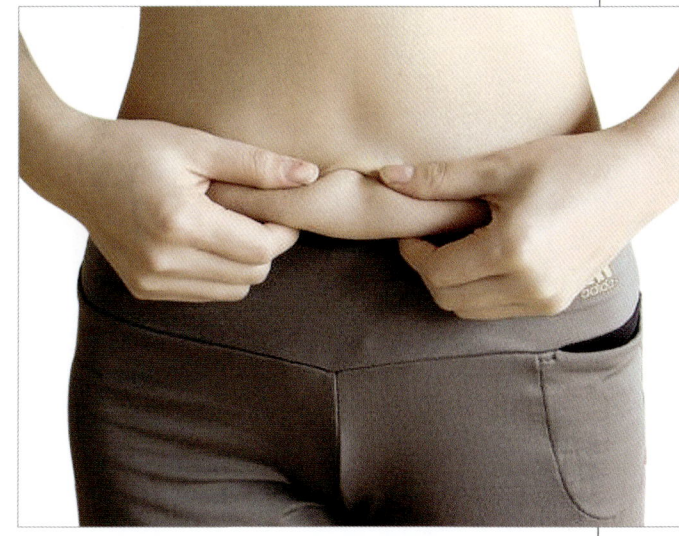

17) 발목 마사지로 피로를 해소하고 혈행을 원활히 하자

① 오른발의 복사뼈 주변을 오른손 엄지손가락으로 내리고 올리며 밑에서 위로 조금 강하게 마사지 한다. 왼쪽발도 같은 방법으로 행한다. 다음으로 양손의 엄지손가락을 대고 발목 앞쪽에서 위로 조금 강하게 마사지한다. 발목 주변에 쌓인 노폐물이 조금씩 배출되도록 하자.

② 발목에 자극을 주면 쉽게 붓지 않는다. 발목을 돌리던지 발끝을 손으로 잡고 앞뒤로 스트레칭해도 효과적이다.

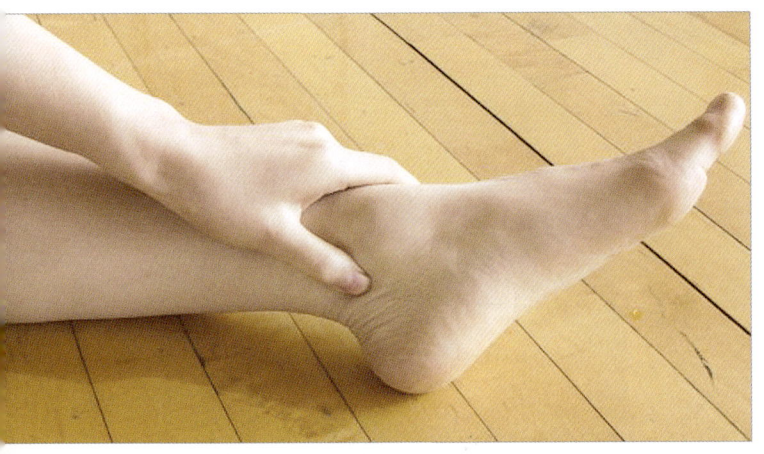
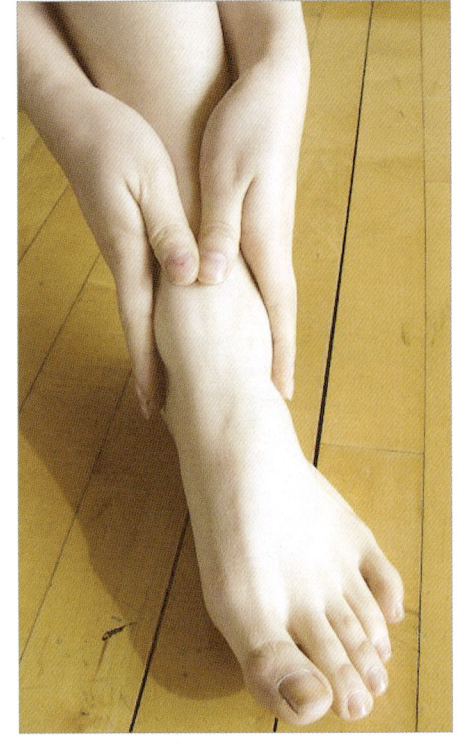

18) 비장근 마사지로 종아리의 붓기를 빼주고 날씬한 다리를 유지해 보자

천천히 심호흡을 하면서 행한다.

① 장시간 동안 발뒤꿈치가 높은 구두를 신고 있으면 발이 붓는다. 종아리의 측면을 아래쪽에서 위쪽으로 주무르면서 간다. 무릎의 뒤쪽에는 림프절이 있기 때문에 중기로 누르면 다리의 붓기가 빠진다.

② 종아리의 붓기가 심한 경우는 마사지를 목욕탕 속에서 행하면 보다 효과적이다. 입욕 후에 다리를 높이하고 누우면 붓기가 빠진다. 비장근 마사지는 림프절을 자극하고 혈행을 좋게 한다.

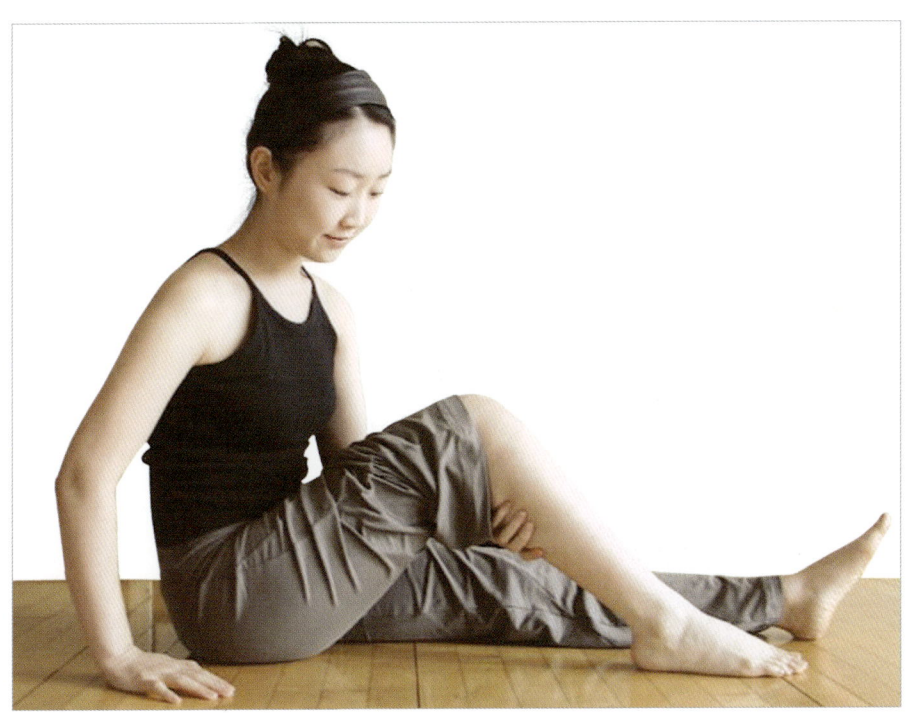

19) 대퇴근 마사지는 다리를 날씬하게 해준다

천천히 심호흡을 하면서 행한다.
① 양손바닥을 허벅지의 무릎 가까이에 댄다. 표면의 림프액을 흐르는 듯한 방향으로 가랑이까지 조금 강하고 마사지한다.
② 앉아서 양다리를 좌우로 벌린다. 얼굴을 왼쪽 다리에 대도록 허리부터 상체를 구부리고 오른쪽 다리도 같은 방법으로 각각 15회 행한다. 허벅지의 안쪽을 펴고 근육을 자극시키기 때문에 허벅지가 날씬해진다.

대퇴근 마사지는 림프의 흐름을 촉진하고 대사를 높인다.

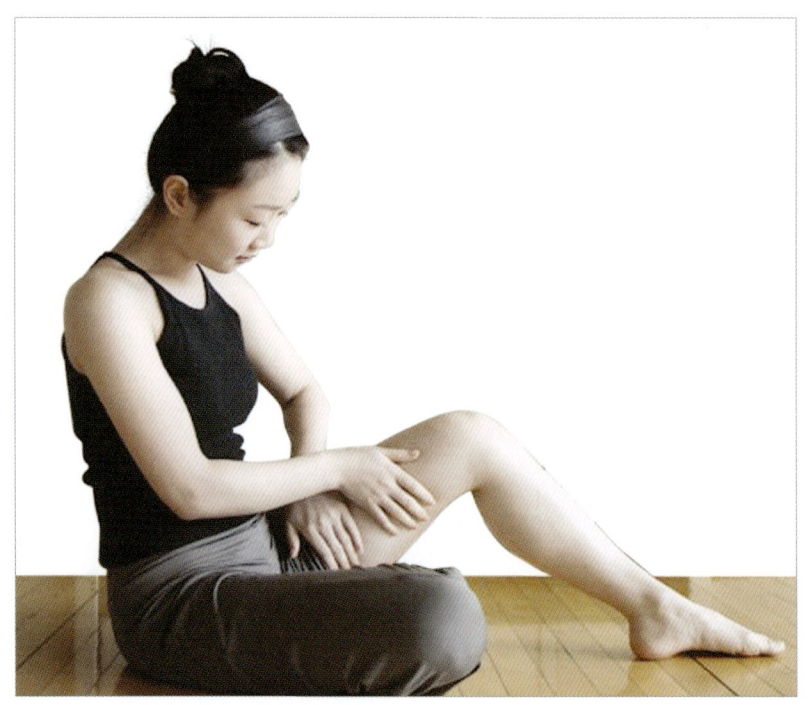

마사지가 피부에 미치는 영향과 효과

- 피부는 중추신경계통과 밀접하게 작용한다.
- 피부는 외부 환경의 직접적 영향으로부터 신체를 보호한다.
- 피부는 인체의 온도조절 기능에도 관여하고 신진대사를 통해 노폐물을 신체에서 배출하는 기관으로 온도, 감각, 통각, 촉각 등을 담당한다.
- 피부는 세균이 신체에 침입하는 것을 저지한다.
- 피부는 과도한 태양광선에 노출되는 것을 차단하는 역할을 한다.
- 마사지를 주기적으로 받으면 피부에 탄성이 높아지고 매끈해진다.

피부계통
인체의 외피를 외부로부터 보호하는 기능 수행

피부에 미치는 마사지 효과

① 마사지는 표피의 노폐화한 세포가 피부의 표면으로부터 비늘 조각처럼 분리된다.
② 마사지를 받으면 피부호흡이 좋아지고 지방선의 분비 기능과 열의 발산을 조절하는 땀샘의 움직임이 활발해진다.
③ 마사지는 피부의 맥관을 넓히고 혈액순환 피부와 피부 분비선의 영향 상태를 좋아지게 한다.
④ 마사지는 피부 맥관의 혈액 및 림프액의 흐름을 좋게 한다.
⑤ 마사지는 체내의 노폐물을 빠르게 배출시키는 작용을 하며 물질 교환 과정을 현저하게 향상시킨다.
⑥ 피부근육의 긴장력을 높이고 피부를 매끈하고 부드럽게 한다.

육조영교수의 건강한 생활 만들기

Section 6

호흡마사지의 효과를 높여주는 요가 요법

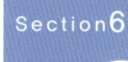

요가 요법의 실전

　요가란 정신과 육체 모두를 단련하여 체내를 정화하고, 심신의 균형을 조정하여 행복감을 느끼기 위한 요법이다.

요가를 효과적으로 실시하기 위해서는 몇 가지 주의해야 할 점이 있다.
❶ 무리하여 포즈를 취하지 않는다
❷ 숙달된 포즈만 실시하지 않는다
❸ 전신을 릴랙스 한다
❹ 식후 2시간 이내, 입욕 전후 30분, 음주 후는 피한다
❺ 임신중이거나 생리, 부인병 질환이 있는 경우에는 피한다
❻ 가능한 편안한 복장으로 실시한다
❼ 시작하기 전에 워밍업을 충분히 해준다.
❽ 요가 동작 시에 잡념을 버리고 집중한다.
❾ 요가 동작 시에 올바른 호흡을 한다.

■ 요가의 효과를 높이는 호흡법

　올바른 호흡법은 요가의 효과를 결정짓는 요인이 된다. 숨을 들이마실 때에는 자율신경을 긴장시키고 내쉴 때에는 완만한 부교감신경이 기능하여 내장이나 호르몬 등 체내의 모든 기능을 컨트롤한다.

　요가의 목적은 미용이나 건강의 추구 뿐 아니라 정신적인 행복감을 얻는 데 있다. 요가 동작에 들어가기 전에 마음의 평안을 되찾아 활력을 줄 수 있는 기본 프로그램을 익혀보자.

1) 기분전환 및 형행촉진 요가 요법

1 발을 모으고 정면을 향하여 선다. 어깨 힘을 빼고 자연스럽게 호흡한다.

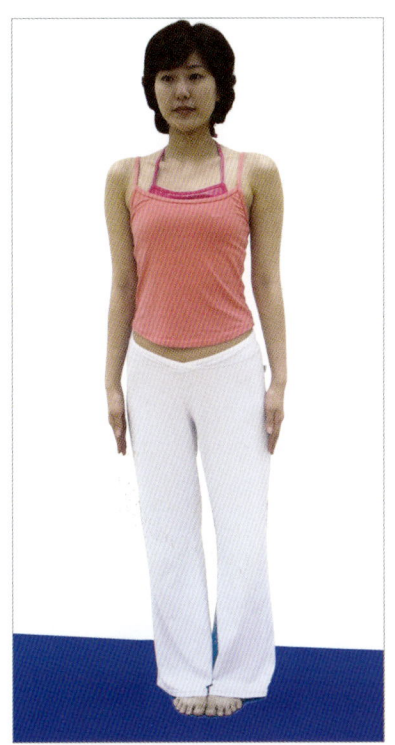

2 숨을 들이마시면서 두 팔을 위로 올려 손바닥을 마주 댄다.

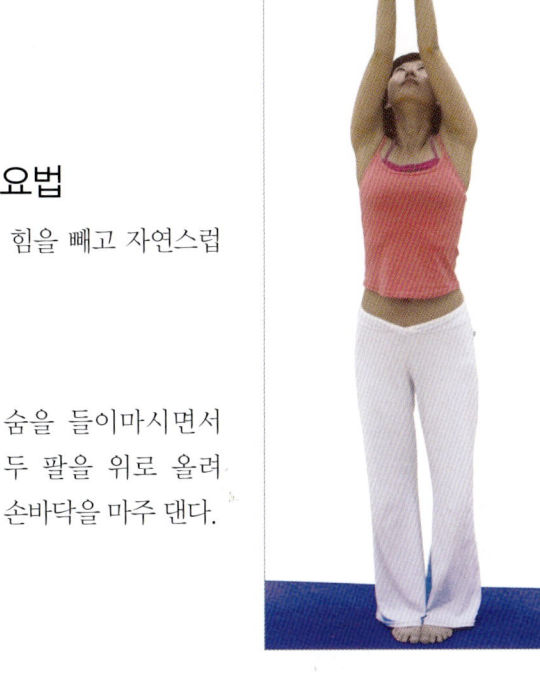

3 숨을 내쉬면서 머리를 떨어뜨려 전굴한다. 허벅지 뒤쪽을 늘이면서 시선은 코끝을 향하고, 손은 발 옆에 자연스럽게 둔다.

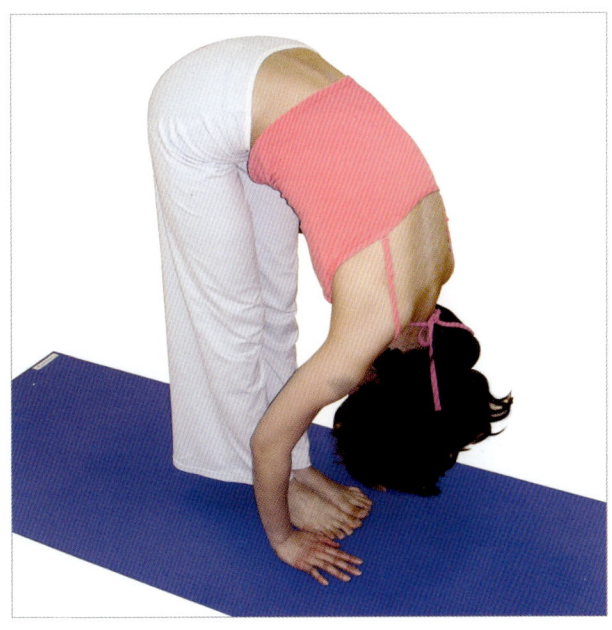

Section 6

4 숨을 들이마시면서 시선을 정면으로 향하고, 손끝은 바닥에 붙인다. 허리는 편다.

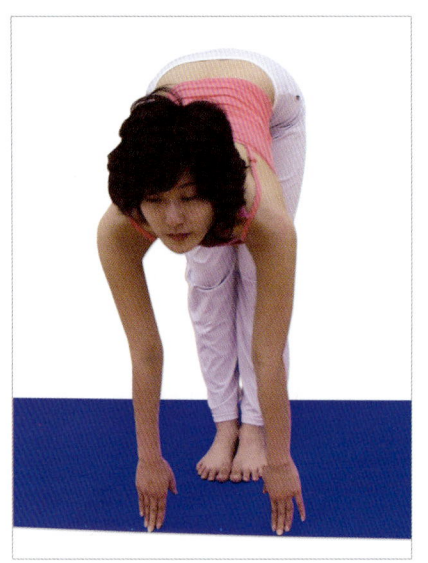

5 숨을 내쉬면서 발을 한보씩 뒤로 물러나, 바닥까지 내려와 발끝을 세운다. 발은 모아주고 옆구리는 긴장시켜, 팔꿈치가 위를 향하도록 손바닥은 바닥에 붙인다.

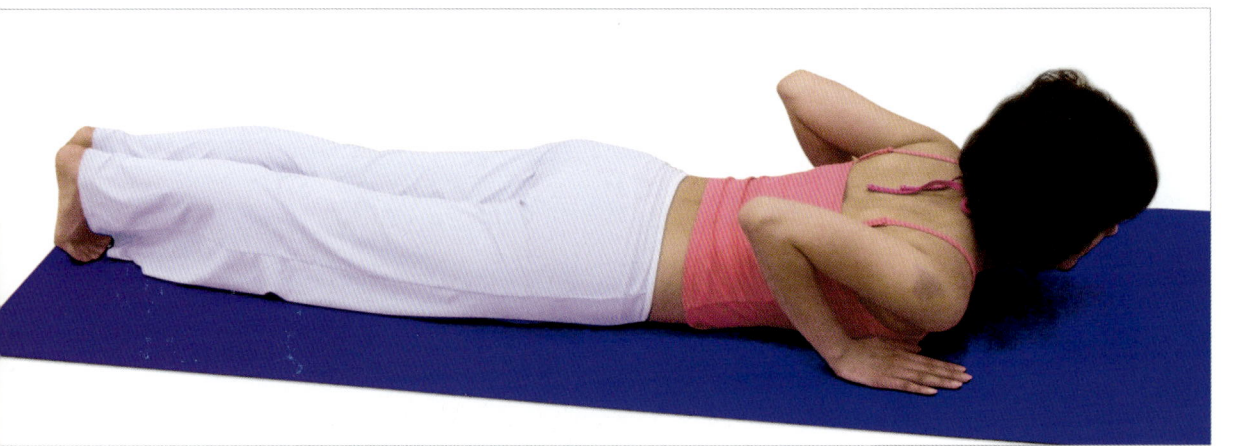

6 숨을 들이마시면서 앞쪽으로 상체를 뻗는다. ⑤에서 세운 발끝도 쭉 편다. 허리는 젖히지 않도록 한다.

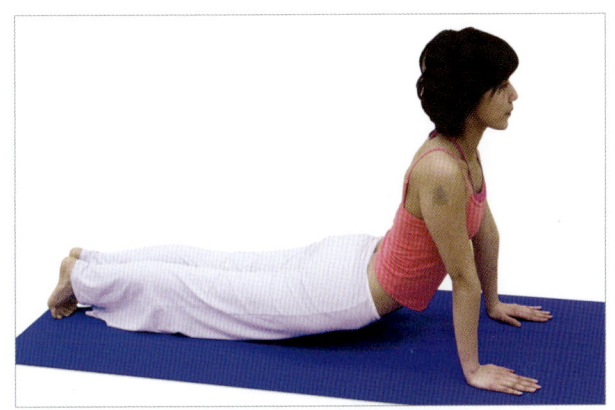

7 손발의 끝은 정면을 향하고, 발은 어깨 넓이로 벌린다. 숨을 내쉬면서 엉덩이를 비스듬히 위로 끌어 올린다. 발꿈치를 조금씩 바닥에 붙여 장딴지와 허벅지 뒤를 천천히 늘여준다. 목 뒤를 펴서 배꼽을 바라보고, 안정되면 천천히 호흡을 5회 정도 실시한다.

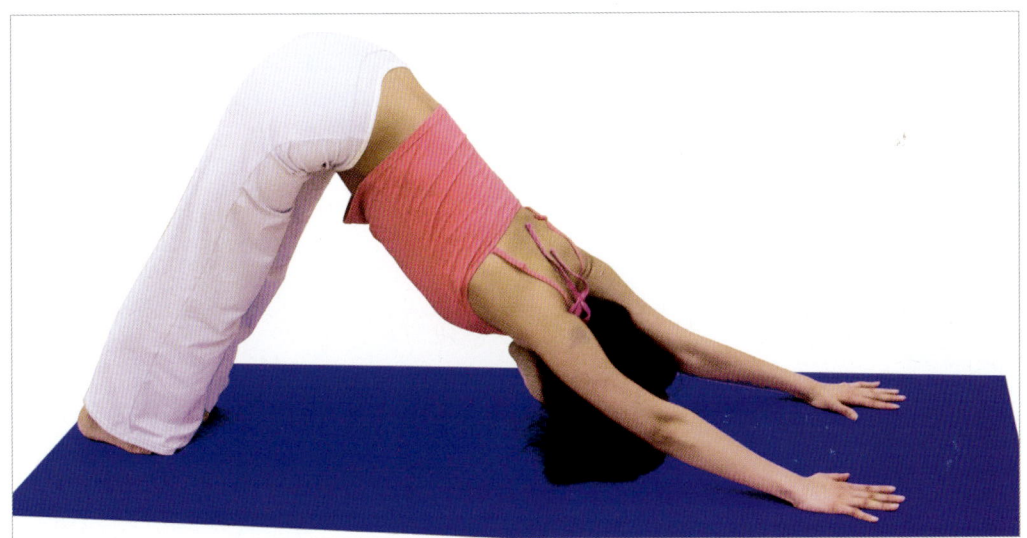

Section 6

8 발을 한보씩 앞으로 이동한다. 숨을 들이마시면서 시선을 정면으로 들고 손끝은 바닥에 붙인다. 허리는 편다.

9 숨을 내쉬면서 머리를 떨어뜨려 전굴하고 허벅지 뒤는 편다. 시선은 코끝을 향하고 손은 발 옆에 자연스럽게 내려놓는다.

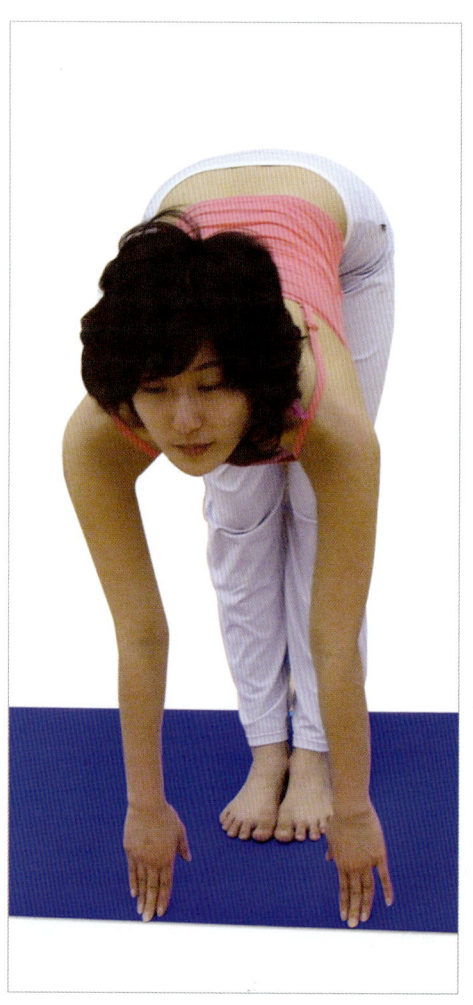
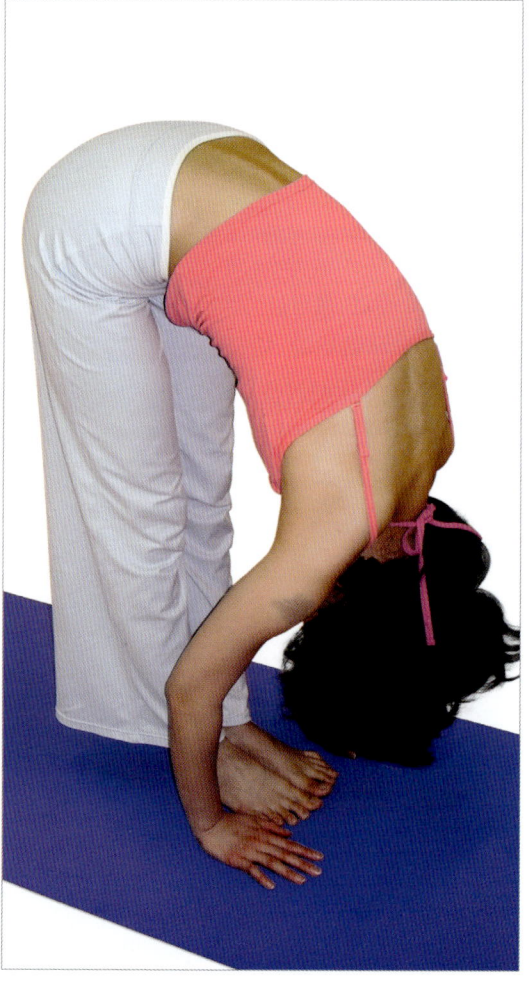

10 숨을 들이마시면서 두 팔을 위로 올려 손바닥을 마주 댄다. 시선은 손끝을 향한다.

11 숨을 내쉬면서 팔을 내린다. 발을 모으고 정면을 향하여 선다. 어깨의 힘을 빼고 호흡은 자연스럽게 실시한다.

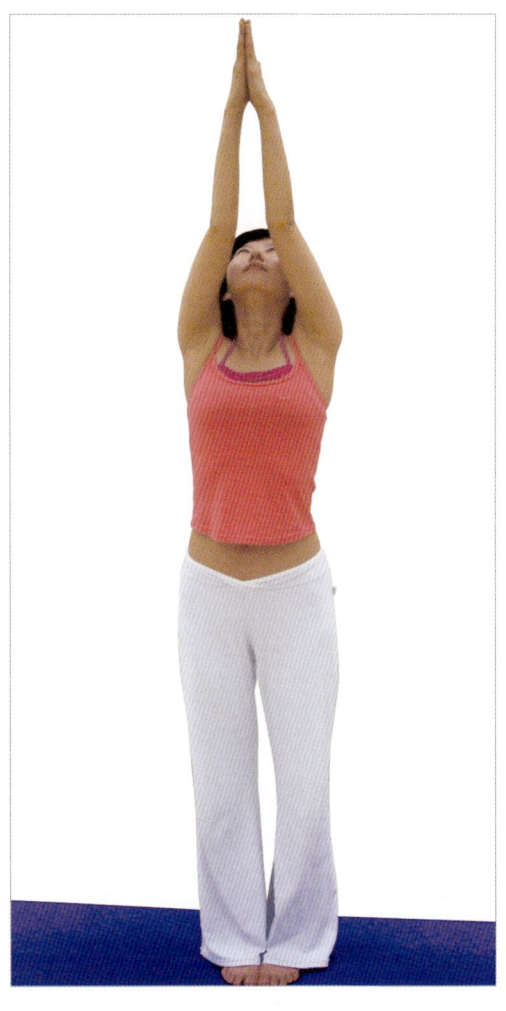
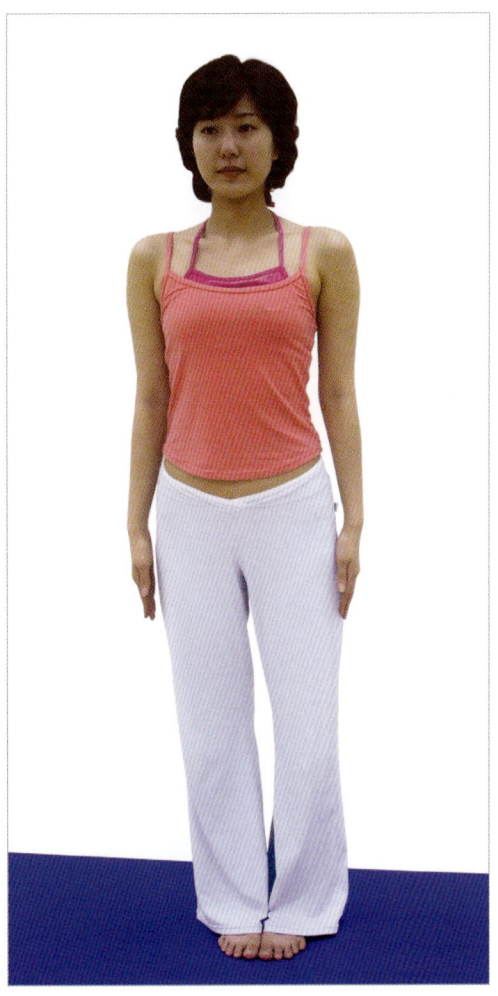

2) 내장의 컨디션과 피로를 회복하는 요가 요법

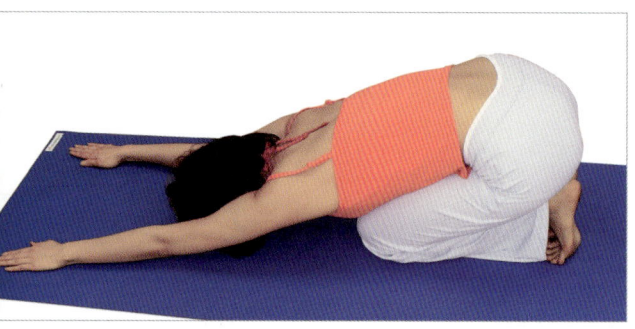

1. 무릎을 꿇고 발끝을 세운 상태에서 팔을 앞으로 뻗어 바닥에 붙인다. 손가락에서 좌골까지를 쭉 뻗어서 가능하면 발꿈치에 엉덩이를 붙이도록 한다. 목 뒤는 편안히 뻗고 이마는 바닥에 댄다.

2. 오른쪽 다리는 앞으로 접고 왼쪽 다리는 뒤로 똑바로 뻗어, 비스듬하게 위를 바라본다. 어깨는 힘을 빼고 낮추며 허리는 너무 젖혀지지 않도록 한다. 호흡은 5회 실시하고 반대쪽도 같은 방법으로 실시한다.

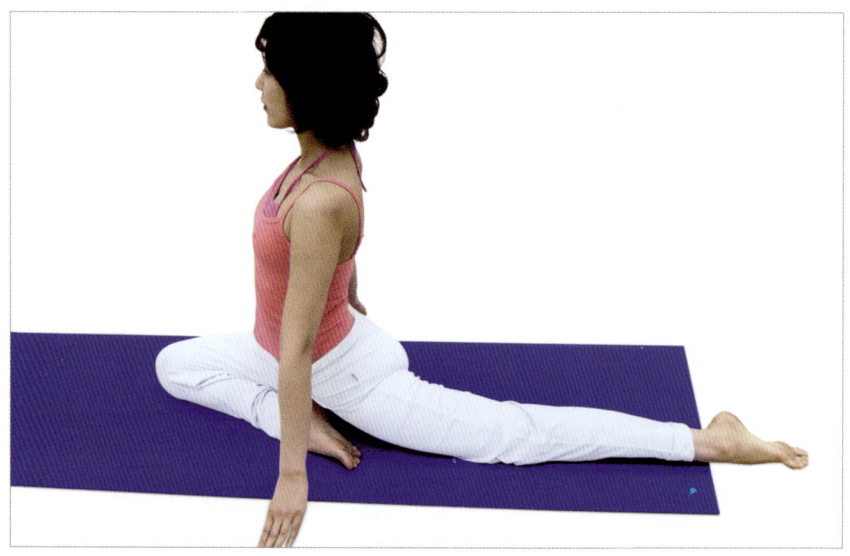

3 두 다리를 모아 앞으로 뻗어, 발꿈치를 조금 앞으로 밀듯이 뻗는다. 어깨의 힘을 빼고 척추, 다리 뒤쪽을 늘인다. 중심이 뒤로 기울지 않도록 주의한다. 시선은 발끝에 두고 호흡을 5회 실시한다.

4 숨을 내쉬면서 허리를 앞으로 뻗듯이 전굴한다. 목 뒤는 편안히 뻗어 릴랙스시킨다. 이마는 다리에 붙지 않아도 좋다.

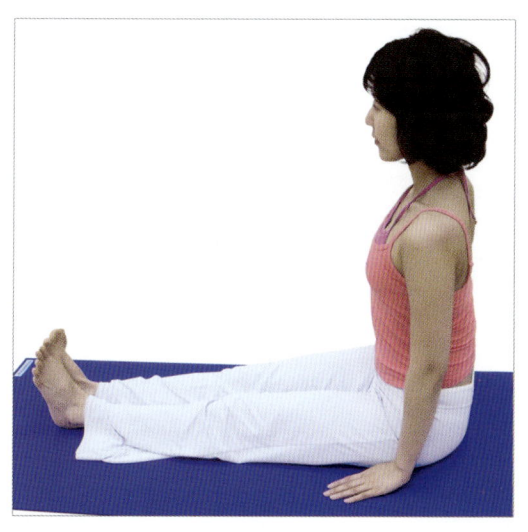

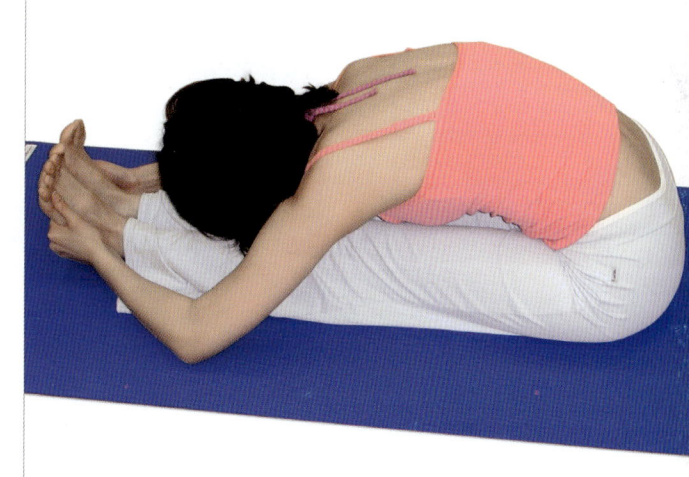

5 가볍게 다리를 모아 손바닥을 위로 향하여 위를 보고 눕는다. 허리는 뜨지 않도록 바닥에 붙인다. 호흡을 5회 실시한다.

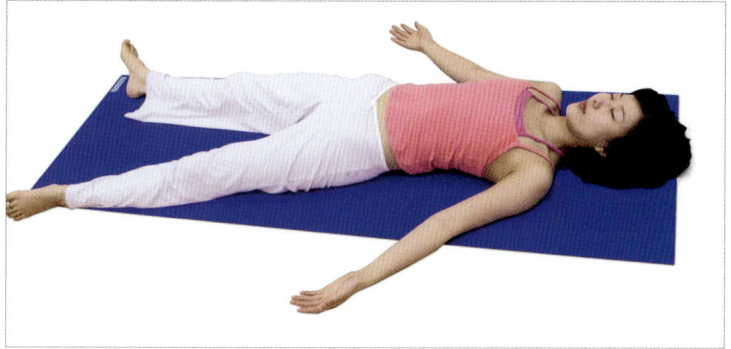

Section 6

6 다리를 가볍게 모아 무릎을 굽혀 두 팔로 끌어안아 가슴으로 끌어당긴다. 등과 허리는 바닥에 떨어뜨린다. 신체를 좌우로 흔들어 척추 옆 근육을 마사지한다. 천천히 호흡을 10회 실시한다.

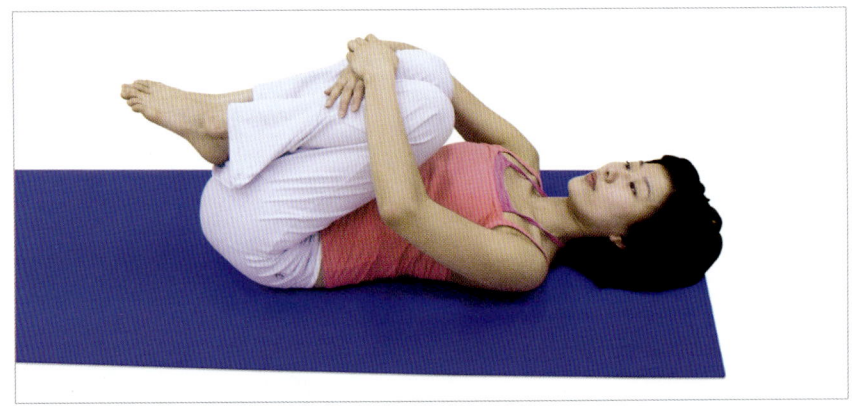

7 무릎과 발목을 모아 세운다. 팔을 어깨 높이로 벌리고 두 어깨와 허리는 바닥에 붙인다. 호흡을 5회 실시한다.

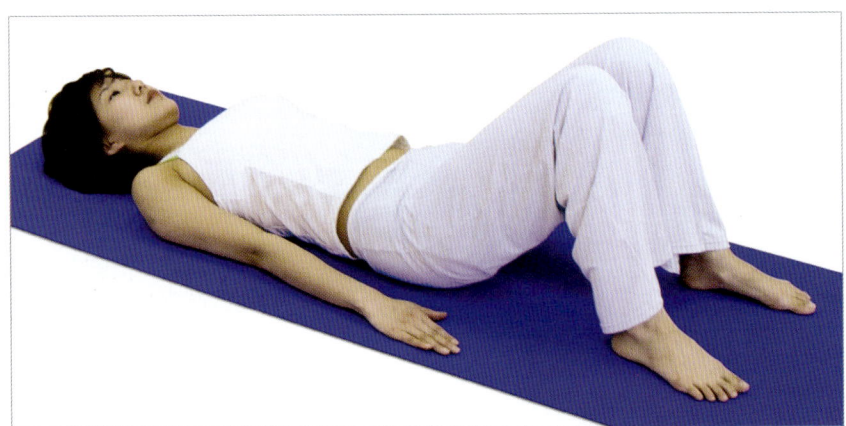

8 숨을 내쉬면서 무릎을 좌측으로 넘어뜨린다. 좌측 가슴을 열어 좌측 어깨는 바닥에 붙이도록 한다. 머리와 시선은 우측을 향하고, 비튼 후 호흡을 5회 실시한다. 숨을 들이마시고 ⑦ 포즈로 되돌아온다. 내쉬면서 반대로 비틀고 호흡을 5회 정도 실시한다.

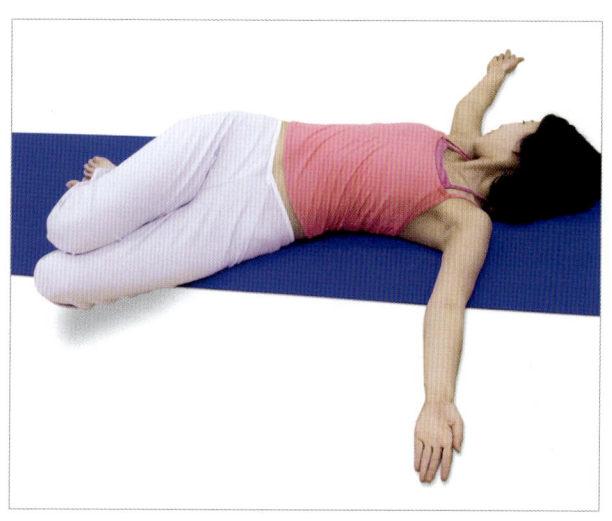

9 눈을 감고 신체를 천천히 바닥에 맡긴 뒤 손바닥을 위로 향하게 하여, 두 다리는 편안한 넓이로 벌린다.

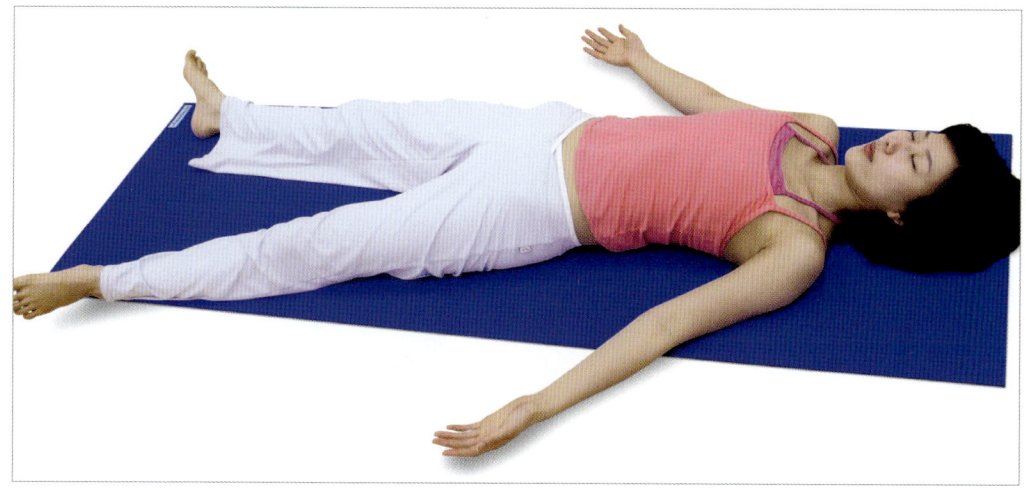

3) 피로회복과 마음의 안정, 긴장감을 완화시키는 요가 요법

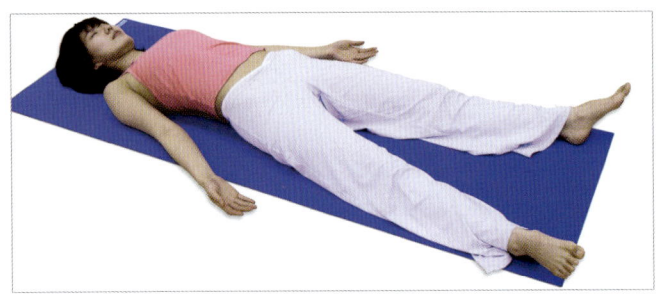

1 똑바로 누워 눈을 감는다. 다리는 어깨 넓이로 벌리며 팔은 45도 정도로 벌리고 전신의 힘을 빼고 릴랙스한다. 15~20분 천천히 호흡을 지속한다.

2 가슴을 벌려 어깨 결림을 해소하고, 전굴하여 장을 자극하므로 변비에도 효과적인 동작이다.

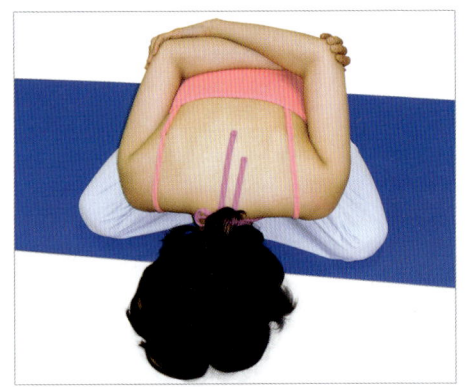

3 다리를 접고 앉아 발은 반대쪽 허벅지에 올리고, 발꿈치는 배꼽에서 비스듬히 아래에 붙여 장을 자극한다. 팔은 등에 둘러 발가락을 붙잡고 숨을 내쉬면서 전굴한다. 이마를 바닥에 붙이고 호흡을 10회 실시한 뒤, 숨을 들이마시면서 되돌아온다.

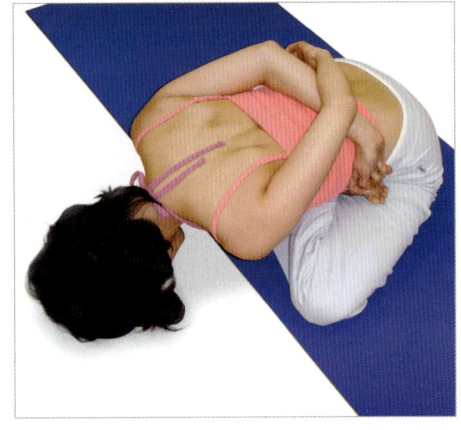

4) 감수성을 높이고 내장의 컨디션을 조절하는 요가 요법

1 의자에 앉은 자세를 취한 후 다리는 편하게 어깨 넓이로 벌린다. 손등은 허벅지에 붙이고 눈을 감고 천천히 호흡한다.

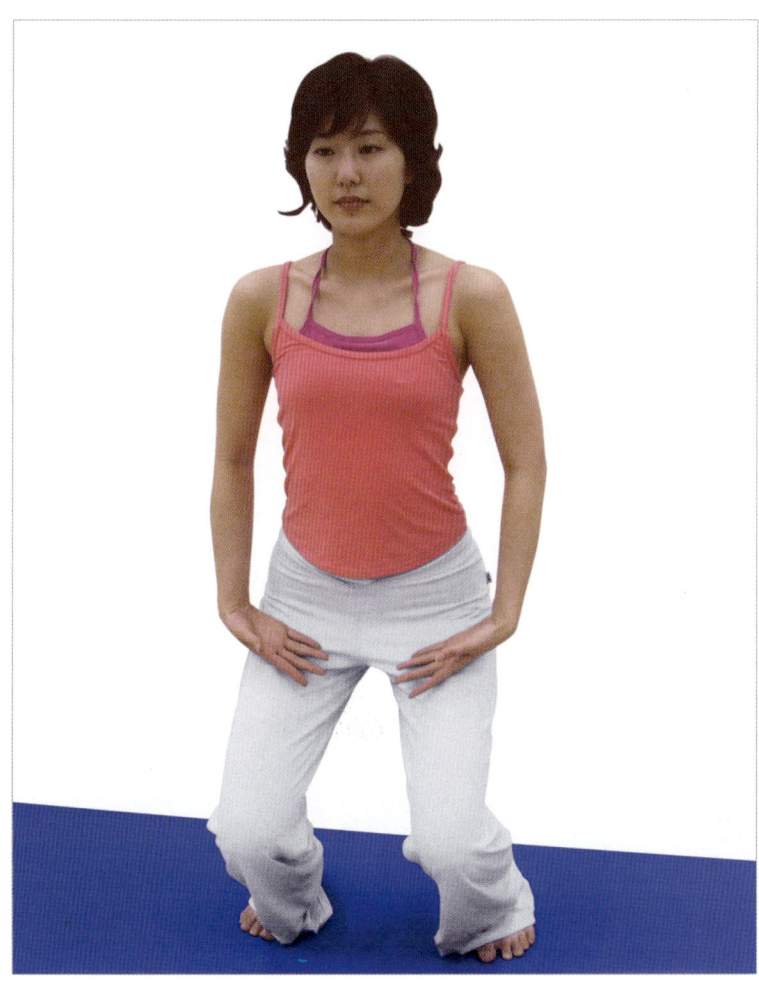

5) 균형감각을 높이는 요가 요법

다리를 크게 벌리고 서서 손바닥을 바닥에 붙인다. 엉덩이가 뒤로 빠지거나 팔에 모든 중심이 실리지 않도록 주의한다. 정면을 향하고 호흡을 5회 실시한다.

- **다리** : 무릎 위 근육을 허벅지에서 엉덩이 쪽으로 당겨 올리는 느낌으로
- **발** : 발끝은 정면을 향한다. 발꿈치와 엄지를 균등하게 편다.
- **손** : 손끝은 정면을 향한다.
- **호흡** : 5회

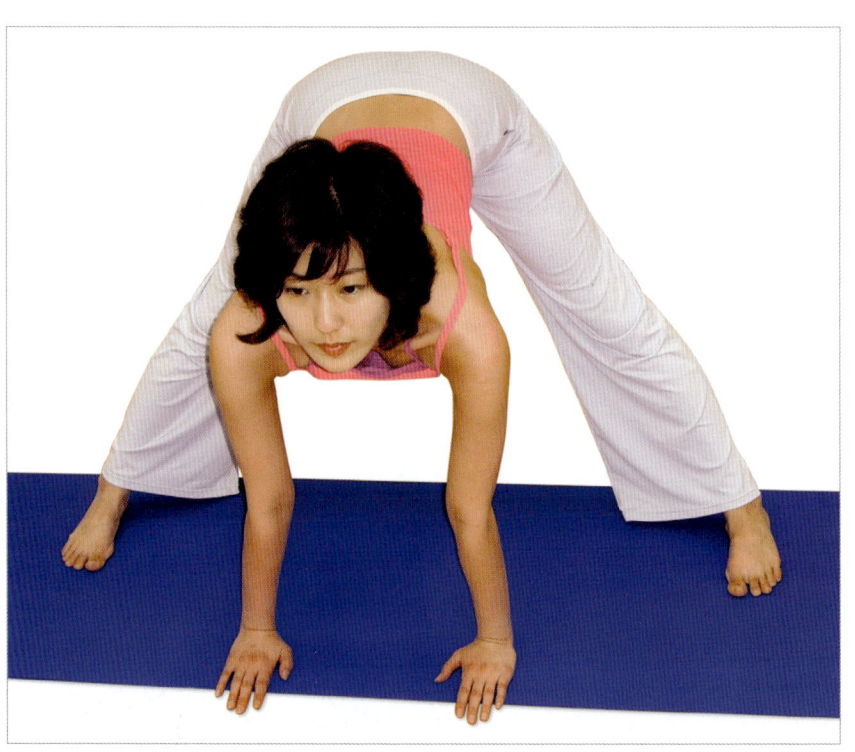

앉아서 발의 엄지를 붙잡고 숨을 들이마시면서 다리를 편다. 좌골로 균형을 맞추도록 하여 안정되면 호흡을 5회 실시한다.

효용 – 균형감각을 기른다.

- **시선** : 비스듬히 위로
- **턱**   : 비스듬히 위로
- **어깨** : 힘을 빼고 떨어뜨린다.
- **허리** : 허리는 펴고 좌골로 균형을 맞춘다.
- **다리** : 다리 뒤쪽을 펴고 발꿈치는 쭉 민다.
- **호흡** : 포즈가 안정되면 5회

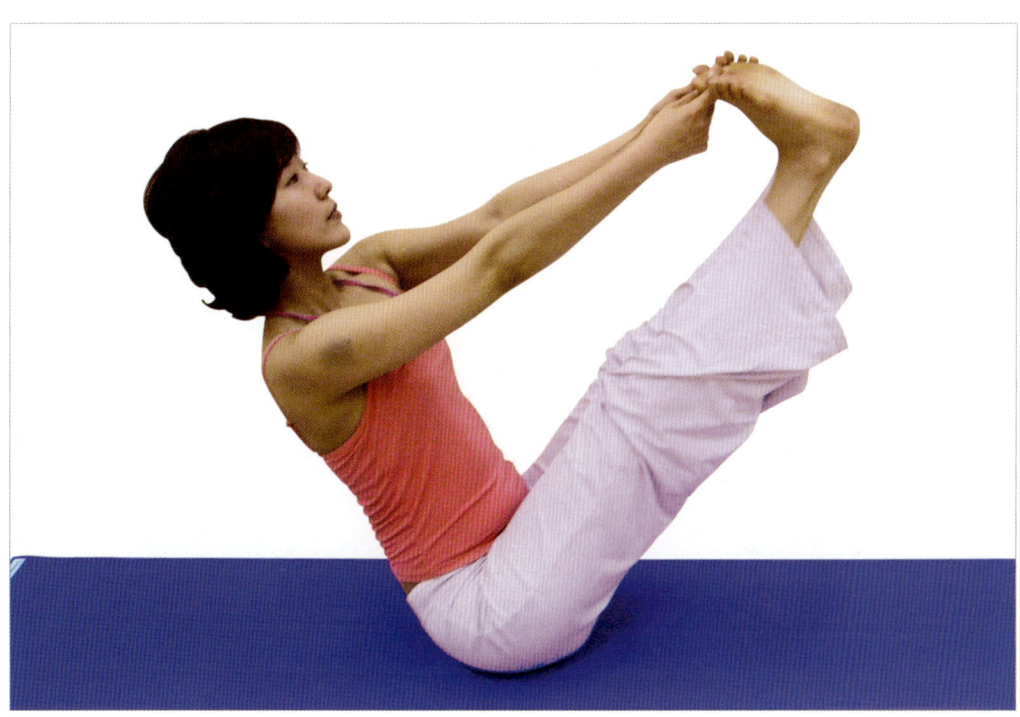

6) 배꼽 주변과 생식기의 혈행을 촉진하는 요가 요법

두 다리를 펴고 앉아 오른쪽 무릎을 굽혀 왼쪽 다리의 허벅지 위에 올린다. 숨을 들이마시면서 원을 그리듯 왼손을 앞에서 등으로 돌리고, 동시에 오른손은 왼발의 엄지, 힘들면 발목을 붙잡고 호흡을 5회 실시한다. 전굴이 깊어지면 발꿈치로 장이 자극되어 보다 좋다. 반대쪽도 마찬가지로 실시한다.

- **손** : 발바닥을 붙잡는다. 힘들면 발목을 잡아도 된다.
- **다리** : 굽혀진 무릎은 무리하여 바닥에 떨어뜨리지 않는다.
- **고관절** : 힘을 뺀다.
- **호흡** : 배꼽 아래를 집어넣고 5회 실시

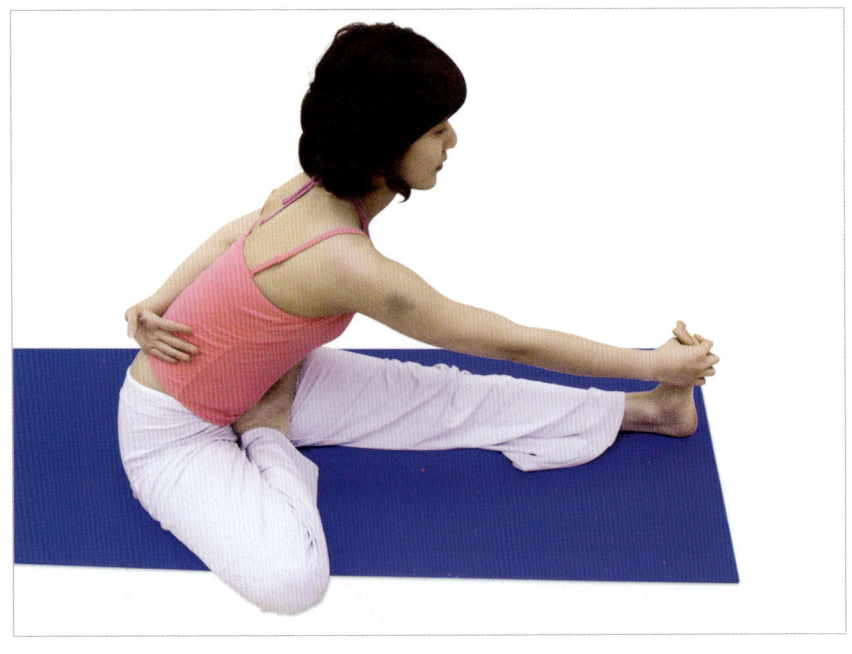

7) 내장 건강과 다리를 유연하게 하는 요가 요법

　두 다리를 펴고 앉아 오른쪽 다리의 무릎을 세운다. 숨을 들이마시면서 세운 무릎을 앞에서 끼우듯이 오른팔을 돌린다. 왼팔을 등으로 돌려 숨을 내쉬면서 오른손으로 손목을 잡는다. 왼쪽 가슴을 열어 호흡을 5회 실시한다. 반대쪽도 같은 요령으로 실시한다.

- **가슴** : 벌린다.
- **팔**　 : 세운 다리를 꽉 안 듯이 팔을 돌린다.
- **다리** : 발꿈치를 밀어낸다.
- **호흡** : 배꼽 아래를 집어넣고 5회 실시

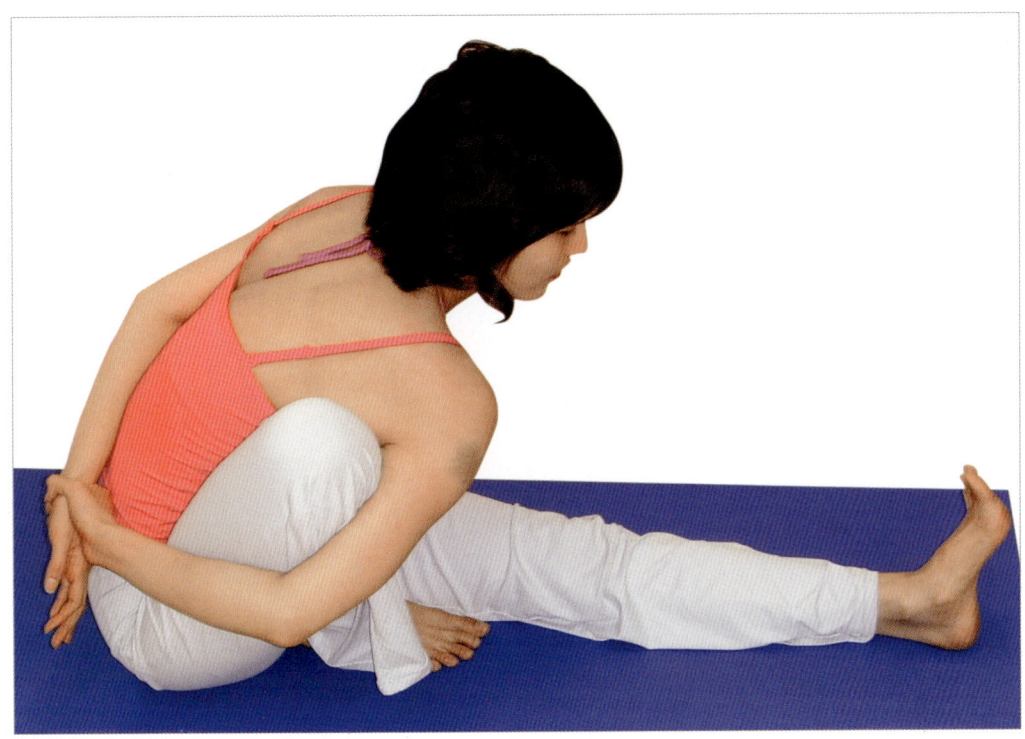

8) 장 기능을 촉진하고 요통을 완화하는 요가 요법

상반신을 비틀기 때문에 허리에서 하복부까지가 긴장된다. 무리하지 말고 시원하게 느낄 정도에서 시작하여 조금씩 회전을 강하게 하면 좋다.

1 두 다리를 뻗고 앉아 오른쪽 무릎을 세운다. 오른손은 바닥에 붙이고 숨을 들이마시면서 신체를 우측으로 비틀고, 숨을 내쉬면서 왼쪽 팔꿈치를 우측 무릎으로 꽉 누른다. 세운 무릎도 팔꿈치를 밀도록 한다. 호흡을 5회 실시하고, 반대쪽도 마찬가지로 실시한다.

- 시선 : 얼굴과 같은 방향
- 등　 : 척추를 편다.
- 손　 : 손끝으로 바닥을 짚는다.
- 발　 : 똑바로 펴고 발끝은 위로 향하여 발꿈치는 앞으로 조금 밀어내듯이

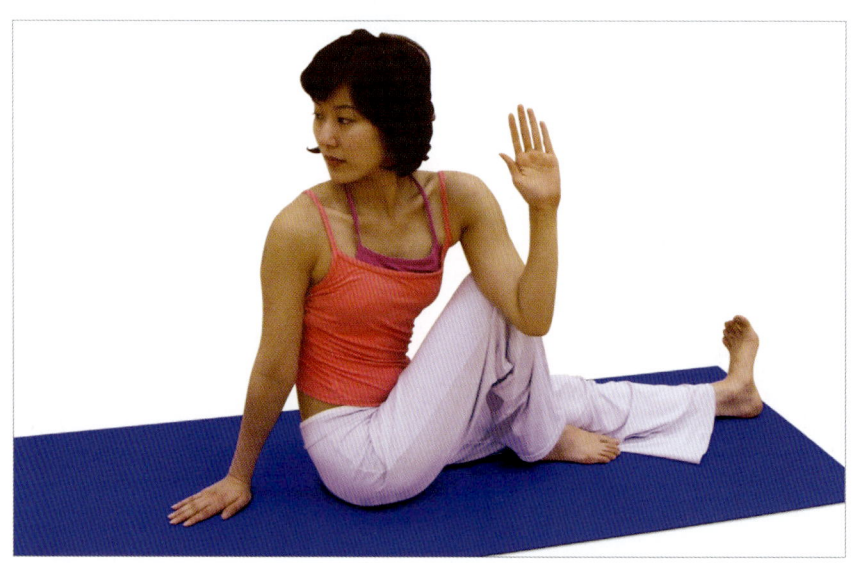

2 오른쪽 무릎을 세우고 왼쪽 다리를 굽혀 발꿈치를 우측 엉덩이에 붙인다. 숨을 들이마시면서 신체를 우측으로 꺾고, 숨을 내쉬면서 왼쪽 팔을 세운 다리 안쪽으로 누른다. 호흡을 5회 실시하고, 반대쪽도 같은 요령으로 실시한다. 엉덩이부터 허벅지까지 스트레칭하는 데 효과적이다.

- **시선** : 비튼 방향을 바라본다.
- **엉덩이** : 바닥에 떨어뜨린다.
- **다리** : 세운 다리의 허벅지를 편다.
- **호흡** : 5회 호흡

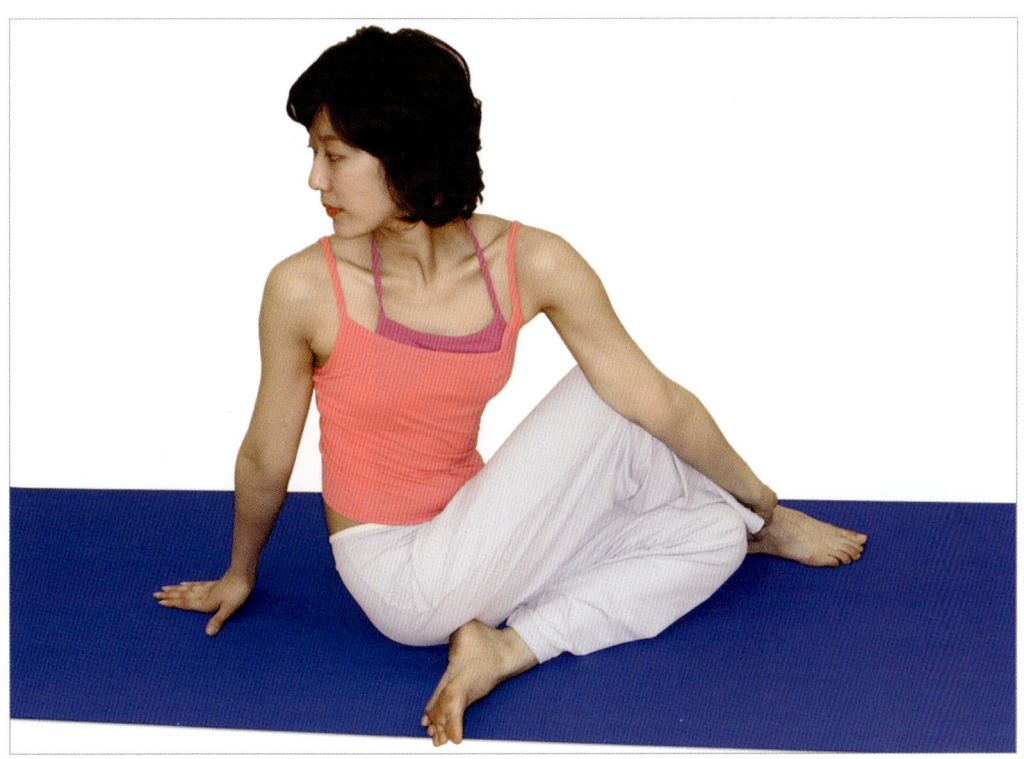

9) 내장 기능을 촉진하고 변비를 없애는 요가 요법

허리에 회전을 가하여 발꿈치로 장을 자극하므로 신체 내측이나 외측에도 효과를 기대할 수 있다. 조금 어렵겠지만 허리와 하복부에 대한 자극은 강력하다.

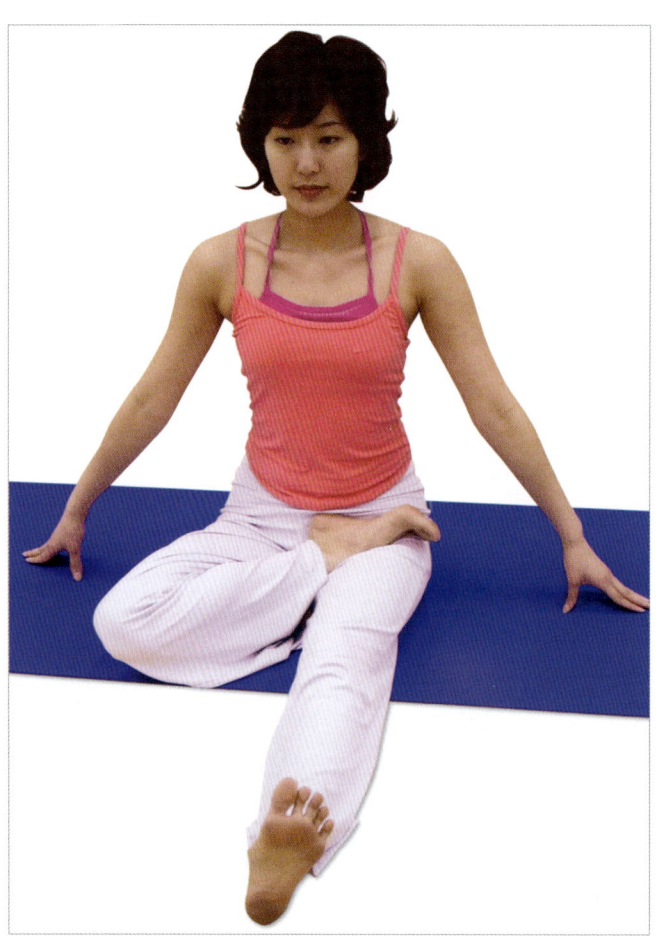

1 두 다리를 펴고 앉아 오른쪽 무릎을 굽혀 발등을 왼쪽 허벅지에 올린다. 발꿈치를 배꼽 비스듬히 아래에 닿도록 하면 내장에 대한 자극이 된다.

- **발꿈치** : 허벅지에 올린 발꿈치가 배꼽 아래 주변에 오도록 한다.
- **다리** : 굽힌 다리의 관절은 힘을 빼고 무릎은 무리하여 바닥에 떨어뜨리지 않는다.

2 왼쪽 무릎을 세운다. 굽히고 있는 오른쪽 허벅지로 신체를 지지한다. 손은 자연스럽게 내린다.

- **발꿈치** : 허벅지에 올린 발꿈치로 장을 자극하도록 한다.
- **엉덩이** : 무릎을 세운 쪽의 엉덩이는 바닥에 닿지 않아도 좋다.

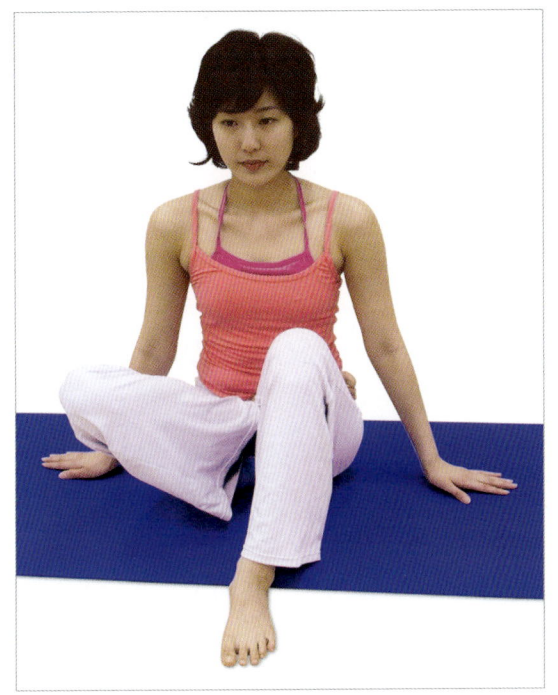

3 숨을 들이마시면서 신체를 왼쪽으로 꺾고, 숨을 내쉬면서 오른쪽 팔로 왼쪽 무릎을 감싸안는다. 오른쪽 옆구리가 왼쪽 허벅지에 닿도록 한다. 왼쪽 가슴을 벌리듯이 하여 호흡을 5회 실시한다. 반대쪽도 마찬가지로 실시한다.

- **시선** : 얼굴과 같은 방향
- **등**　 : 척추를 편다.
- **손**　 : 손끝으로 바닥을 누른다.

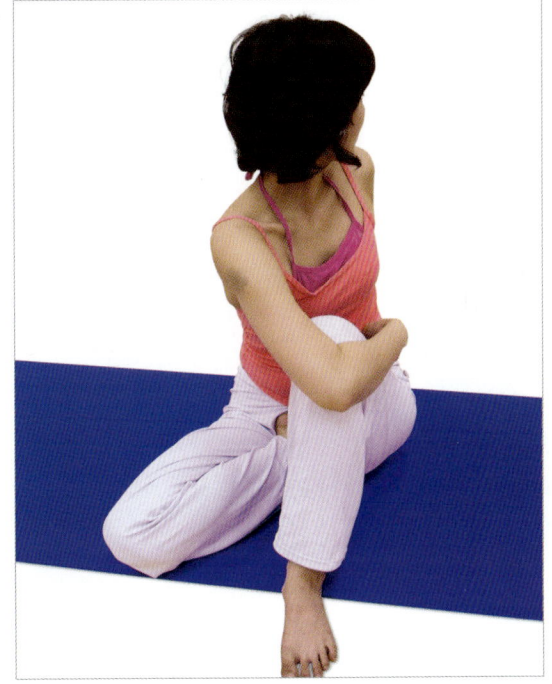

Section 6

10) 엉덩이의 혈행을 촉진하고 좌골 신경통을 없애주는 요가 요법

유연한 고관절은 아름다운 다리와 건강에도 중요하다. 이 포즈는 허벅지를 올림에 따라 고관절을 자극하고 동시에 엉덩이나 허벅지 뒤를 스트레칭하여 혈행을 좋게 한다.

1 똑바로 누워 오른쪽 다리를 뻗는다. 왼쪽 무릎을 굽혀 왼손으로 엄지발가락을 붙잡아, 바닥 쪽으로 기울인다. 오른손으로 허리와 엉덩이가 뜨지 않도록 고정시킨다. 5~8회 호흡을 실시하고 반대쪽도 같은 요령으로 실시한다.

- 허리, 엉덩이 : 편 다리 측 허리와 엉덩이는 뜨지 않도록 바닥에 고정시킨다.
- 어깨 : 두 어깨를 바닥에 붙인다.
- 호흡 : 5~8회

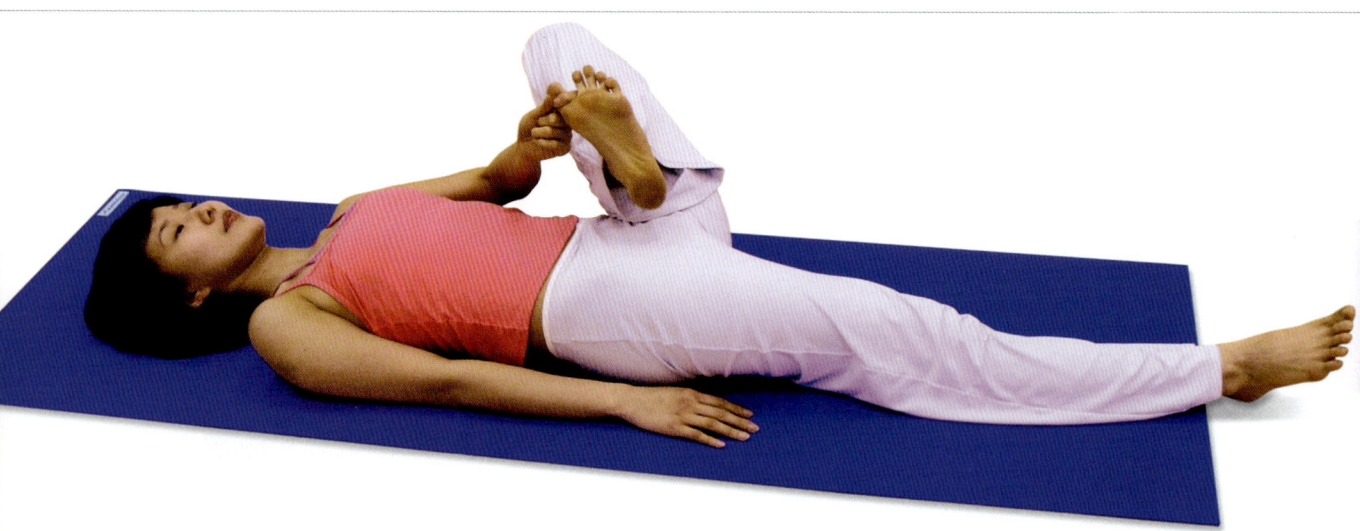

2 똑바로 누워 오른쪽 다리를 편다. 왼쪽 다리는 무릎을 굽혀 가슴까지 끌어올리고 두 손으로 감싸 안는다. 좌측 엉덩이에서 허벅지 뒤쪽의 힘을 빼고 천천히 스트레칭을 실시한다. 5~8회 호흡하고 반대쪽도 마찬가지 요령으로 실시한다.

- **머리** : 바닥에 댄다.
- **어깨** : 두 어깨를 바닥에 붙인다.
- **다리** : 감싸 안은 다리 쪽 엉덩이에서 허벅지 뒤 안쪽의 힘을 뺀다. 반대쪽은 편다.

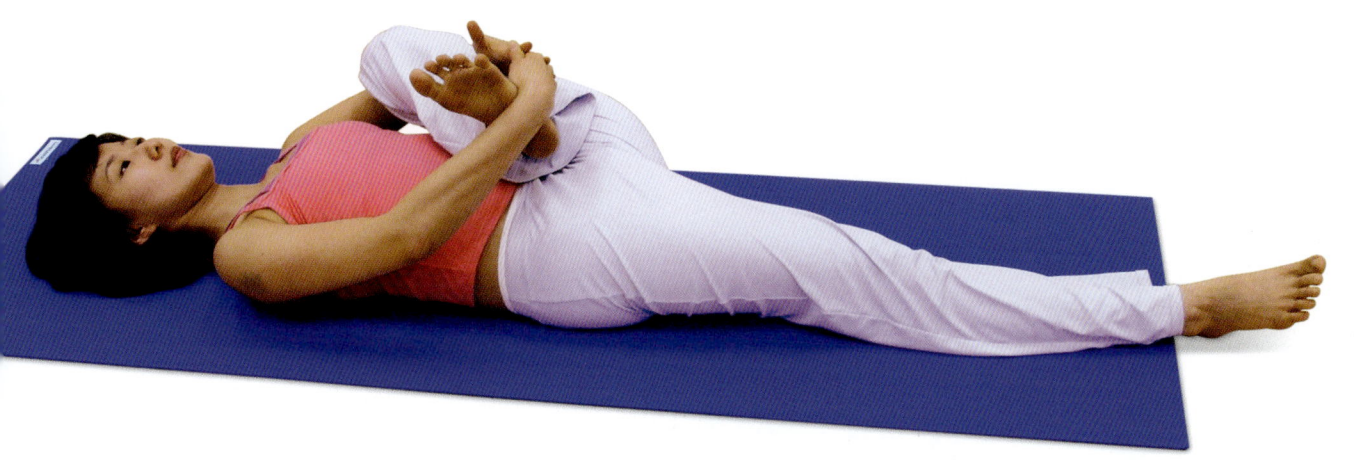

Section 6

11) 내장 컨디션을 조절하고 각선미를 좋게 하는 요가 요법

한쪽 다리에 중심을 두고 다리 근육 전체를 사용하여 근육 모양을 만드는 포즈이다. 발바닥 전체를 바닥에 붙이고 배를 집어넣어 안정된 자세를 유지하는 것이 포인트다.

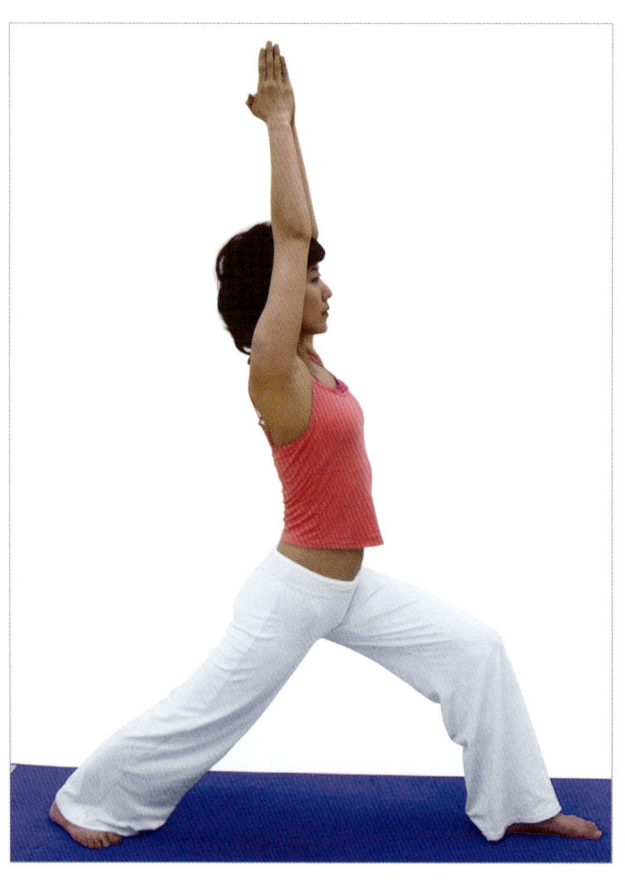

1 두 다리를 넓게 전후로 벌리고 좌측 다리는 무릎을 굽혀 발끝은 정면을 향한다. 우측 다리는 뒤로 뻗어 발끝은 45도 정도 안쪽을 향한다. 두 손바닥을 합장하여 숨을 들이마시면서 머리 위까지 올린다. 시선은 손끝을 바라본다.

- **시선** : 손끝
- **어깨** : 힘을 뺀다.
- **무릎** : 발목보다 앞으로 나가지 않도록 한다.
- **발끝** : 똑바로 정면을 향한다.
- **다리** : 발끝을 45도 정도 안쪽으로 향한다.

2 숨을 내쉬면서 그대로 자세를 유지한 채 배를 허벅지까지 밀어 붙인다. 중심을 조금씩 좌측 다리로 이동하고, 의식을 배꼽 아래에 집중시킨다.

- **손** ：손바닥은 확실히 마주 댄다.
- **발끝** : 뒤로 뻗은 다리의 발끝으로 지지하여 앞으로 체중을 이동해간다.

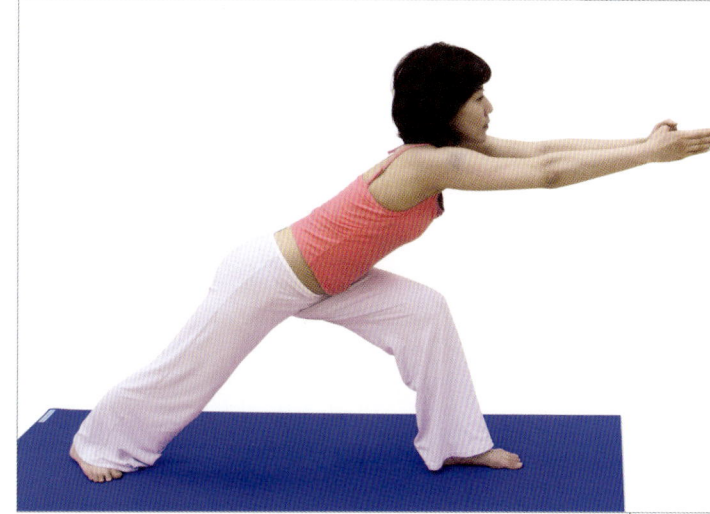

3 숨을 들이마시면서 오른쪽 다리를 뻗는다. 이때 왼쪽 무릎 위 근육을 위로 끌어올리는 듯한 느낌을 갖고, 오른쪽 다리 안쪽은 뒤로 잡아당겨지는 느낌으로 실시한다. 안정되었으면 5회 호흡을 실시하고, 반대쪽도 같은 요령으로 실시한다.

- **시선** ：정면
- **발꿈치** : 발꿈치와 엄지를 바닥에 꽉 누른다.
- **호흡** ：5회

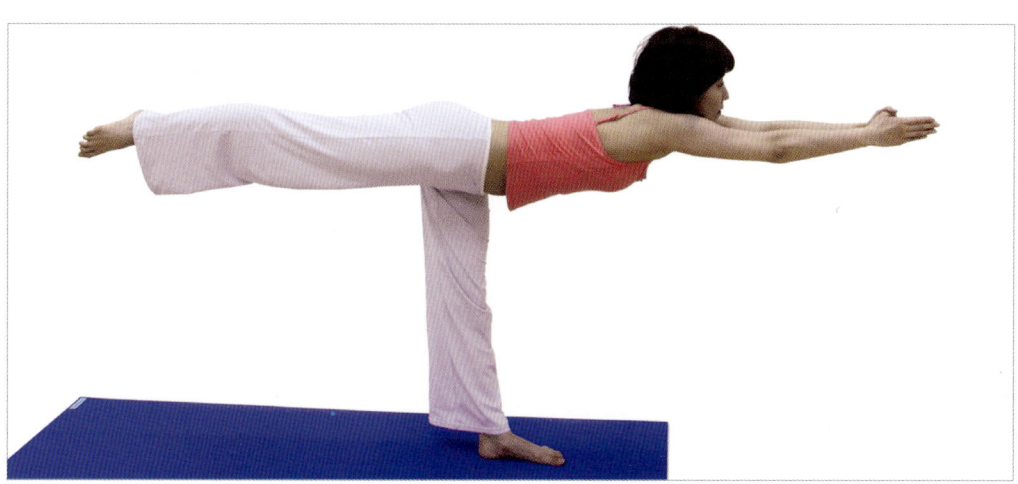

Section 6

12) 소화 기능을 활성화하고 요통을 완화해 주는 요가 요법

엎드려 신체를 젖히는 자세로, 허벅지 뒤와 힙에 대한 긴장효과를 높이기 위하여 다리를 가능하면 붙이는 것이 포인트이다.

1 엎드려 눕는다. 두 다리는 모으고 손바닥은 위를 향한다. 자연스런 호흡으로 준비한다.

- **발꿈치** : 모은다
- **손** : 손바닥은 위
- **호흡** : 자연스런 호흡으로 준비

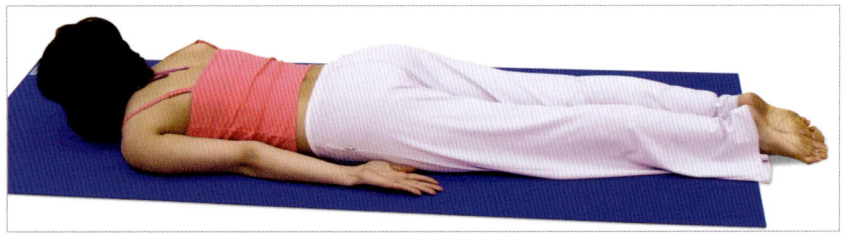

2 숨을 들이마시면서 가슴과 다리를 올린다. 동시에 실시하지 않아도 된다. 다리는 모은 상태에서 올린다.

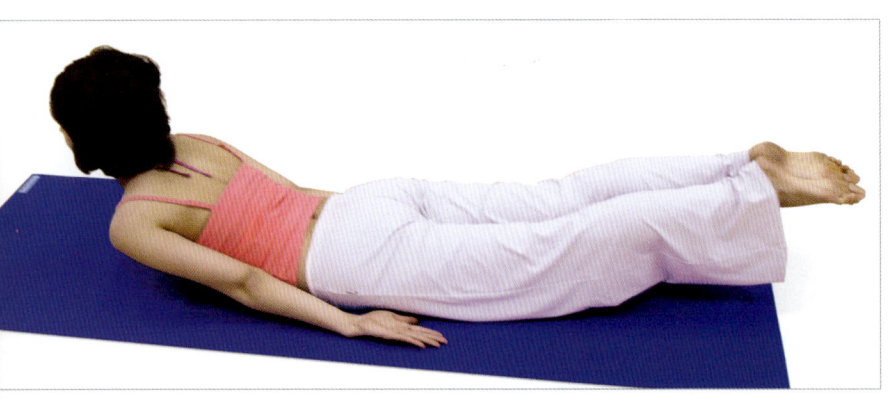

- **가슴** : 들어올린다.
- **허리** : 완만한 커브로 뻗는다.
- **손** : 손등을 바닥에 꽉 누른다.
- **다리** : 모아진 상태에서 들어올린다.
- **호흡** : 5회

13) 내장 컨디션을 촉진하고 허벅지와 장딴지를 예쁘게 만드는 요가 요법

전신을 사용하여 신체를 비틀어, 허벅지 뒤쪽에서 엉덩이 근육을 스트레칭하고 근육을 강화시킨다. 가슴도 크게 벌리므로 바스트 업에도 좋으며 허리도 가늘어진다.

1 두 팔을 어깨 높이로 들어올리고 다리를 크게 벌리고 선다.

- **발끝** : 발끝을 45도 정도 안쪽으로 향한다.
- **발끝** : 옆을 향한다.
- **호흡** : 배꼽 아래를 집어넣고 5회 실시

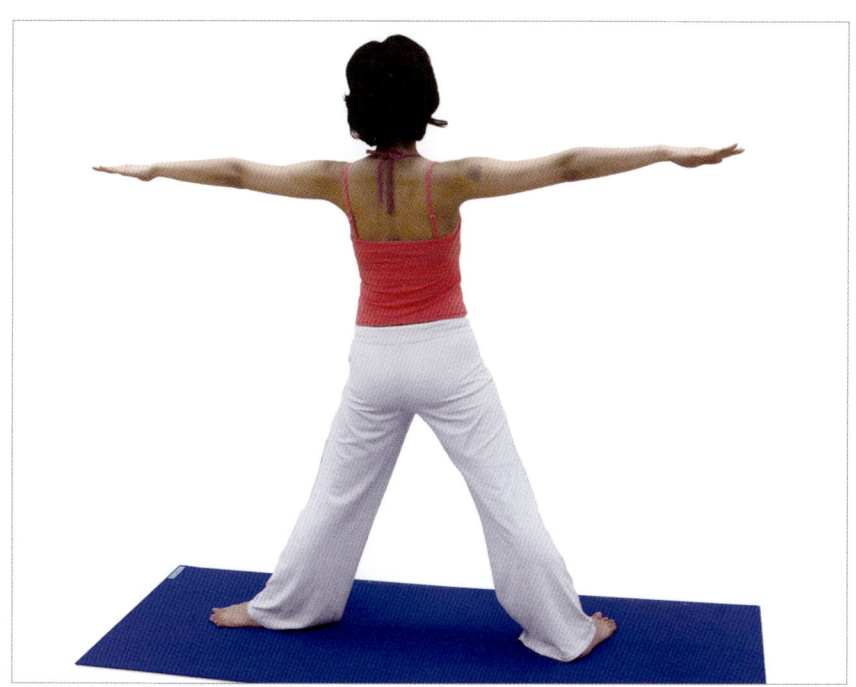

Section 6

2 왼손 엄지를 좌측 허벅지에 고정하고 숨을 들이마시면서 오른팔을 위로 올려, 상체를 좌측 정면을 향하도록 비튼다.

- **허리** : 골반과 허리를 평행하게 하여 앞을 향한다.

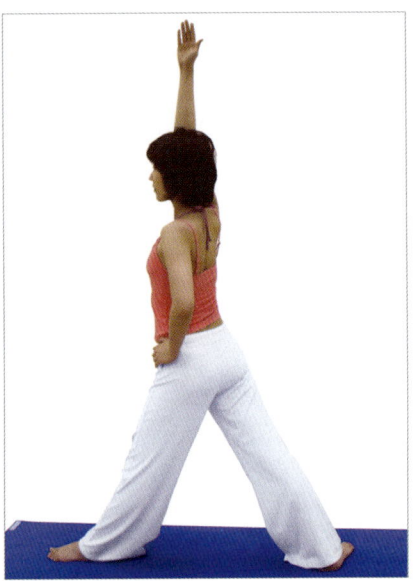

3 숨을 내쉬면서 오른팔을 좌측 다리를 바깥 바닥에 붙인다. 좌측 가슴을 열어 오른팔과 왼팔이 일직선이 되도록 한다. 발꿈치를 꽉 바닥에 붙이고 두 다리가 스트레칭되도록 한다. 시선은 왼팔 손끝을 향하고, 호흡을 5회 실시한 후 숨을 들이마시면서 ①로 되돌아간다. 반대쪽도 같은 요령으로 실시한다.

- **시선** : 올리고 있는 손끝
- **손**　 : 한쪽은 손끝까지 위로 뻗고, 다른 한쪽은 앞으로 뻗은 발 바깥쪽에 둔다.
- **다리** : 편다.
- **발꿈치** : 확실히 바닥을 누른다.

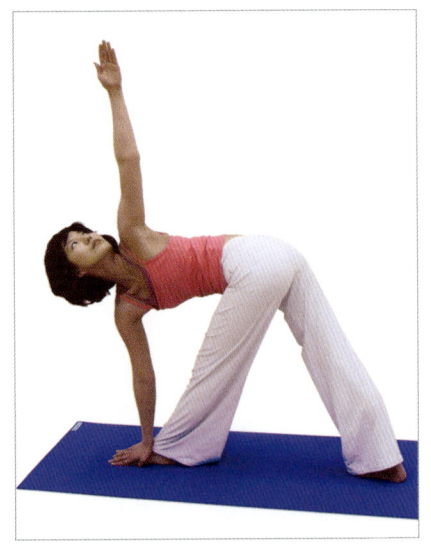

14) 엉덩이를 올려주고 각선미를 가꾸는 요가 요법

다리를 크게 벌리고 하반신에 체중을 가하여 다리와 허리의 근육을 강화한다. 앞으로 뻗은 다리의 무릎을 직각으로 하고 뒤로 뻗은 다리는 일직선 라인을 만드는 것이 포인트이다.

1 다리를 전후로 벌려 왼쪽 다리의 발끝은 정면으로, 뒤의 오른쪽 다리는 45도 안쪽으로 벌린다. 어깨의 힘은 빼고 숨을 들이마시면서 두 손바닥을 마주 대어 올린다.

- 시선 : 손끝
- 어깨 : 힘을 뺀다.
- 앞으로 뻗은 다리 : 발끝은 정면
- 뒤로 뻗은 다리 : 발끝을 45도 정도 안쪽으로

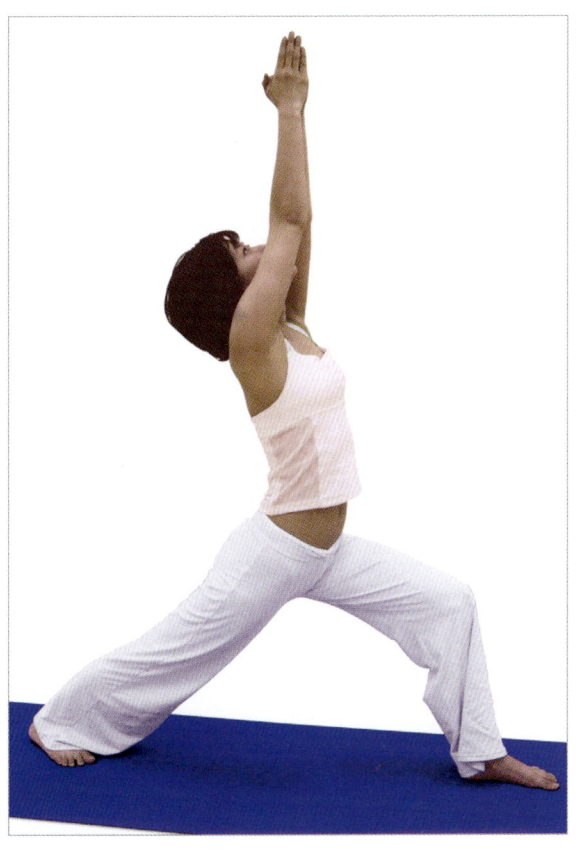

15) 가슴선을 예쁘게 살려주는 요가 요법

두 다리를 어깨 넓이보다 약간 넓고 기울이는 쪽 손도 가능한 한 바닥에 가깝게 하면 허벅지와 엉덩이가 쫙 펴진다. 다리와 엉덩이 근육을 펴서 하반신을 유연하게 해준다.

1 다리를 어깨 넓이보다 넓게 벌리고 상반신은 정면을 향한다. 숨을 들이마시면서 왼쪽 다리의 발끝을 옆으로, 오른쪽 다리의 발끝은 정면에서 45도 안쪽으로 향한다. 왼쪽 다리를 바깥으로 향할 때에는 고관절을 바깥쪽으로 회전하도록 하면 좋다. 동시에 두 팔을 어깨 높이로 올린다.

- **팔** : 어깨 높이로 들어 손끝까지 편다.
- **다리** : 발끝은 똑바로 옆을 향한다.
- **다리** : 발끝은 45도 정도 안쪽을 향한다.
- **상반신** : 정면으로 향한다.

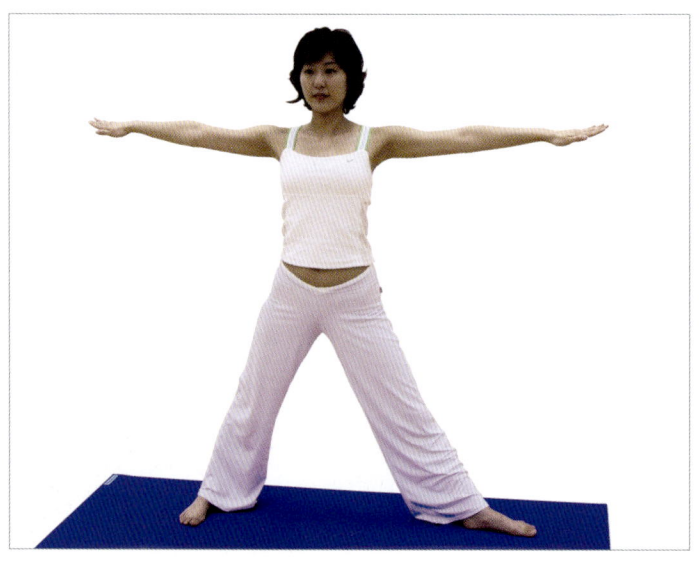

2 숨을 내쉬면서 신체를 왼쪽으로 기울여 왼손을 왼쪽 정강이에 댄다. 시선은 오른쪽 손끝을 향하고, 가슴은 정면을 향한 상태에서 양측 옆구리가 평행하도록 한다. 반대쪽도 같은 요령으로 실시한다.

- **시선** : 손끝
- **몸통** : 양 옆구리 선을 평행으로 한다.
- **호흡** : 5회

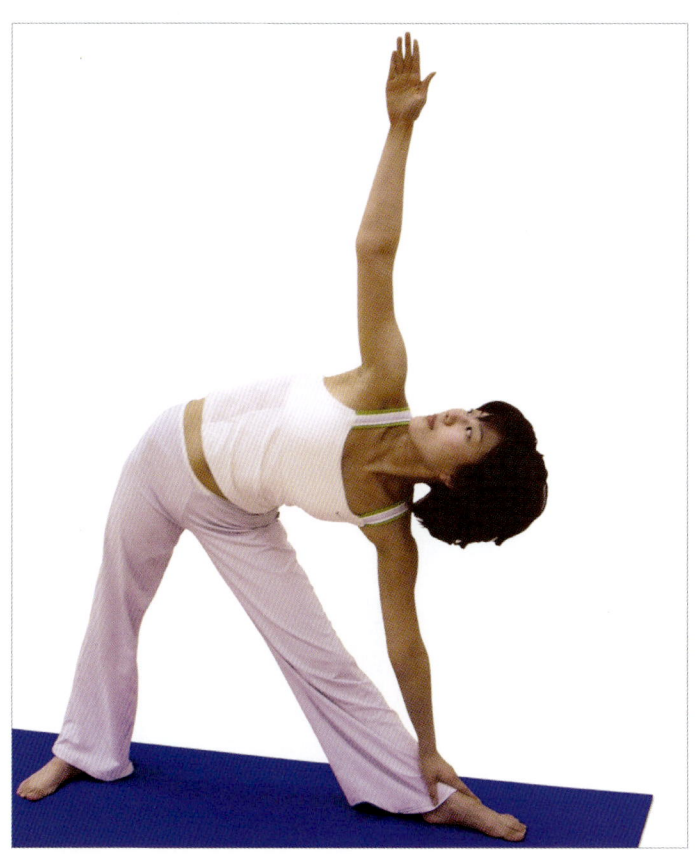

16) 호르몬 분비를 촉진하는 요가 요법

1 무릎을 꿇고 네발로 엎드린다. 똑바로 앞을 향하고 가슴은 벌린다. 발끝은 세우고 엉덩이를 발꿈치 쪽으로 끌어온다. 숨을 내쉬면서 혀를 길게 뺀다. 이때 소리를 내어 목구멍부터 숨을 내쉬고 들이마시면서 입을 다문다. 이것을 3회 반복한다.

- **시선** : 정면
- **가슴** : 벌린다.
- **엉덩이** : 발꿈치 쪽으로 당긴다.
- **발끝** : 세운다.

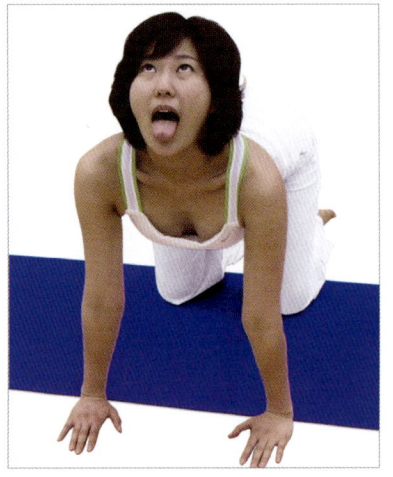

2 정좌하여 손끝을 오므린 손바닥으로 오목한 공간을 만들어 감은 눈 위에 댄다. 자연스럽게 10회 호흡하였으면 손을 내린다. 2~3회 반복한다.

- **시선** : 눈을 감는다.
- **손** : 손끝을 모아 손바닥으로 오목한 공간을 만든다.
- **호흡** : 자연스럽게

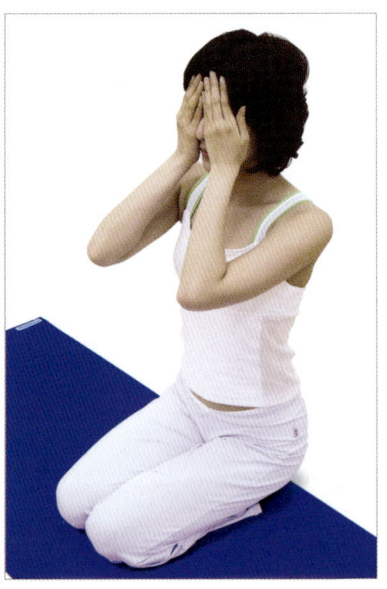

3 정좌하여 관자놀이에 두 손의 엄지를 댄다. 남은 손가락은 중지를 두정부에 있어서 거기에서 중심선을 따라 간격을 둔다. 눈을 감고 릴랙스하여 손끝으로 기분 좋을 정도의 자극을 준다. 자연스럽게 10회 호흡하였으면 손을 내린다. 이것을 2~3회 반복한다.

- **시선** : 눈을 감는다.
- **손**　 : 엄지는 관자놀이에, 남은 4개의 손가락은 머리 중심선을 따라간다.
- **호흡** : 자연스럽게

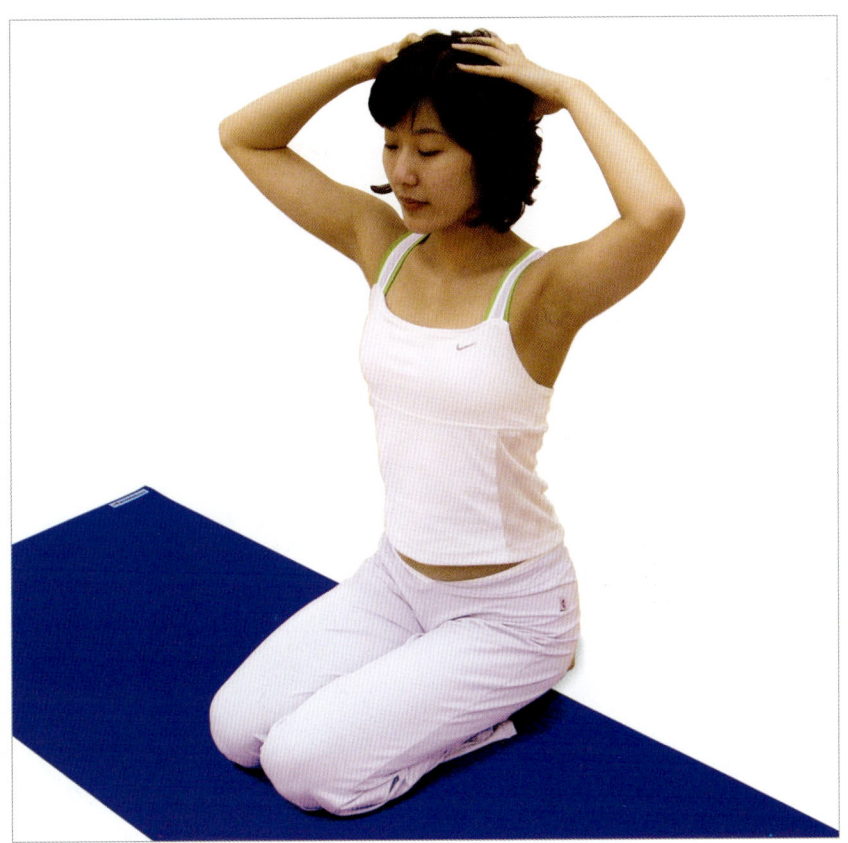

Section 6

17) 다리의 붓기를 해소하고 장심을 교정해주는 요가 요법

다리를 붙잡고 전굴하여 다리 안쪽을 편다. 이에 따라 근육 모양을 가다듬고 다리의 붓기를 해소한다. 다리를 올릴 수 있으면 더 효과는 커진다.

1 두 다리를 펴고 앉아 자연스럽게 호흡하면서 오른쪽 다리를 뒤로 구부린다. 이 때 발꿈치 위에 앉지 않도록 한다.

- **시선** : 코끝
- **무릎** : 양 무릎은 가능하면 모은다.

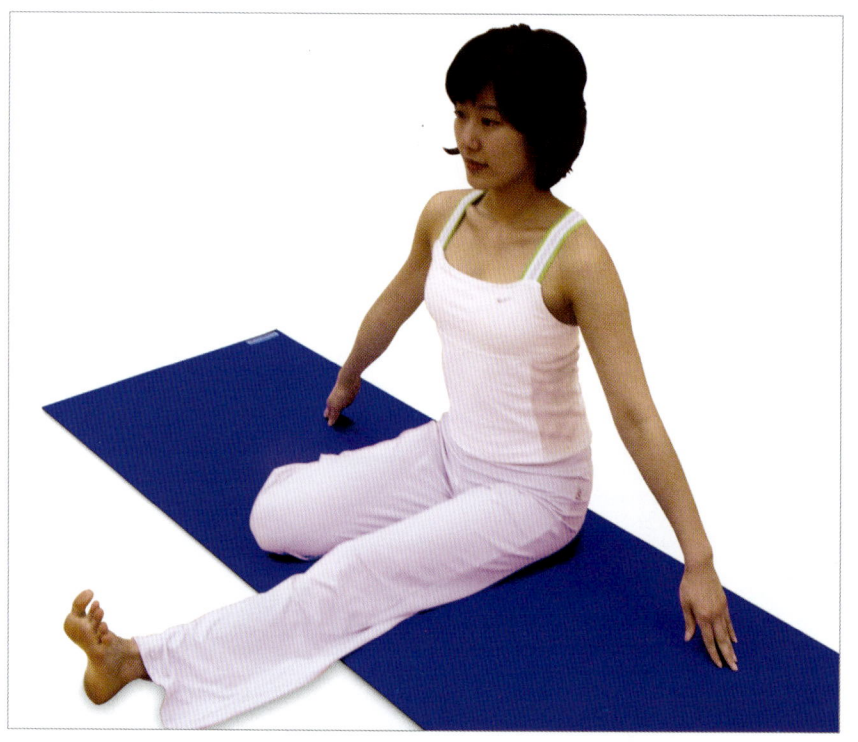

2 왼쪽 다리를 두 손으로 붙잡고 숨을 들이마시면서 가슴을 벌린다. 숨을 내쉬면서 전굴해 가는데, 허리는 펴고 오른쪽 엉덩이는 바닥에 붙이도록 한다. 전굴은 무리하지 말고 할 수 있는 데까지 실시한다. 호흡은 5회 실시하고 반대쪽도 같은 방법으로 실시한다.

- **전굴** : 전굴은 무리하지 말고 할 수 있는 데까지면 하면 된다.
- **허리** : 편다.
- **발목** : 굽힌 쪽의 발목은 똑바로 뒤를 향한다.

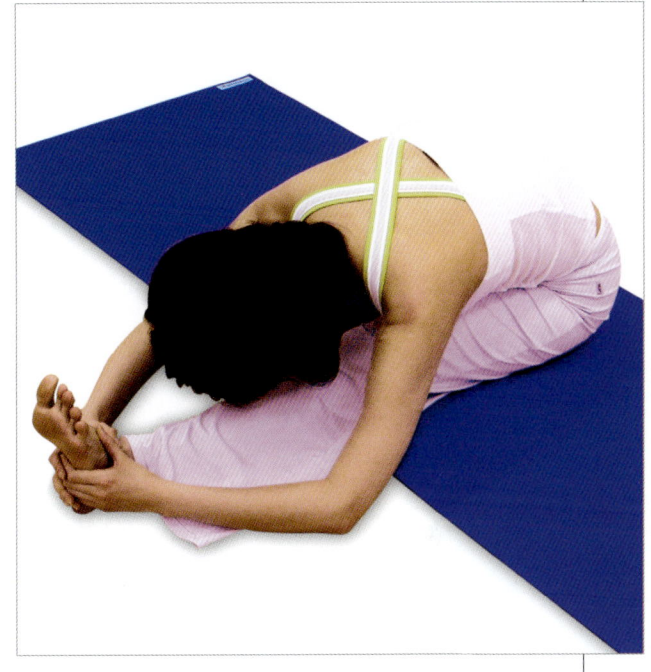

3 ①의 상태에서 왼쪽 다리를 두 손으로 붙잡고 숨을 들이마시면서 다리를 올린다. 이때 무릎은 약간 굽힌 상태가 좋다. 숨을 내쉬면서 무릎을 천천히 뻗어나간다. 어깨의 힘은 빼고 가슴은 벌린다. 호흡은 5회 실시하고 반대쪽도 같은 방법으로 실시한다.

- **어깨** : 힘을 빼고 떨어뜨린다.
- **가슴** : 벌린다.
- **무릎** : 천천히 편다.
- **호흡** : 5회 호흡

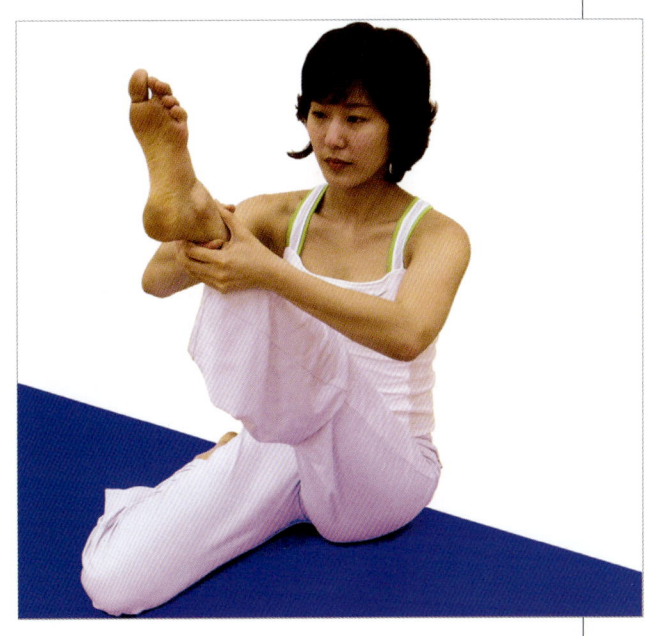

18) 각선미와 다리의 근육을 강화하는 요가 요법

한쪽 다리로 안정하여 서는 이 포즈는 집중력과 균형감각을 기른다. 시선을 어디 한 곳에 모으면 균형을 맞추기 쉬워진다. 이 포즈는 다리 근육도 강화해 준다.

1 똑바로 서서 오른쪽 다리 발바닥을 왼쪽 허벅지 안쪽을 지그시 누르듯이 딱 붙인다. 왼쪽 다리는 발꿈치와 엄지를 바닥에 단단히 고정시키고 서서, 무릎 위 근육을 위로 끌어올리도록 의식한다. 자연스럽고 느긋한 호흡을 10~20회 실시한다. 반대쪽도 마찬가지로 실시한다.

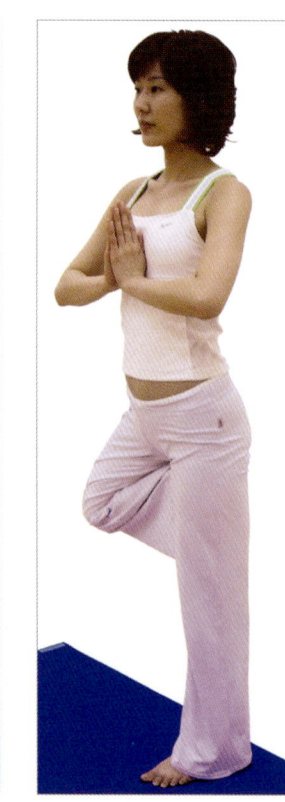

- **시선** : 보는 포인트를 결정하면 균형을 맞추기 쉬워진다.
- **어깨** : 힘을 뺀다.
- **의식** : 배꼽 아래에 집중
- **다리** : 굽힌 다리 발바닥은 반대쪽 허벅지를 누른다.
- **다리** : 서 있는 다리의 발꿈치와 엄지를 바닥에 고정시킨다.
- **호흡** : 느긋하고 자연스럽게 10~20회

1) 서서 실시하는 다리 찢기 포즈 (1)

똑바로 서서 오른손으로 오른쪽 엄지발가락을 붙잡고 위로 잡아당긴다. 자연스럽게 느긋한 호흡을 10~20회 실시하고 반대쪽도 같은 방법으로 실시한다.

- **어깨** : 바닥과 평행을 유지한다.
- **자세** : 앞으로 기울지 않도록 한다.
- **호흡** : 느긋하고 자연스럽게 10~20회

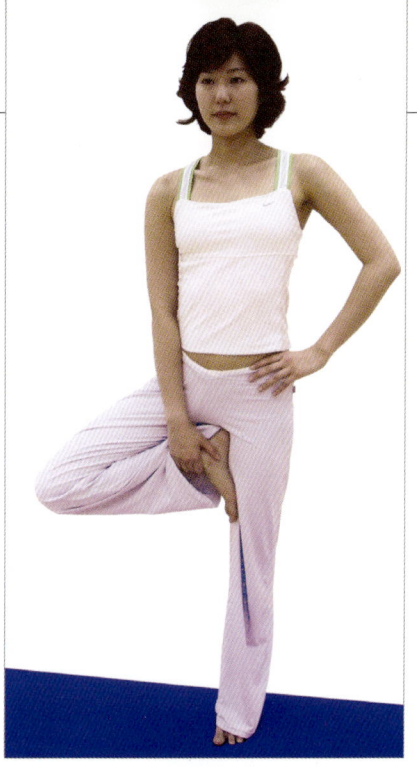

2) 서서 실시하는 다리 찢기 포즈 (2)

⑴번 포즈를 변형 해 보자. 숨을 내쉬면서 천천히 붙잡은 오른쪽 다리를 앞으로 뻗는다. 오른쪽 어깨는 뒤로 당기듯이 하여 가슴은 벌린다. 자연스럽고 느긋한 호흡을 10~20회 실시하고 반대쪽도 같은 방법으로 실시한다.

- **어깨** : 바닥과 평행을 유지한다.
- **가슴** : 벌린다.
- **호흡** : 느긋하고 자연스럽게 10~20회

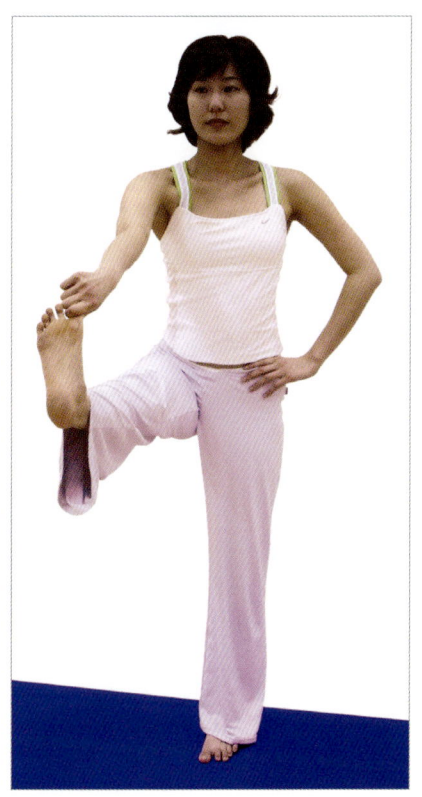

19) 내장의 컨디션을 조절하는 요가 요법

다리를 벌리고 앉아 상체를 기울이는 이 포즈에서는 한쪽 옆구리는 긴장되어 수축하고 다른 한쪽은 펴진다. 배근의 스트레칭으로 등도 유연하게 해주는 포즈이다.

1 다리를 벌리고 앉아 오른쪽 다리를 뒤로 굽히고 왼쪽 다리는 편다. 무리하여 각도를 넓히지 않아도 좋다. 상반신은 펴고 있는 왼쪽 다리 쪽을 향하는데, 무리하지 말고 자연스러운 각도로 비스듬히 향하여도 좋다. 손은 자연스럽게 바닥에 둔다.

- **상반신** : 자연스러운 각도로 한다. 비스듬해도 좋다.
- **다리** : 다리는 무리가 아닌 각도로 벌린다.

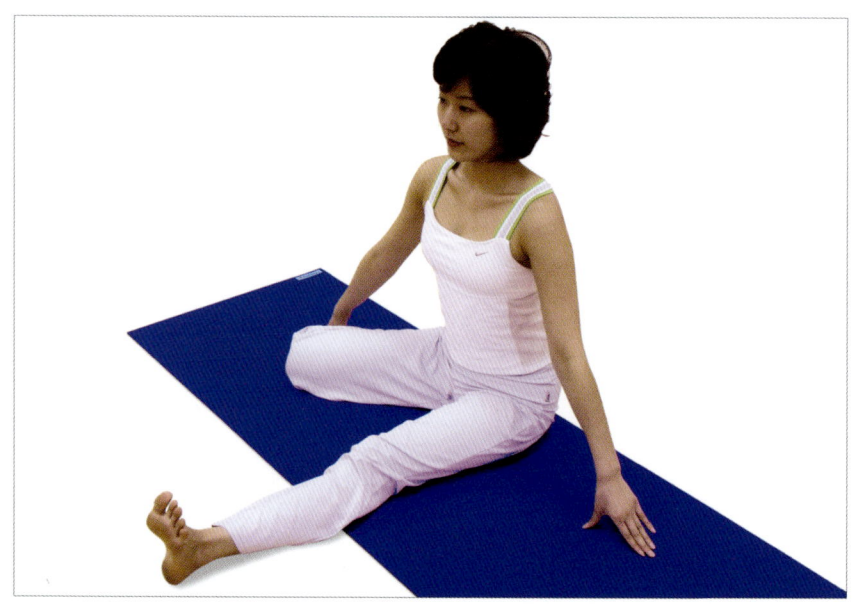

2 오른쪽 어깨를 오른쪽 정강이로 떨어뜨려 발을 붙잡는다. 왼쪽 엉덩이는 바닥에 고정시킨다. 호흡은 자연스럽게 실시하고 배꼽 아래를 약간 집어넣으면 좋다.

- 엉덩이 : 뜨지 않도록 한다.

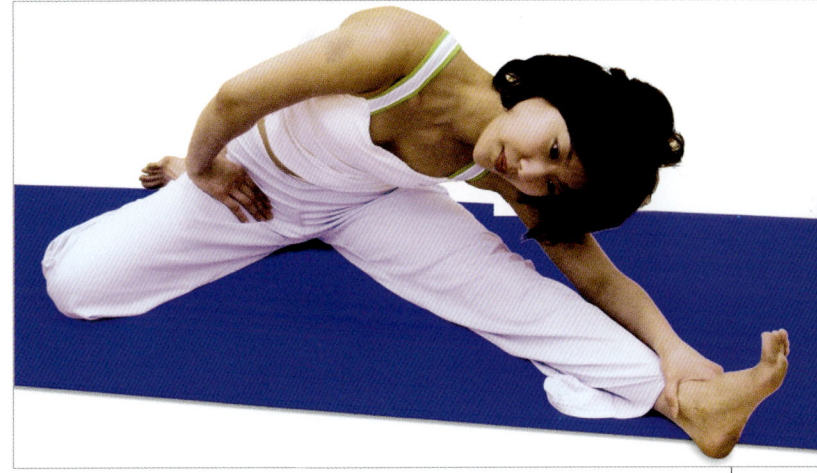

3 숨을 들이마시면서 오른팔을 크게 반원을 그리듯이 위로 올려, 숨을 내쉬면서 왼쪽 다리를 잡는다. 상반신은 가슴을 벌려 천정 쪽으로 향하고 호흡을 5회 실시한 뒤, 반대쪽도 마찬가지로 실시한다. 뻗은 허리와 옆구리 스트레칭에 효과적이다.

- 시선 : 천정
- 상반신 : 벌려 천정 쪽으로 향한다.
- 하반신 : 다리는 무리하지 않은 각도로 벌린다.

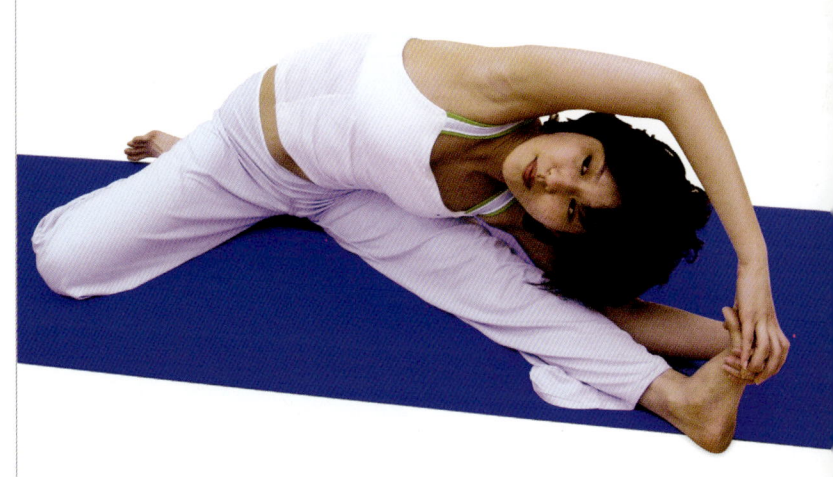

20) 골반을 교정해주는 요가 요법

등 전체가 기분 좋게 펴지는 포즈이다. 수근도 펴지므로 이중턱 방지에도 효과적이다. 발목을 붙잡을 때에는 순간적으로 균형을 잃을 수 있으니 주의한다.

1 무릎을 어깨 넓이로 벌리고 선다. 어깨의 힘은 빼고 배는 집어넣는다. 허벅지 근육을 위로 끌어올리듯이 의식한다.

- 배　 : 앞으로 나오지 않도록 한다.
- 어깨 : 힘을 빼고 떨어뜨린다.
- 무릎 : 어깨 넓이로 벌린다.
- 다리 : 허벅지 근육은 위로 끌어올린다.
- 발끝 : 세운다.

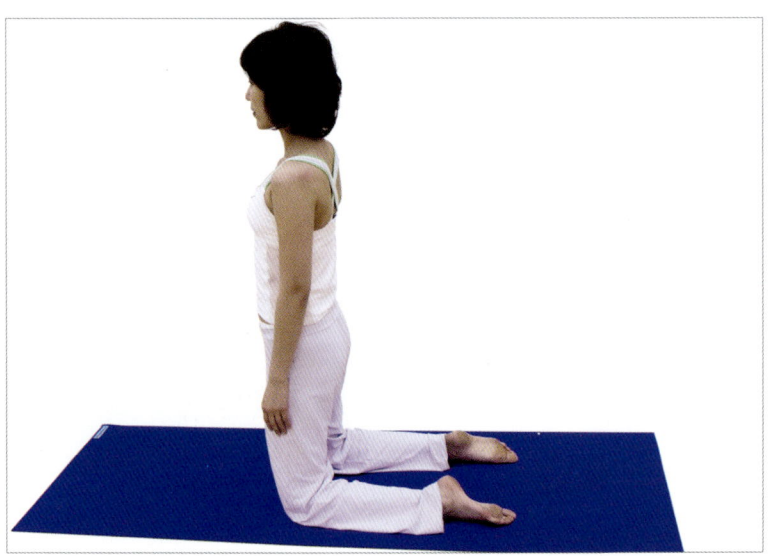

2 숨을 들이마시면서 허벅지와 가슴을 천정 쪽으로 끌어올리고, 숨을 내쉬면서 왼손으로 왼쪽 발꿈치, 오른손으로 오른쪽 발꿈치를 붙잡는다. 허리를 단단히 고정시키도록 주의하면서 시선은 비스듬히 위를 향한다. 신체를 젖히는 포즈에서는 호흡이 불규칙해지기 쉬우므로 의식하여 호흡한다.

- **시선** : 비스듬히 위를 향한다.
- **가슴과 허벅지** : 천정 쪽으로 끌어올린다.
- **허리** : 불편하게 굽히지 않는다.

3 두 다리를 붙잡았으면 가슴을 벌려 천정 쪽으로 끌어당기고 목에 힘을 빼고 릴랙스한다. 눈은 뜬 상태로 편하게 뒤를 보면서 호흡을 5회 실시한다. 두 손으로 발꿈치를 붙잡는 것이 힘든 사람은 한쪽씩 교대로 ②를 반복해도 좋다.

- **가슴** : 벌리고 천정 쪽으로 끌어올린다.
- **가슴** : 힘을 빼고 릴랙스한다.
- **시선** : 편하게 뒤 쪽을 본다. 눈은 감지 않는다.

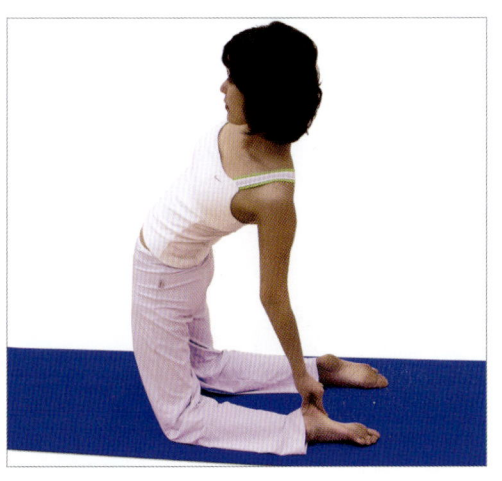
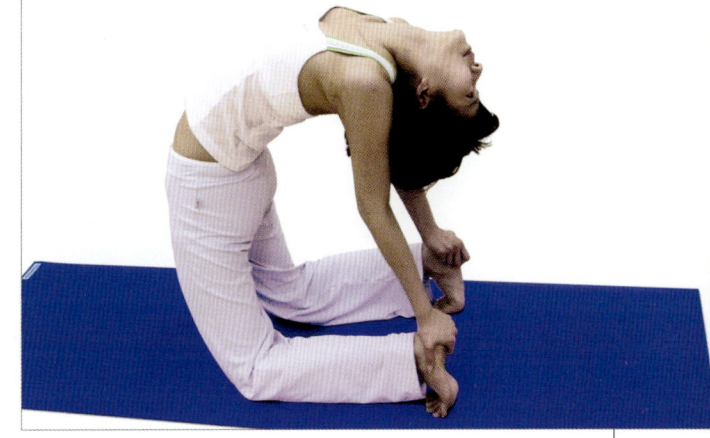

21) 변비 해소와 척추를 강화해 주는 요가 요법

가슴을 펴고 쭉 내밀어 바스트 업을 도모한다. 동시에 하복부에도 자극이 가해지므로 변비에도 효과적이다. 신체를 젖힐 때에 반드시 엉덩이를 바닥에 붙이는 것이 포인트다.

1 책상다리로 앉은 상태에서 누워 엄지는 허벅지 위쪽에 올려둔다.

- 머리　: 후두부를 바닥에 붙인다.
- 엉덩이 : 바닥에 붙인다.
- 무릎　: 어깨 넓이로 벌린다.
- 다리　: 책상다리로 앉는다.

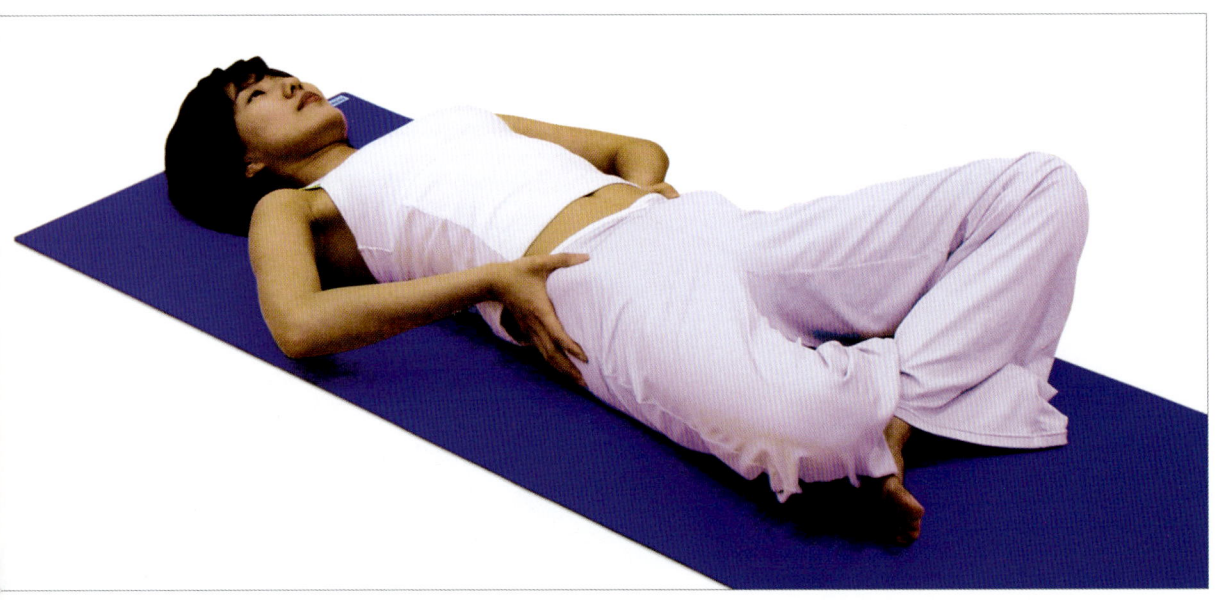

2 숨을 들이마시면서 가슴의 중심을 천정 쪽으로 들어올리고 두정부는 바닥에 닿게 한다. 허벅지에 둔 엄지와 팔꿈치를 아래로 누르고 엉덩이는 반드시 바닥에 붙인다. 시선은 코끝에 두고 호흡을 5~8회 실시한다.

- **가슴** : 중심을 천정 쪽으로 끌어올린다.
- **시선** : 코끝
- **머리** : 정수리를 바닥에 붙인다.
- **팔** : 팔꿈치는 바닥을 누르고 손은 허벅지에 붙인다.
- **엉덩이** : 바닥에 꽉 붙인다.

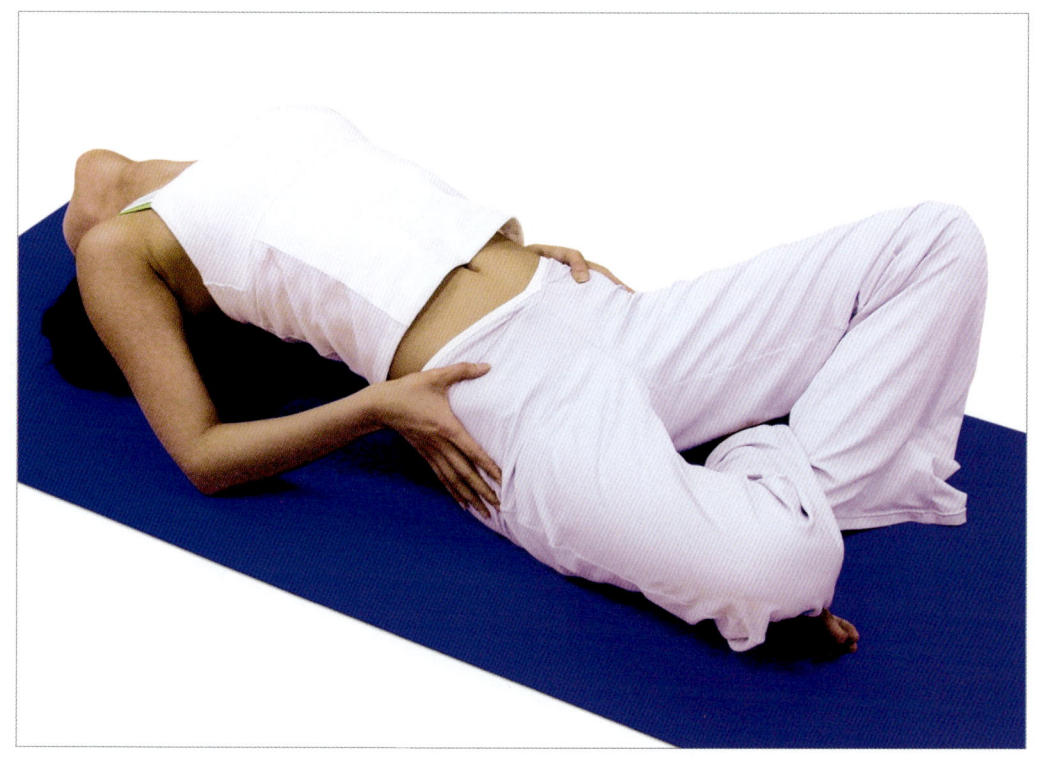

22) 냉증과 소화를 촉진하는 요가 요법

이마, 얼굴, 가슴으로 점점 전굴해 나가면 혈액이 몸속을 도는 듯한 감각이 들고, 신체 중심부터 따뜻해진다. 발가락 스트레칭도 함께 실시하면 전신이 따뜻해진다.

두 다리를 뻗고 앉아 우측 다리를 굽혀 발꿈치를 왼쪽 허벅지 안쪽에 붙인다. 두 다리의 각도는 90도 정도가 되도록 하여 배로 천천히 숨을 내쉬면서 전굴한다. 호흡은 5회 실시하고 반대쪽도 같은 요령으로 실시한다.

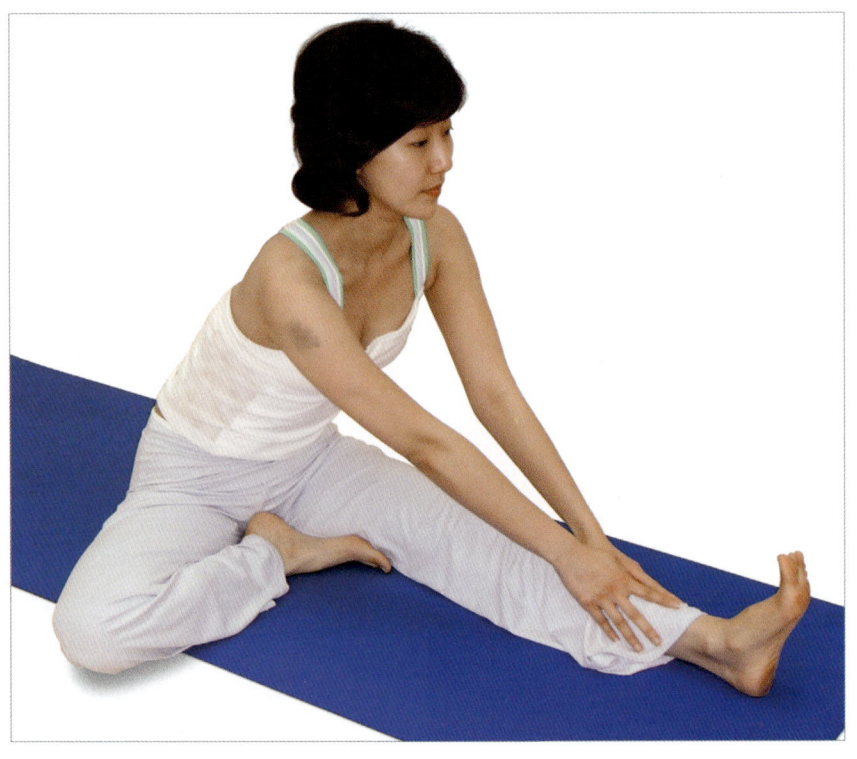

1 발가락을 힘을 주어 움츠린다.

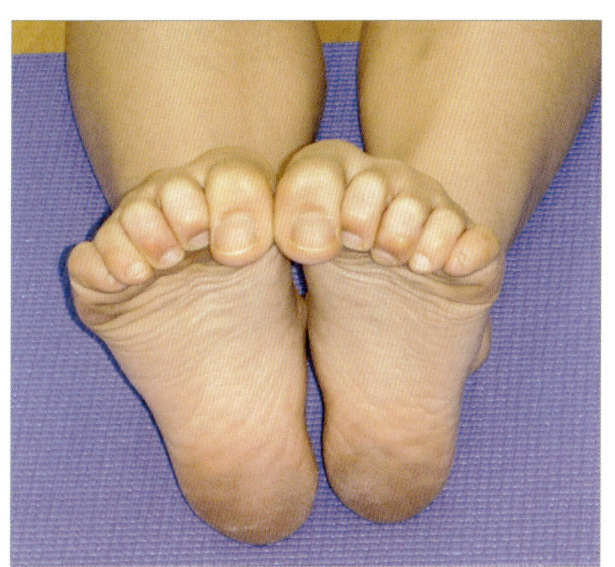

2 이번에는 발가락과 발가락 사이를 최대한 벌린다. ①과 ②를 교대로 3회 이상 반복한다. 호흡은 자연스럽게 실시한다.

- **발가락** : 최대한 움츠렸다가 편다.
- **호흡**　 : 자연스럽게

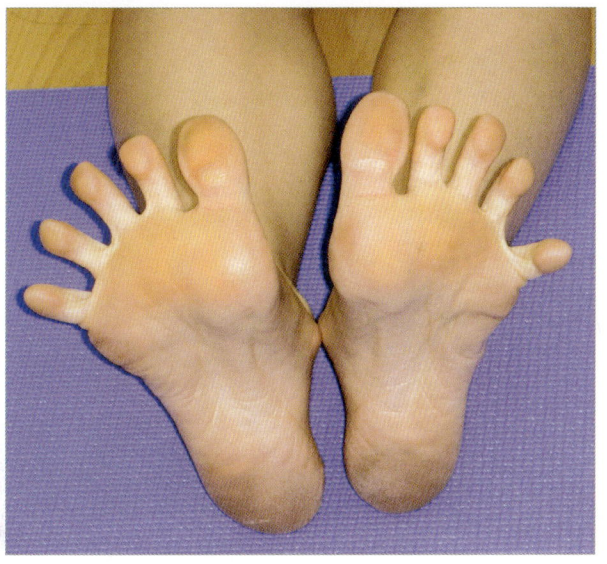

Section 6

23) 호르몬의 원기를 충전해주는 요가 요법

1 좌골로 신체를 지지하여 전신의 균형을 맞추는 이 포즈는 호르몬 분비를 조절하는 데 도움이 된다. 아름답게 나이를 먹고 싶다면 빠뜨릴 수 없는 포즈이다. 두 다리를 뻗어 손을 뒤에 짚고 앉는다. 무릎을 가볍게 굽히고 두 다리를 모아 바닥과 수평이 될 때까지 들어올린다. 허리는 펴고 좌골을 단단히 고정시킨다. 시선은 발끝에 두고 호흡은 5회 실시한다. 복근으로 신체를 지탱하지 않도록 한다.

- **시선** : 발끝
- **허리** : 체중을 너무 뒤에 싣지 않도록 한다.
- **엉덩이** : 좌골을 고정시킨다.
- **다리** : 모은다.
- **의식** : 배꼽 아래에 집중한다. 복근에 힘을 싣지 않는다.

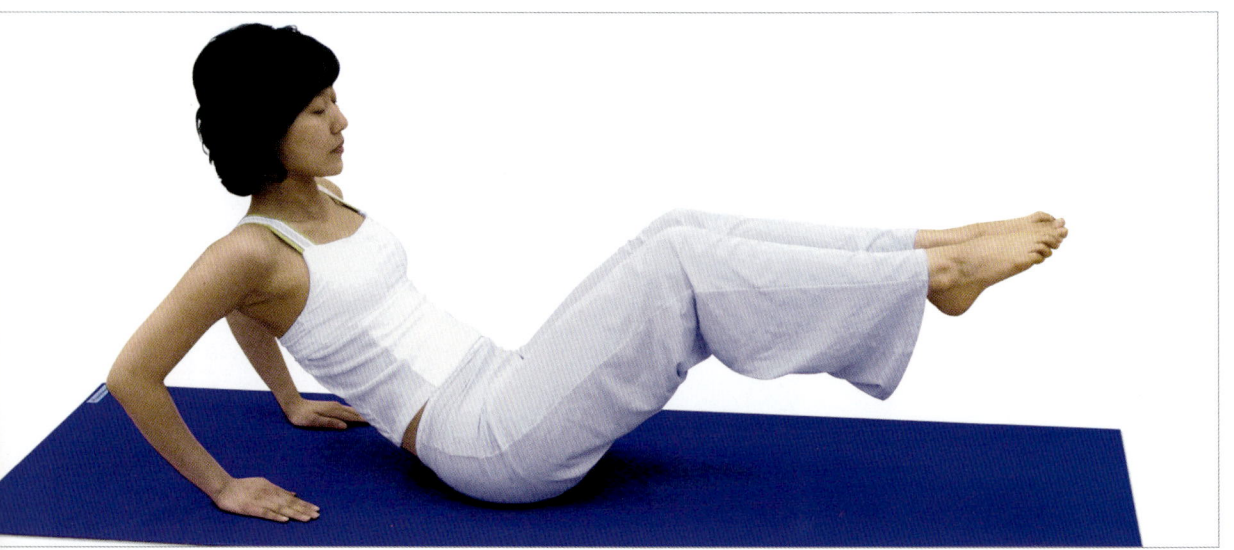

2 두 팔은 어깨 높이로 들고 두 다리는 무릎을 펴서 위로 올린다. 두 다리는 안쪽을 딱 붙이고 비스듬히 위로 밀어내듯이 올리면 좋다. 허벅지에서 엄지발가락까지의 라인을 당겨올리는 이미지로 실시한다. 시선은 발끝에 두고 호흡은 5회 실시한다.

- **시선** : 발끝
- **팔** : 어깨 높이로 올린다.
- **배** : 복근에 힘을 주지 않는다.
- **손** : 손끝은 오므린다.
- **다리** : 다리 안쪽을 딱 붙인다.

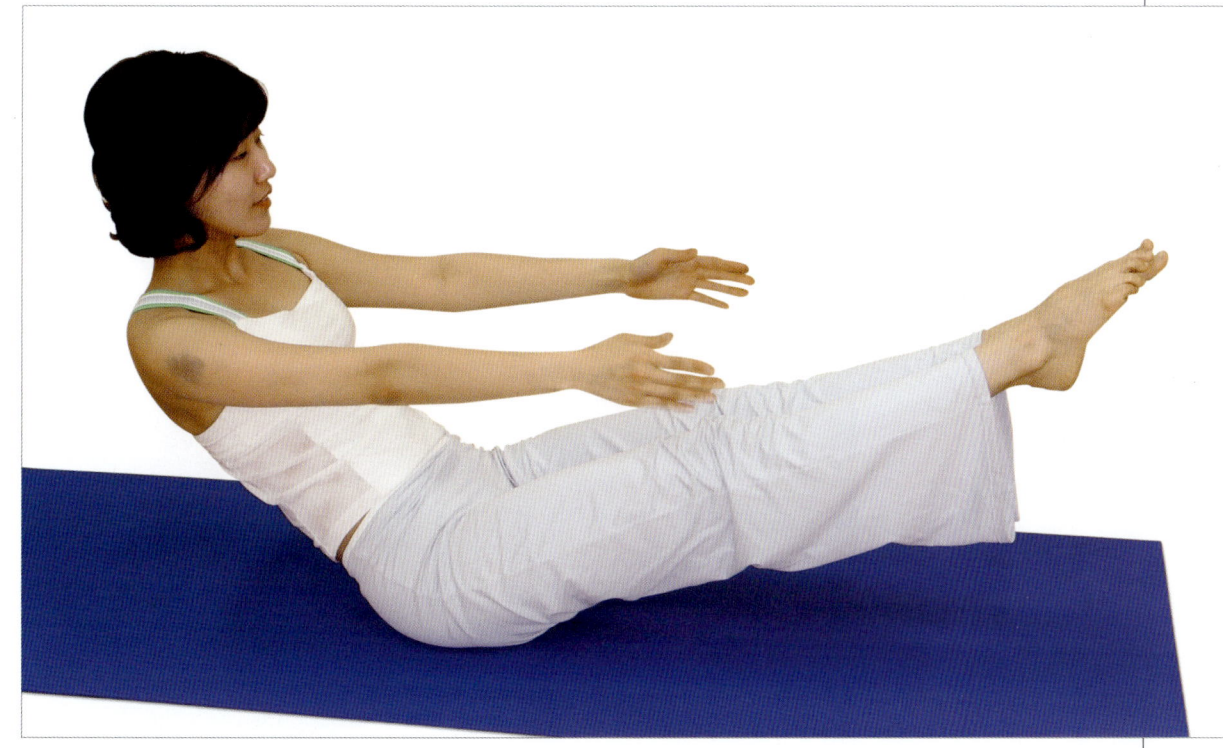

24) 요통을 완화해 주는 요가 요법

신체를 데굴데굴 흔들고 목을 좌우교대로 기울인다. 이 동작은 긴장을 풀어 안정된 수면으로 이끌어준다. 다리를 꼬는 포즈는 요통을 완화시키는 효과도 있다.

1 똑바로 누워 다리를 깊게 교차시켜 가슴 위로 끌어올린 뒤 바깥에서 팔로 감싸 안는다. 허리와 등은 바닥에 붙이고 시선은 천정에 둔다. 그 상태에서 좌우로 흔들면서 호흡을 자연스럽게 10회 실시한다.

- **팔** : 바깥에서 발끝을 잡는다.
- **다리** : 두 다리를 깊게 교차시킨다.
- **등, 허리** : 바닥에 붙인다.

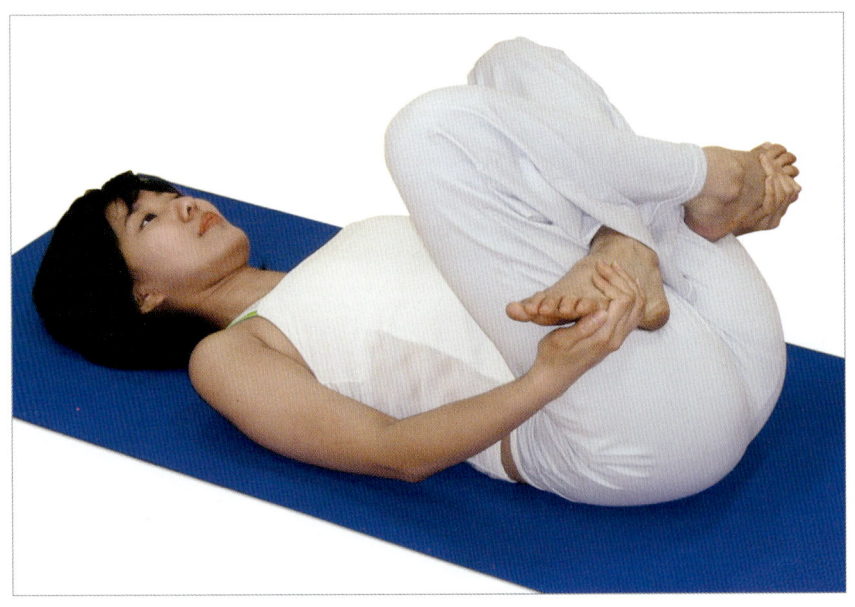

2 똑바로 누워 다리는 어깨 넓이로 벌리고 팔은 자연스럽게 뻗는다. 손바닥은 위를 향하고 눈은 감고 릴랙스한다. 목은 좌우교대로 천천히 10회 기울이고 자연스럽게 10회 호흡한다.

- **목** : 좌우교대로 천천히 10회 기울인다.
- **가슴** : 편안히 벌린다.
- **등, 허리** : 굽히지 말고 바닥에 붙인다.
- **손** : 손바닥은 위를 향한다.
- **다리** : 어깨 넓이 또는 편안한 넓이로 벌린다.

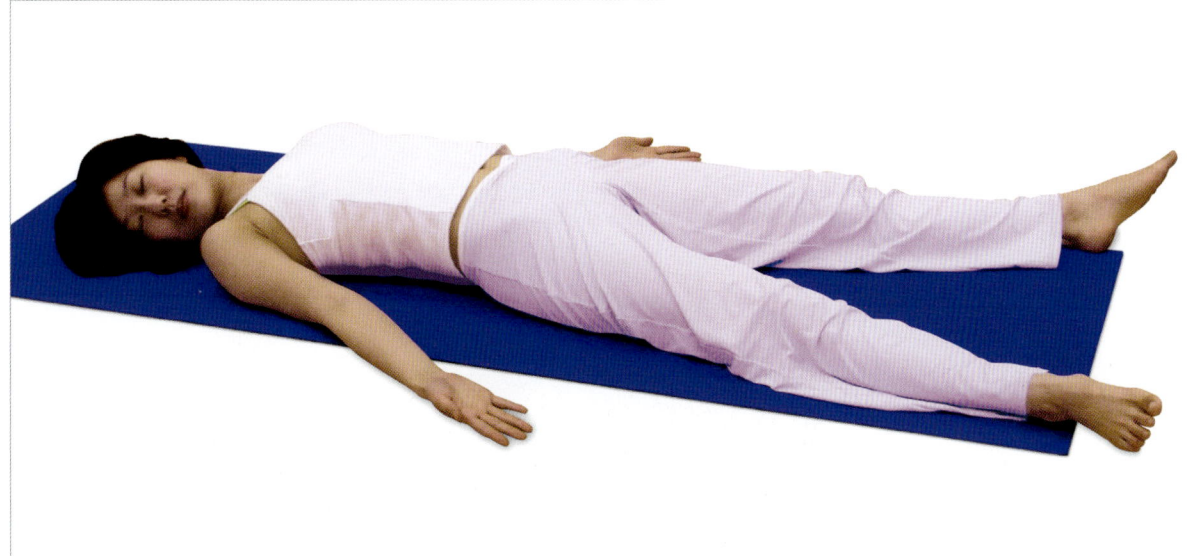

Section 6

25) 다리와 허리를 강화시켜주는 요가 요법

　교감신경과 부교감신경으로 이루어진 자율신경은 스트레스로 인하여 균형이 흐트러지면, 피로나 위장의 부조, 어깨 결림, 변비, 불면 등 여러 가지 불쾌한 증상을 초래한다. 매일을 쾌적하게 보내기 위해서는 이 포즈가 불가결하다.

1 두 다리를 뻗고 앉아 왼쪽 다리를 굽히고 발꿈치를 오른쪽 허벅지 안쪽에 붙인다. 팔은 자연스럽게 둔다.

- **다리** : 한 쪽은 앞으로 똑바로 뻗고 다른 한쪽은 굽혀 발바닥을 반대쪽 허벅지에 붙인다.

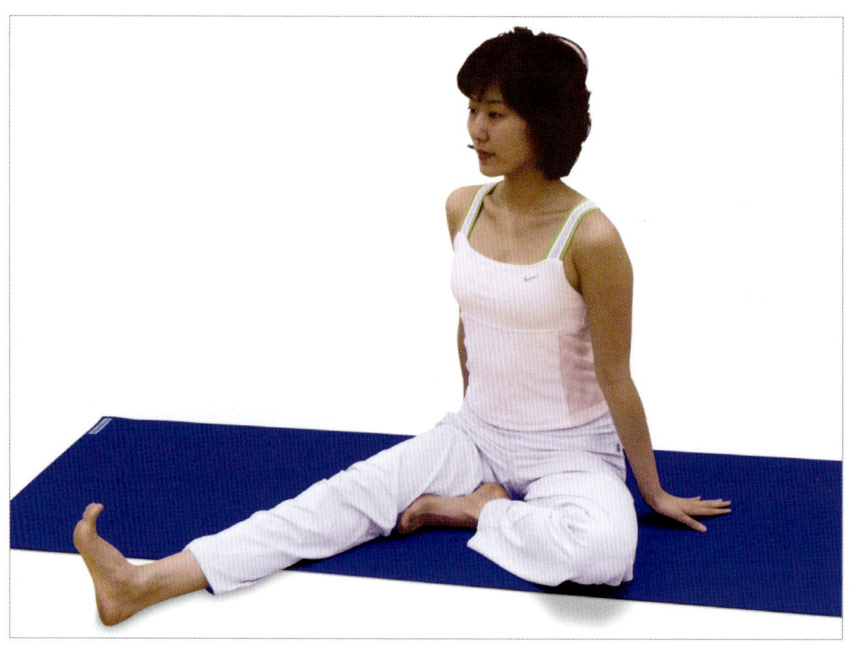

2 두 손을 오른쪽 다리에 얹고 전굴한다. 왼쪽 다리 발꿈치는 회음부 주변에 두고, 두 다리가 직각보다 약간 작은 각도가 되게 한다. 호흡을 5회 실시하고 반대쪽도 같은 요령으로 반복한다. 신체가 유연한 사람은 깊게 전굴한다.

- **상반신** : 전굴한다.
- **다리** : 편안히 벌린다.
- **발꿈치** : 굽히지 말고 바닥에 붙인다.
- **호흡** : 5회

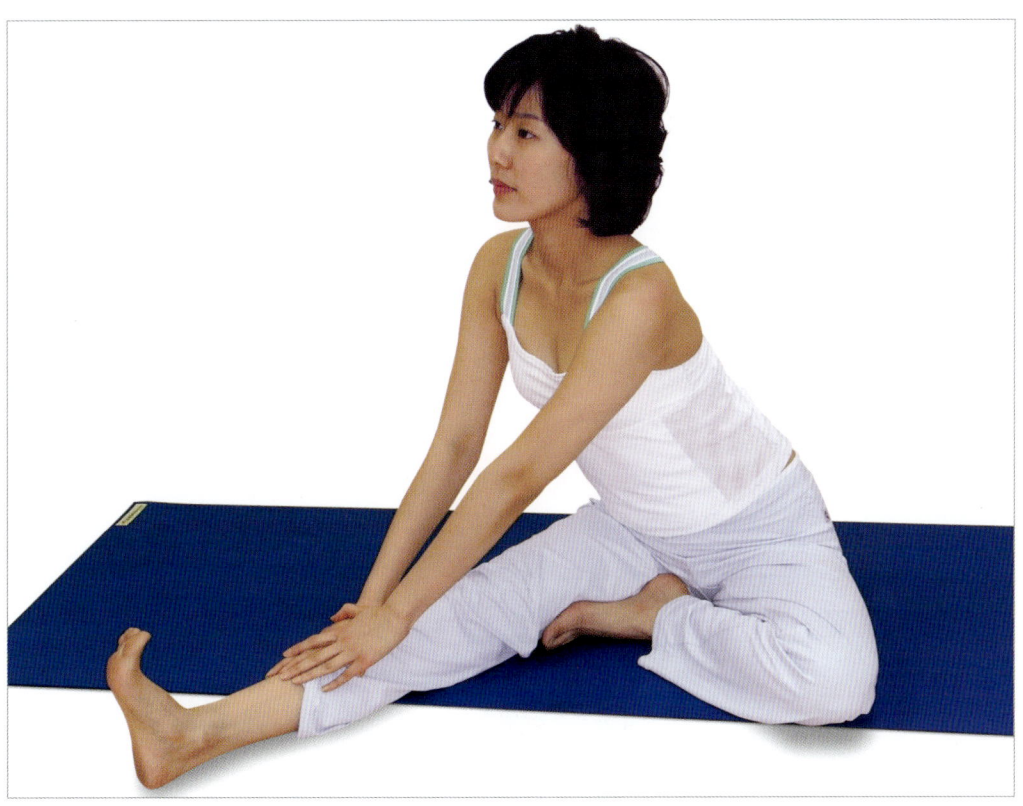

Section 6

26) 고관절과 척추를 유연하게 하고 엉덩이 근육의 결림을 해소하는 요가 요법

두 손을 등에 붙여 합장하고 그대로 전굴하면서 가슴을 크게 벌린다. 굽은 등을 교정하고 하반신을 스트레칭하여 결림을 풀어준다.

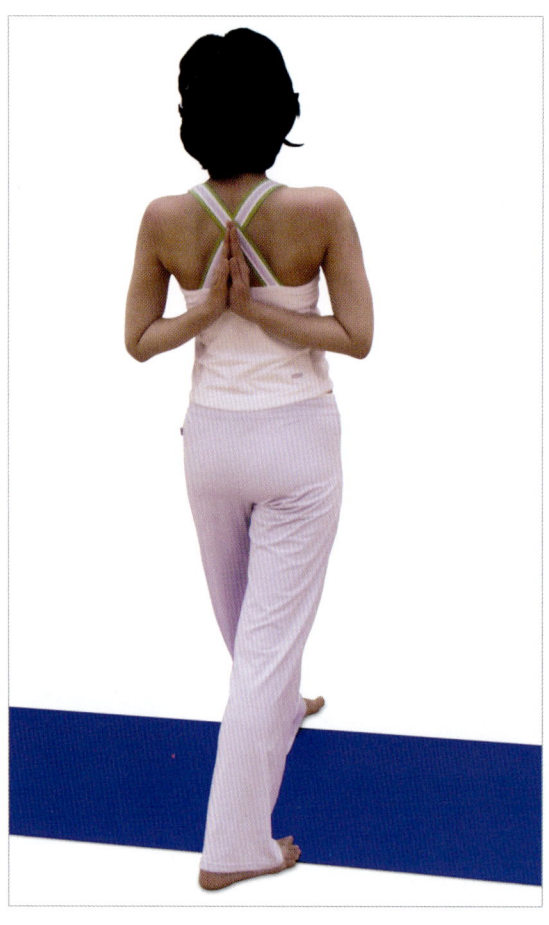

1 등에서 두 손을 합장한다. 소지와 엄지를 딱 붙여 맞춘다. 가슴을 벌리고 숨을 들이마시면서 편안히 위를 향한다.

- **가슴** : 벌리고 편안히 위를 향한다.
- **손** : 딱 맞게 마주 댄다.

2. 숨을 내쉬면서 턱을 떨어뜨리듯이 전굴한다. 앞으로 뻗은 다리 쪽으로 허리가 기울기 쉬우므로 허리는 바닥과 평행하게 유지되도록 한다. 가슴은 벌리고 오른쪽 무릎은 편다. 시선은 발끝에 두고 자연스럽게 호흡한다. 반대쪽도 같은 요령으로 실시한다.

- **시선** : 발끝
- **가슴** : 벌린다.
- **허리** : 바닥과 평행하게 한다. 앞으로 뻗은 다리 쪽으로 기울기 쉬우므로 주의한다.
- **무릎** : 편다.
- **앞으로 뻗은 다리** : 발끝은 똑바로 앞을 향한다.
- **뒤로 뻗은 다리** : 발끝은 45도 정도 안쪽을 향한다.
- **자세** : 무리하여 전굴하지 않는다.

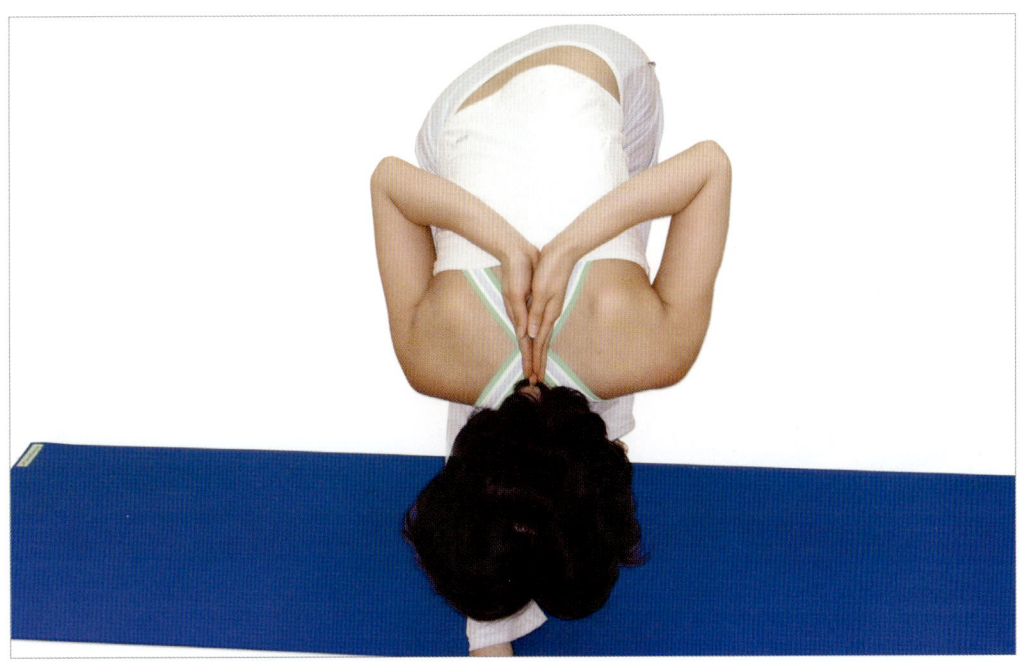

Section 6

27) 어깨 결림과 요통을 완화하고 허리의 혈행을 좋게 하는 요가 요법

다리를 머리 쪽으로 뻗어 등에서 발끝까지 충분히 늘려주면 내장이 수축하여 위가 가벼워진다. 무릎을 굽히는 이 포즈는 허리 주변의 혈행이 좋아지므로 냉증에도 효과적이다.

1 똑바로 누워 다리를 어깨 넓이로 벌린다. 목은 뻗어 등과 허리는 바닥에 붙이고 손바닥은 아래를 향한다. 시선은 위에 두고 자연스럽게 호흡한다.

- **시선** : 천정
- **목** : 목 뒤를 릴랙스시킨다.
- **등, 허리** : 바닥에 붙인다.
- **손** : 손바닥은 아래를 향한다.
- **다리** : 어깨 넓이로 벌린다.
- **호흡** : 자연스럽게

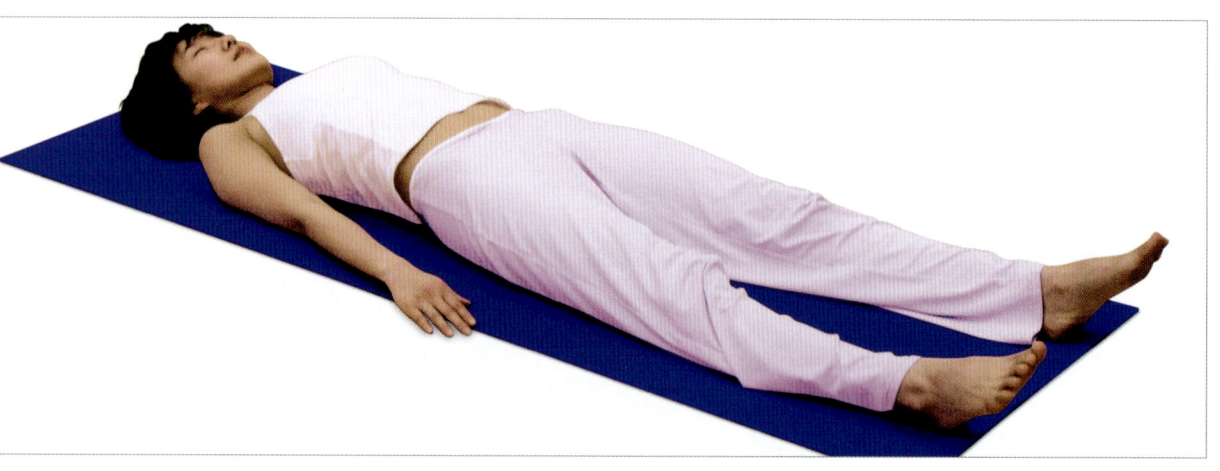

2 숨을 들이마시면서 손바닥으로 바닥을 눌러 두 다리를 직각이 될 때까지 들어올린다. 이때 머리는 움직이지 않도록 주의한다.

- **머리** : 움직이지 않는다.
- **다리** : 바닥에서 90도까지 들어올린다.
- **손** : 손바닥으로 바닥을 누른다.

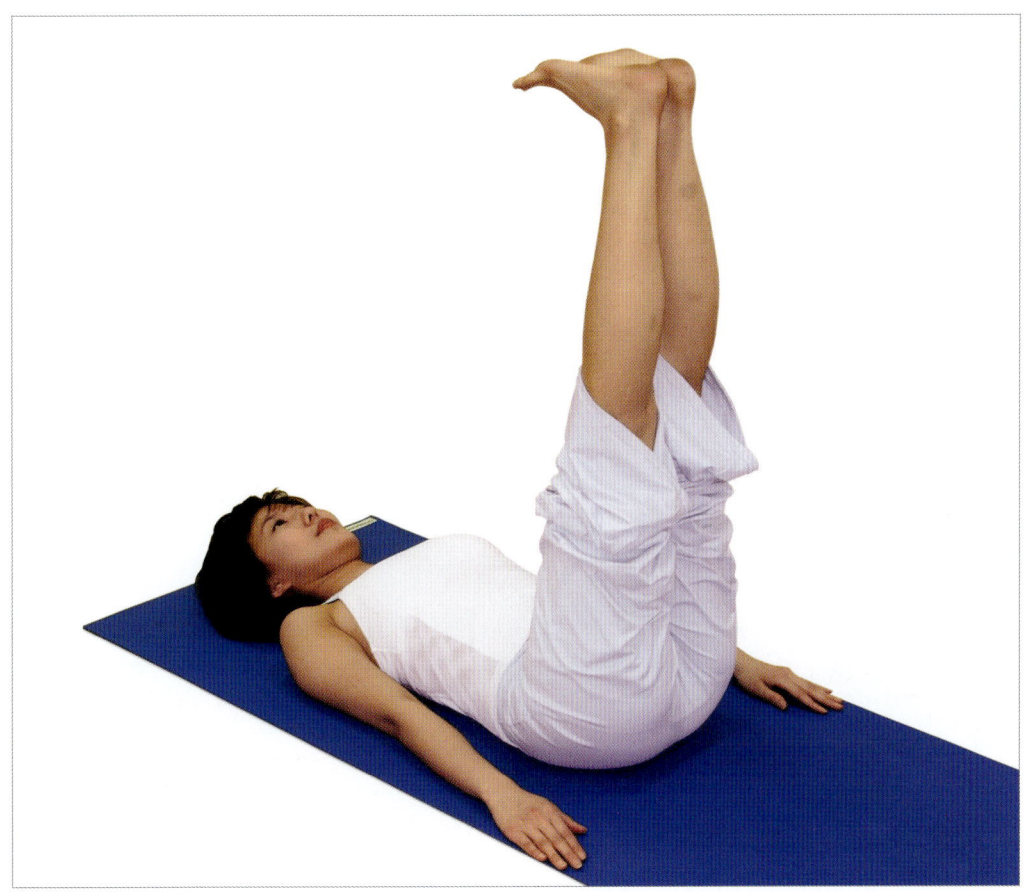

Section 6

3 손으로 허리를 지지하고 숨을 내쉬면서 두 다리를 모아 머리 쪽으로 뻗어 나간다. 호흡은 자연스럽게 지속하고 자연스럽게 지속한다. 시선은 코끝에 두고 발끝은 펴서 포즈가 안정되면 천천히 호흡을 10회 실시한다.

- **손** : 허리에 대고 지탱한다.
- **시선** : 코끝
- **다리** : 모아서 천천히 편다.
- **발끝** : 뻗는다.
- **호흡** : 자연스럽게

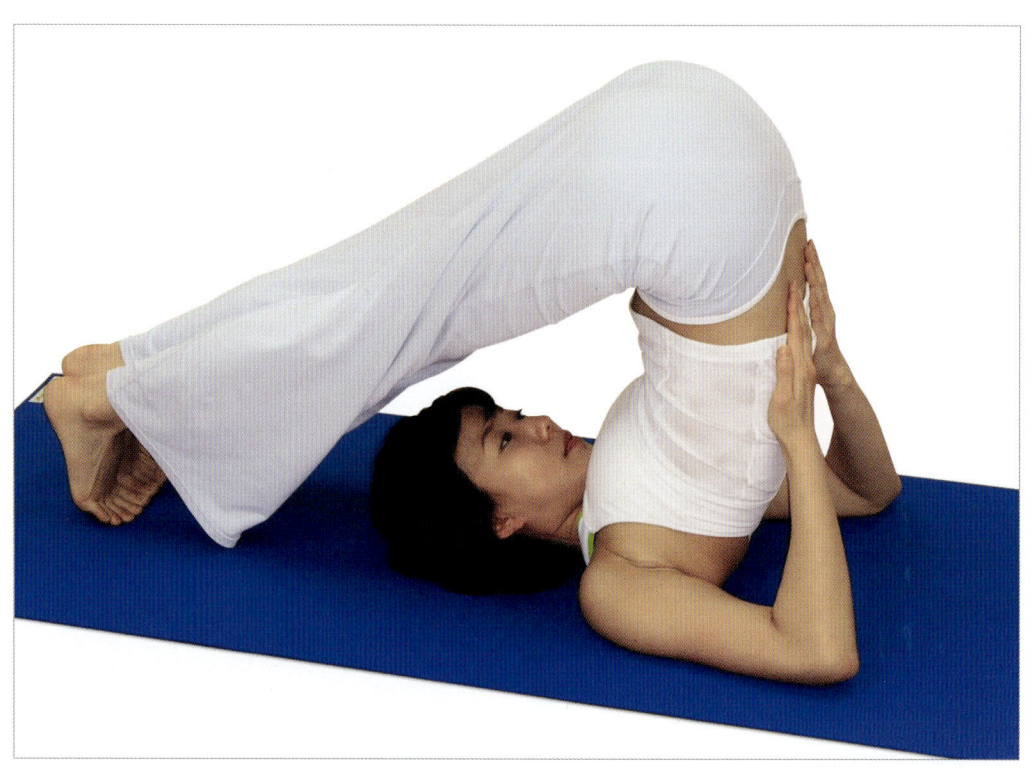

4 ③의 포즈에서 두 무릎을 굽혀 머리를 가운데에 두고 바닥에 붙인다. 다리는 평행하게 벌리고 시선은 코끝에 둔다. 안정되면 천천히 호흡을 10회 실시한다.

- **시선** : 코끝에 둔다.
- **무릎** : 굽혀서 바닥에 붙인다.
- **다리** : 평행하게 벌린다.
- **호흡** : 자연스럽게

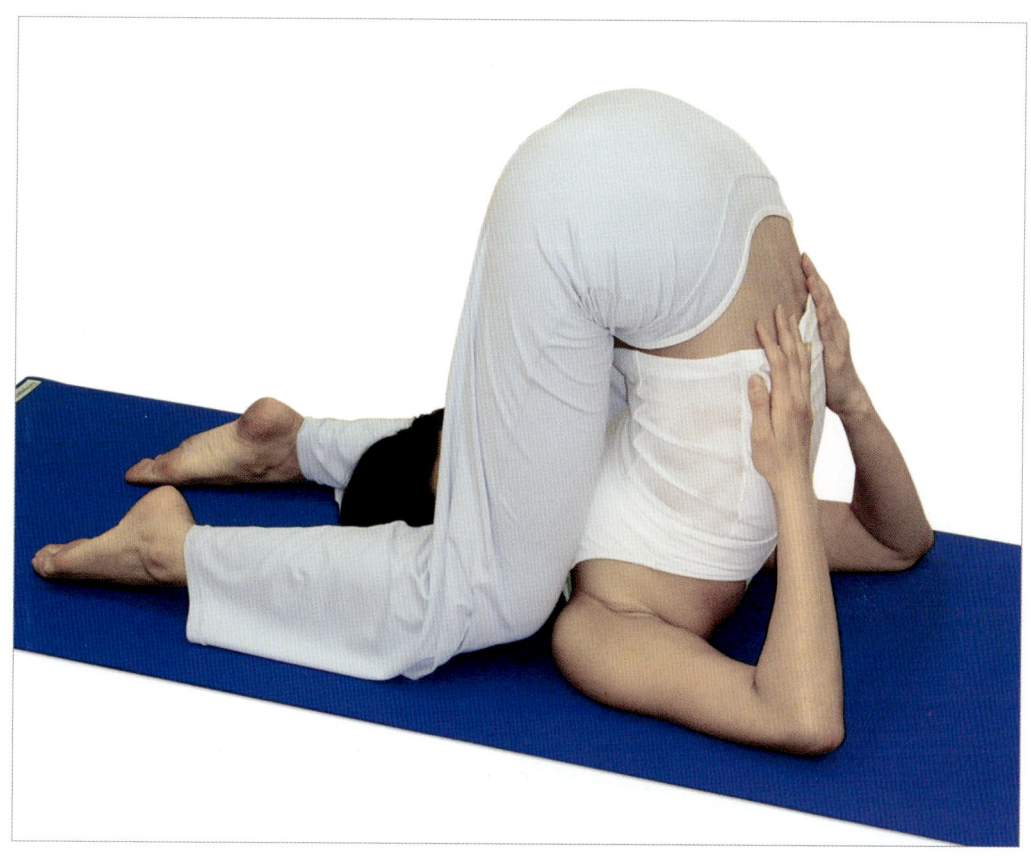

28) 복부 팽만감을 없애주고 추간판을 교정해 주는 요가 요법

엄지발가락을 붙잡고 전굴하는 포즈이다. 내장 기능을 조절하고 소화작용을 촉진시킨다. 위장이 약한 사람에게 특히 효과적이며, 과식한 다음 날에는 이 동작을 실시해 보자.

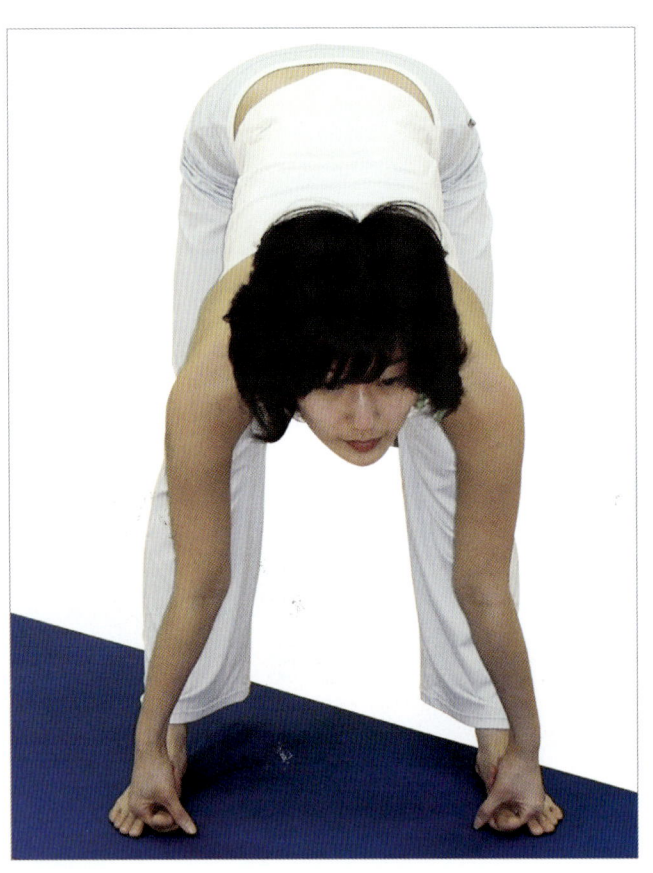

1 다리를 어깨 넓이로 벌리고 서서 발끝은 정면을 향한다. 숨을 내쉬면서 고관절을 접어 전굴하여 엄지발가락을 잡는다. 숨을 들이마시면서 턱을 들고 허리, 무릎, 허벅지 뒤쪽, 장딴지를 편다.

- **시선** : 정면
- **허리** : 편다.
- **고관절** : 고관절에서 꺾는다.
- **다리** : 어깨 넓이로 벌리고 허벅지 뒤, 무릎, 장딴지를 편다.
- **발꿈치** : 바닥에 붙인다.

2 숨을 내쉬면서 두정부를 바닥 쪽으로 떨어뜨린다. 이때 팔꿈치는 바깥으로 굽히고 목 뒤는 릴랙스시킨다. 시선은 코끝에 두고 배꼽 아래는 집어넣는다. 가슴은 벌리고 호흡을 5회 실시한다.

- **목**　　: 목 뒤는 릴랙스
- **시선**　: 코끝
- **팔꿈치** : 바깥쪽으로 굽힌다.

3 손바닥을 발 밑에 깔고 팔꿈치는 바깥을 향한다. 배꼽 아래를 집어넣고 가슴을 벌려 호흡을 5회 실시한다.

- **손**　　: 손바닥을 발끝 아래에 깐다.
- **팔꿈치** : 바깥으로 향한다.

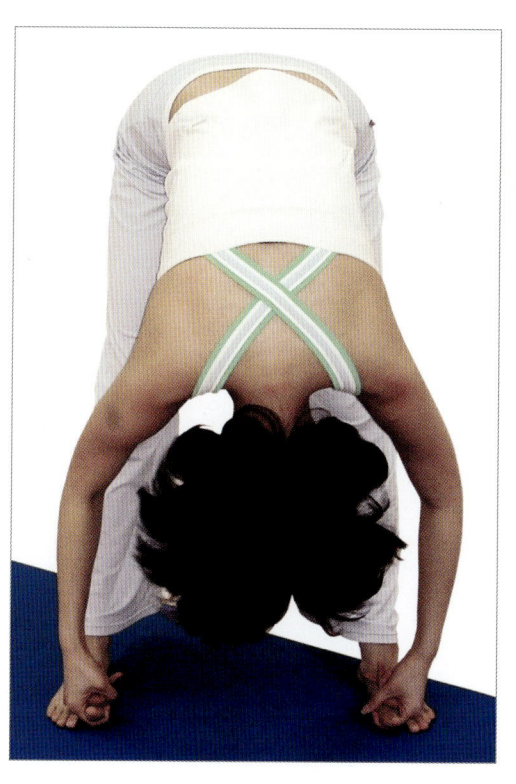
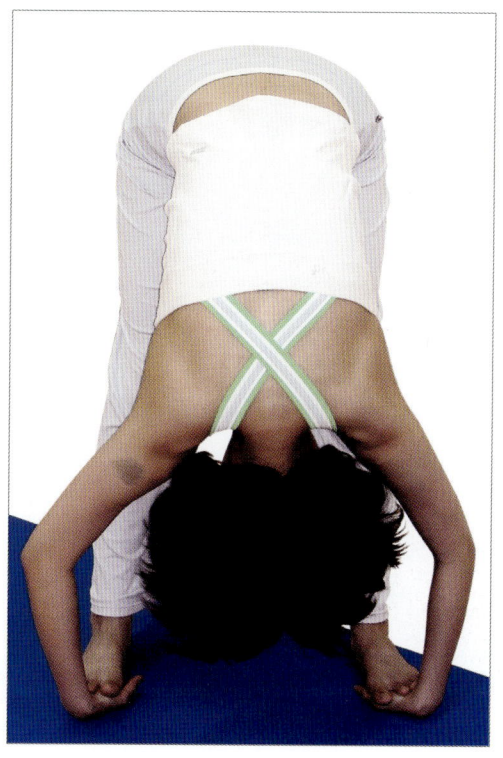

Section 6

29) 허리 주변과 엉덩이의 체지방을 제거해주는 요가 요법

신체를 옆으로 크게 기울이는 포즈로 옆구리가 자극되어 장의 연동운동이 활발해지고 배변을 돕는 효과가 있다. 신체를 다리 전체로 지지하므로 각선미를 좋게 하며, 허리 주변을 날씬하게 해준다.

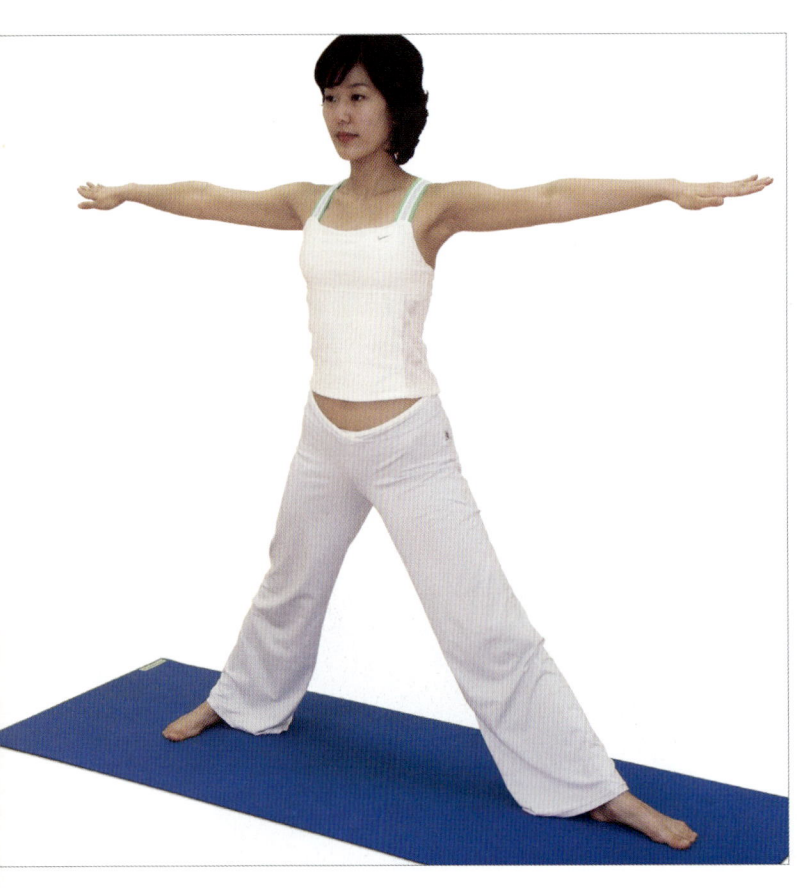

1 두 다리를 어깨 넓이보다 넓게 벌리고 서서, 팔은 손끝을 편 다음 어깨 높이까지 올린다. 왼쪽 발끝은 옆으로, 오른쪽 다리는 정면보다 45도 안쪽을 향한다. 시선은 정면에 두고 자연스럽게 호흡하면서 준비한다.

- **시선** : 정면
- **손** : 손끝까지 편다.
- **몸통** : 옆구리가 평행해지도록
- **다리** : 발끝은 옆을 향한다.
- **다리** : 발끝은 45도 정도 안쪽을 향한다.

2 왼쪽 무릎을 직각으로 굽힌다.

- **무릎** : 딱 90도로 굽힌다.

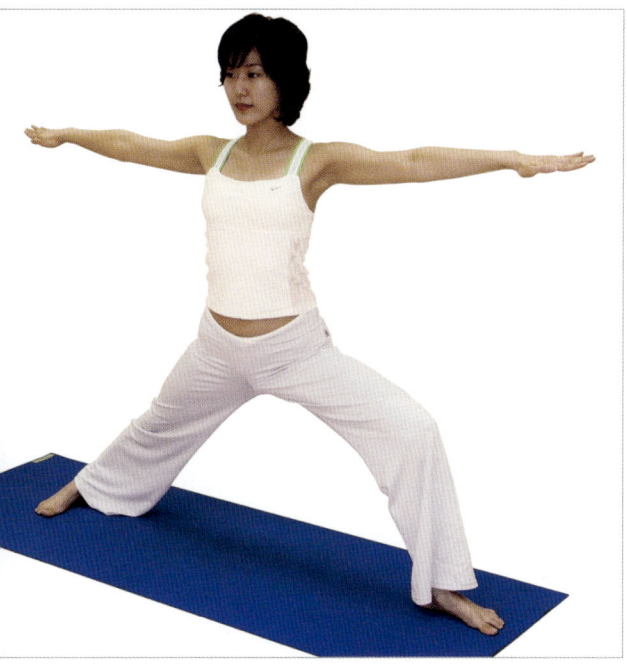

3 숨을 내쉬면서 왼팔을 왼쪽 다리 바깥에 붙이고 신체를 좌측으로 기울인다. 발꿈치에서 오른쪽 손끝까지가 일직선이 되도록 뻗는다. 시선은 뻗은 손끝에 두고 호흡을 5회 실시한다. 반대쪽도 같은 요령으로 반복한다.

- **시선** : 손끝
- **팔** : 굽힌 다리 바깥에 붙인다.
- **다리** : 편 다리의 허벅지 근육이 뼈에 달라붙는 느낌으로 긴장시킨다.
- **발꿈치** : 바닥을 누른다.
- **자세** : 발꿈치부터 뻗은 손끝까지 일직선으로 편다.

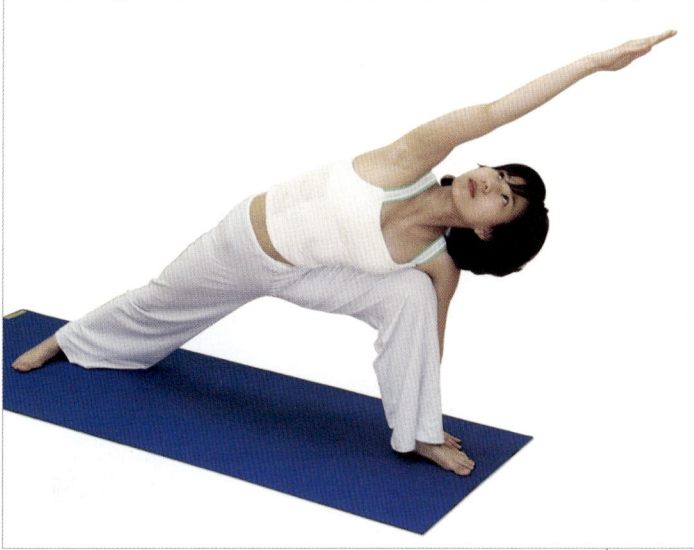

30) 내장과 척추를 단련하는 요가 요법

비틀고 뻗고 조이는 동작이 조합된 다소 힘든 포즈이다. 그러나 노폐물의 원활한 배출을 돕고 다리 뒤쪽을 단련하는 효과가 뛰어나다.

1 두 다리를 어깨 넓이보다 넓게 벌리고 서서, 팔은 손끝을 펴고 어깨 높이까지 올린다. 왼쪽 다리는 옆으로, 오른쪽 다리는 정면에서 45도 안쪽을 향한다. 시선은 정면에 두고 자연스럽게 호흡하면서 준비한다.

- **시선** : 정면
- **손**　 : 손끝까지 뻗는다.
- **몸통** : 옆구리가 평행하도록
- **다리** : 발끝은 옆을 향한다.
- **다리** : 발끝은 45도 정도 안쪽을 향한다.

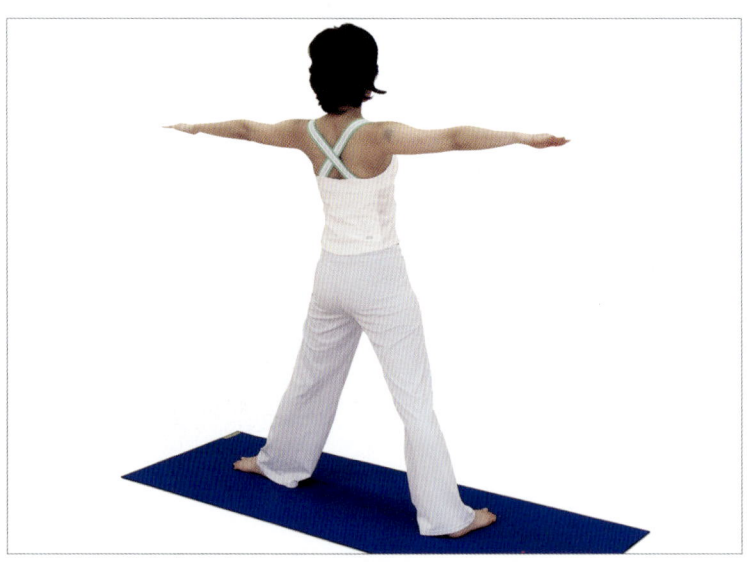

2 왼쪽 무릎을 90도 정도 굽혀 숨을 들이마시면서 왼손 엄지를 허벅지 위에 걸친다. 오른쪽 팔꿈치를 굽혀 좌측 고관절 주변에 가져온다.

- **팔** : 한 쪽은 무릎을 굽히고 다른 한 쪽은 엄지를 허벅지에 걸쳐 바깥으로 당긴다.
- **무릎** : 90도 정도로 굽힌다.

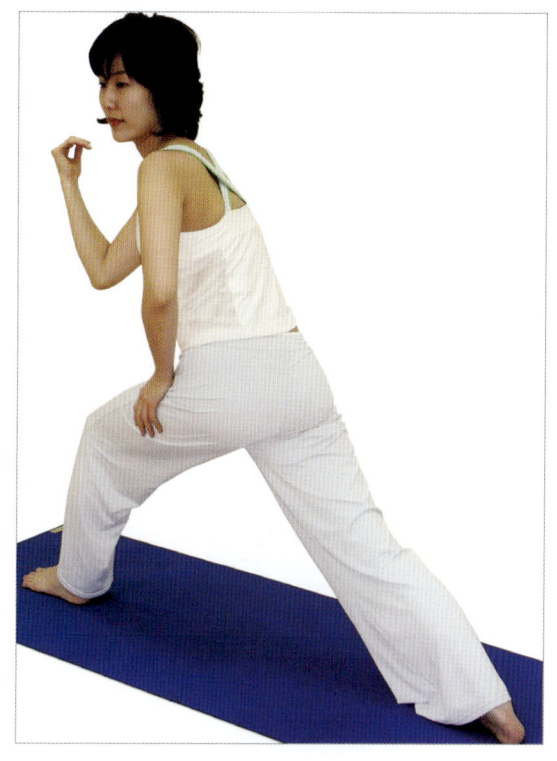

3 숨을 내쉬면서 오른쪽 팔꿈치를 왼쪽 허벅지 바깥으로 가능한 한 깊게 걸치고, 두 손바닥을 합장하여 누른다. 오른쪽 가슴은 벌린 상태에서 호흡을 5회 실시한다. 반대쪽도 같은 요령으로 반복한다.

- **시선** : 천정
- **손** : 손바닥을 합장하여 누른다.
- **팔꿈치** : 위에 오는 팔꿈치는 천정을 향하고, 아래에 오는 팔꿈치는 굽힌 다리 허벅지에 깊이 걸친다.
- **발꿈치** : 바닥을 누른다.

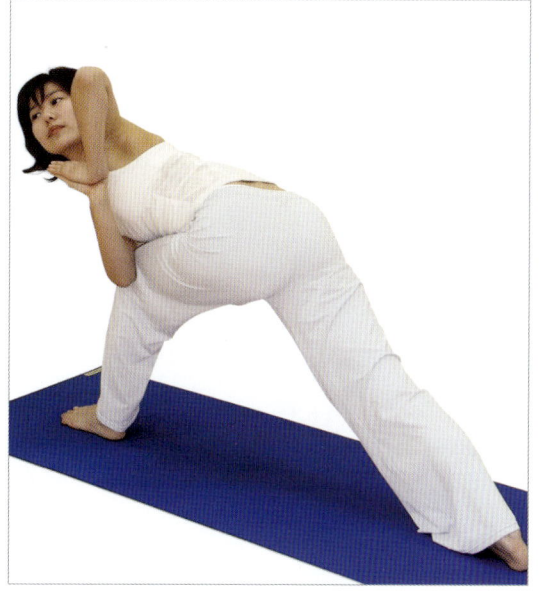

31) 생리불순과 갱년기 증상을 완화해 주는 요가 요법

발바닥을 맞추고 앉아 전굴하여 하반신에 자극을 준다. 골반, 하복부의 혈행이 좋아지므로 생리통이나 생리불순에 효과적이다. 호르몬 분비를 촉진하고 갱년기 장애도 완화시켜 준다.

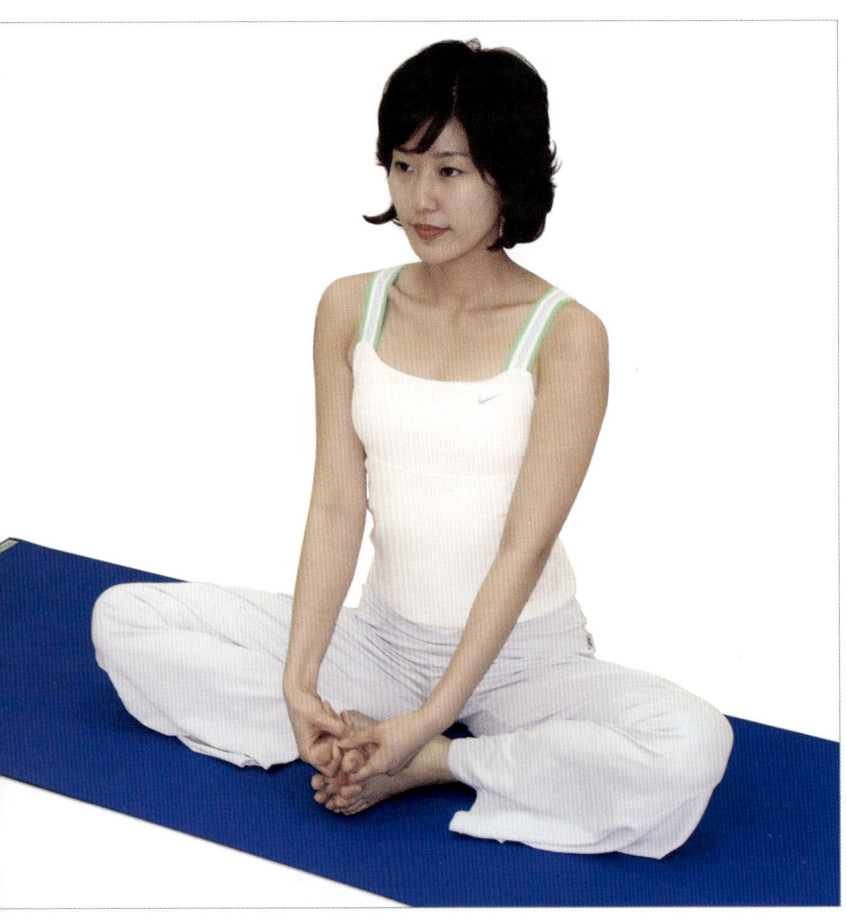

1 발바닥을 맞추고 앉아 손으로 엄지발가락을 붙잡는다. 어깨의 힘을 빼고 척추를 펴서 엉덩이는 바닥에 고정시킨다. 숨을 내쉬면서 천천히 고관절을 느슨하게 한다. 무릎은 아래로 누르는 것이 아니라 바깥으로 벌리는 이미지로 실시하며, 시선은 정면에 둔다.

- **시선** : 정면
- **턱**　 : 당긴다.
- **어깨** : 힘을 빼다.
- **등**　 : 척추를 편다.
- **무릎** : 아래로 누르지 않도록 한다.
- **발**　 : 발바닥을 맞춘다.

2 숨을 내쉬면서 턱을 바닥 쪽으로 떨어뜨려가면서 엉덩이가 바닥에서 떨어지지 않을 때까지 전굴한다. 호흡을 5회 실시하고 숨을 들이마시면서 되돌아온다.

- 엉덩이 : 발꿈치 쪽으로 당긴다.
- 턱 : 바닥에 가까이 가져간다.

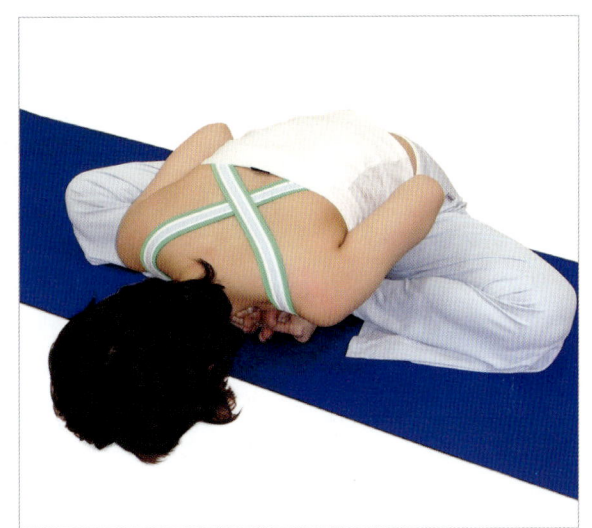

3 신체가 뻣뻣한 사람은 발바닥을 맞추고 앉아 팔을 뒤에 두고, 손끝을 세운다. 어깨의 힘은 빼고 중심이 뒤로 기울지 않도록 하여 호흡을 5회 실시한다.

- 어깨 : 힘을 뺀다.
- 중심 : 중심이 뒤로 기울지 않도록 한다.
- 손 : 손끝으로 바닥을 누른다.

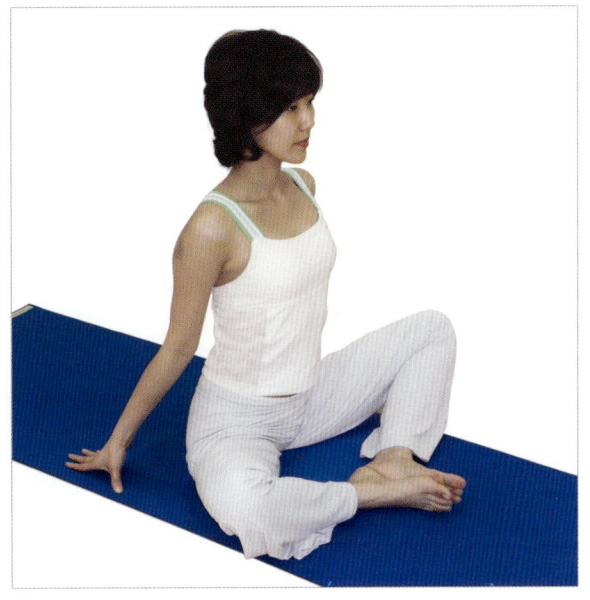

32) 골반을 편안하게 해주는 요가 요법

크게 다리를 벌려 무릎을 편다. 그러면 골반이 정상 위치로 되돌아와 주변 혈행도 좋아진다. 생리불순에 효과적이며 지속하면 난소의 기능도 개선된다.

1 다리를 벌리고 앉아 손을 신체 앞에 둔다. 정면을 보고 턱을 당기고 등과 허리도 편다. 무릎을 편 상태에서 발끝은 위를 향하게 하고 발꿈치는 앞으로 민다.

- **시선** : 정면
- **허리, 등** : 편다.
- **발끝** : 위를 향한다.
- **턱** : 당긴다.
- **무릎** : 편다.
- **발꿈치** : 약간 앞으로 밀어낸다.

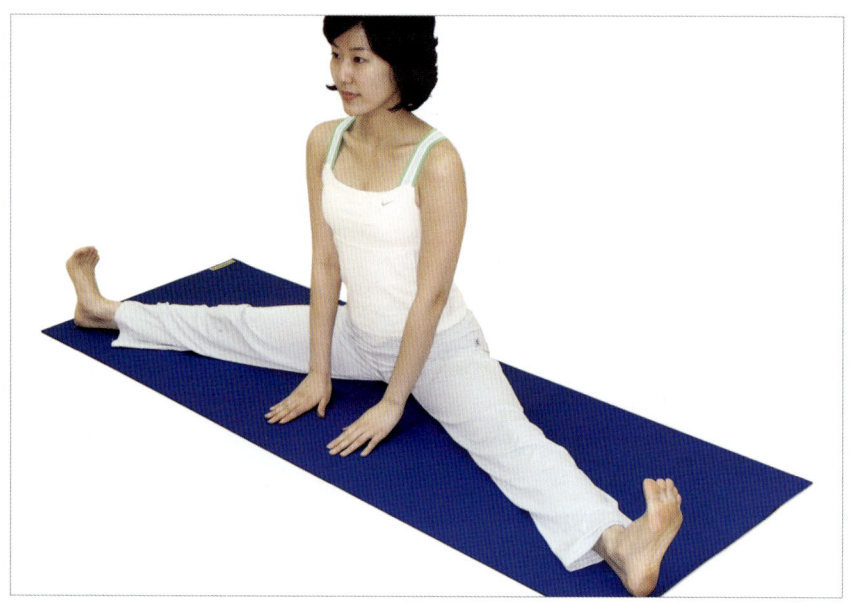

2 숨을 내쉬면서 팔을 조금씩 앞으로 뻗어 전굴한다. 목 뒤는 릴랙스시키고 다리는 자세를 유지하여 허리를 편 상태에서 실시한다. 무리가 되지 않을 정도로 뻗었으면 호흡을 5회 실시한다. 숨을 들이마시면서 ①로 되돌아온다.

- **목**　: 목 뒤는 릴랙스
- **허리** : 편다.
- **다리** : ①의 자세를 유지한다.

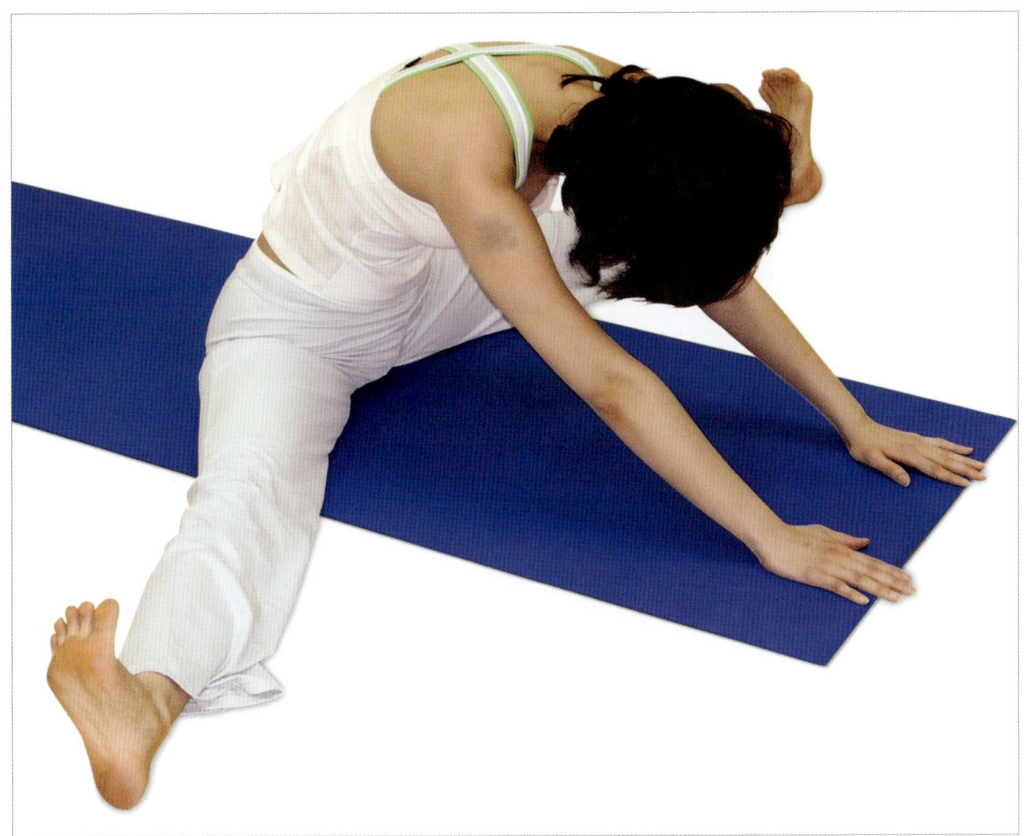

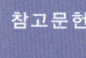

참고문헌

오현옥 외 (2005). 필라테스의 실천. 한국 스포츠 리서치.

육조영 (1998). 운동후 Stretching과 Sports Massage가 피로회복에 미치는 영향. 한국스포츠리서치, 9(2).

육조영 (1999). 발관리요법. KSIDI 출판부.

육조영 (1999). 수면요법. KSIDI 출판부.

육조영 (1999). 피부마사지 요법. KSIDI 출판부.

육조영, 김명기, 이윤근, 임정일, 김석일, 김희선 (2000). 스포츠 마사지학. 도서출판 홍경.

조규청 외 (2005). 필라테스의 원리. 한국 스포츠 리서치.

Antoni, M.H., Goodkin, K., Goldstein, V., Laperriere, A., Ironson, G., & Fletcher, M.A. (1991). Coping responses to HIV-1 sorostatus notification predict short-term affective distress and one year immunologic status in HIV-seronegative and seronegative gay men [Abstract]. *Psychosomatic Medicine. 53*, 227.

Arkko, P.J., Pakarinen, A.J., & Kari-Koskinen, O. (1983). Effects of whole body massage on serum protein, electrolyte and hormone concentrations, enzyme activites, and hematological parameters. *International Journal of Sports Medicine. 4*, 265-267.

Armstronh, R.B., Warren, C.L., & Wyatt, F. (1989). The effects of massage treatment on exercise fatique. *Clinical Sports Medicine. 1*, 189-196.

Balnave, C.D., & Thompson, M.W. (1993). Effects of training on eccentric exercise-induced muscle damage. *Journal of Apple Applied Physiology. 75*, 1545-1551.

Barbach, L. (1983). For Each Other Doublenday Anchor Press.

Barlow, A., Clarke, R., Johnson, B., Seabourne, D., Thomas, & Gal, J. (2004). Effect of massage of the hamstring muscle group on performance of the sit and reach test. *Br. J. Sports Med. 38*, 349-351.

Barlow, Y., & Willouby, J. (1992). Pathophysiology of soft tissue repair. *Britigh Medicine Bullitin. 48*, 698-711.

Batavia, M. (2004). Contraindications for therapeutic massage: do sources agree? *Journal of bodywork and movement therapies. 8*, 48-57.

Berk, L.S., Nieman, D.C., & Youngberg, W.S. (1990). The effect of long endurance running on natural killer cells in marathoners. *Medical and Science in Sports and Exercise. 22*, 207-212.

Blalock, J.E. (1984). The immune system as a sensory organ. Journal *of Immunoligy. 32*, 1067-1070.

Brahmi, Z., Tomas, J.E., Park, M., & Dowdeswell, I.A.G. (1985). The effect of acute exercise on natural killer cell activity of trained sedentary human sebjets. *Journal of Allergy Clinical Immunology. 5*, 321-328.

Cafarelli, E., & Flint, F. (1992). The role of massage in preparation for and recovery from exercise. *Sports Medicine. 14*, 1-9.

Callaghan, M.J. (1993). The role of massge in the management of the athlete : a review. *British Jurnal of Sports Medicine. 27*, 28-33.

Carroll, K.K., Flynn, M.G., Bodary, P.F., Bushman., Choi, D.H., Weiderman, C.A., Brickmanm, T.M., Brickman, L.E., & Brolinson, B.A. (1995). Resistance Training and immune system function of young men. *Medical and Science in Sports and Exercise. 27*, S176.

Clarkon, P.M., & Newham, D.J. (1994). Associations between muscle soreness, damage and fatigue. *Advaned Experimental Medical Biology. 384*, 457-469.

Clarkson, P.M., & Sayers, S.P. (1999). Etiology of exercise-induced muscle damage. Canadian *Journal of Applied Physiology. 23*, 234-248.

Corbin, L. (2005). Safety and efficacy of massage therapy for patients with cancer. *Journal of cancer control. 12(3)*, 158-164.

Crenshaw, A.G., Thornell, L.E., & Friden, J. (1994). Intramusclular pressure, torque and swelling in the exercise-induced sore vastus lateralis muscle. *Act Physiology Scandinavian. 152*, 265-277.

Doershuckm, C.M., Allard, M.F., Lee, S., Brumawell, M.L., & Hogg, J.C. (1988). Effect of epinephrine on neutrophil kinetics in rabbit lungs. *Journal of Applied Physiology. 63*, 401-407.

Drew, T., Kreider, R., & Drinkard, B. (1990). Effects of post-event massage therapy on repeated ultra-endurance cycling. *International Journal of Sports Medicine. 11*, 407.

Edward, A.J., Bacon, T.H., Elms, C.A., Verardi, R., Felder, M., & Knight, S.C. (1984). Changes in the populations of lymphoid cells in human peripheral blood following physcal exercise. *Clinical*

참고문헌

Experimental Immunology. 58, 420-427.

Eisenberg, D.M., Kessler, R.C., Foster, C., Norlock, F.E., Calkins, D.R., & Delbanco, T.L. (1993). Unconventional medicine in the United States: Prevalence, coats and patterns of use. *New England Journal of Medicine. 328*, 246-252.

Ernst, E. (1998). Does post-exercise massage treatment reduce delayed onset muscle soreness? A systematic review. *British Journal of Sports Medicine. 32(3)*, 212-4.

Ernst, E. (2004). Manual therapies for pain Control: Chiropractic and massge. *Clin. J. Pain. 20*, 8-12.

Esperson, G.T., Elback, A., Ernst, E., Toft, E., Kaalund, S., Jersild, C., & Grrunner, N. (1990). Effect of physical exercise on cytokines and lymphocyte subpopulation inhnman peripherial blood. *Acta Pathology & Immunology Scandinaviam. 98*, 395.

Evans, W., & Cannon, J. (1991). Metabolic effects of exercise-induced muscle damage. *Exercise and Sports Science Review. 19*, 125.

Faulkner, J.A., Brooks, S.V., & Opiteck, J.A. (1993). Injury to skeletal muscle fibres during contraction : Conditions of occurrence and prevention. *Physiological Therapy. 73*. 911-921.

Ferrell-Torry, A.T., & Glick, O.J. (1993). The use of therapeutic massage as a nursing intervention to modify anxiety and the perception of cancer pain. *Cancer Nursing. 16*, 93-101.

Ferry, A., Picard, F., Duvallet, A., Weill, B., & Rieu, M. (1990). Changes in blood leukocyte populations induced by acute maximal and chronic submaximal exercise. *European Journal of Applied physiology. 59*, 435-442.

Field, T., Grizzle, N., Scafidi, F., & Schanberg, S. (1994). Massge and relaxation therapies' effects on depressed mothers. Manscript under reivew.

Field, T., Hernandez-Reif, M., Diego, M., Feijo, L., Vera, Y., & Gil, K. (2004). Massage therapy by parents improves early growth and development. *Infant behavior & development. 27*, 435-442.

Field, T., Morrow, C., Valdeon, C., Larson, S., Kuhn, C., & Schanberg, S. (1992). Massage reduces anxiety in child and aldolesscent psychiatric patients. *Journal of American Academic Child and Adolescent Psychiatry. 31*, 125-131.

Fitts, R.H. (1994). Cellulae Mechanisms of muscle fatique. *Physiololgical Review. 74*, 49-94.

Flankiln, G.A. (1993). The role of massage in preparation for and recovery from exercise. *Sports Medicine, 14(1).*

Fraser, J., & Kerr, J.R. (1993). Psychophysiological effects of back massage on elderly insstitutionalized patients. *Journal of Advance Nursing. 18*, 238-245.

Fulmer, J.E. (1994). The effect of pre-performance massage on frequency in sprinters. *Atheletic Training. 26.*

Galloway, S.D.R., & Watt, J.M. (2004). Massage provision by physiotherapists at major athletics events between 1987 and 1998. *Br. Sports Med. 38*, 235-237.

Goats, G.C. (1994). Massage : the scientific basis of an ancient art. Part 1. Yhe techniques. *British Journal of Sports Medicine. 28*, 149-152.

Gupta, S., Goswami, A., Sadhukhan, A.K., & Mathur, D.N. (1996). Comparative study of lactate removal in short term massage of extremities, active recovery and a passive recovery period after supramaximal exercise sessions. *International Journal of Sports Medicine. 17(2)*, 106-110.

Hart, J.M., Swanik, C.B., Tierney, R.T. (2005). Effects of sport massage on limb girth and discomfort associated with eccentric exercise. *Journal of athletic training. 40(3)*, 181-185.

Hinds, T., Mcewan, I., Perkers, J., Dawson, E., Ball, D., & George, K. (2004). Effects of massage on limb and skin blood flow after quadriceps exercise. *American college of sports medicine.*

Hoffman-Goetz, L., & Pederson, B.K. (1994). Exercise and the immune system; a model of the stress response? *Immunology Today. 15*, 382-387.

Howatson, G., Garze, D., & Someren, K.A. (2005). The efficacy of ice massage in the treatment of exercise-induced muscle damage. *Scand J. Med. Sci. Sports. 15*, 416-422.

Howell, J.N., Chleboun, G., & Conatser, R. (1993). Muscle stiffness, Strength loss, swelling and soreness following exercise-induced injury in humans. *Journal of Physiology. 464*, 183-196.

Hunt, M.E. (1990). Physiotherapy in sports medicine. In : Torg, J.S., Welsh, P.R. & Shephard, R.G.(Eds.). *Current Therapy in Sports Medicine. 2*, 48-50.

Hunter, A.M., Watt, J.M., Watt, V., & Galloway, S.D.R. (2006). Effect of lower limb massage on electromyography and force production of the knee extensors. *Br. J. Sports Med. 40*, 114-118.

Ironson, G., & Field, T. (1996). Massage therapy is associated with enhancement of the immune system's cytotoxic capacity. *International Journal of Neuroscience. 84*, 205-217.

Ironson, G., Field, T., Scafidi, F., Hashimoto, M., Kumar, A., Price, A., Goncalves, A., Burman, I., Tetenman, C., Patarca, R., & Fletcher, M.A. (2000). Massage therapy is associated with enhancement of the immune system's cytotoxic capacity. *International Journal of Neuroscience. 84*, 205.

Ironson, G., Friedman, A., Klimas, N., Antoni, M., Fletcher, M.A., Laperriere, Simonneau, J., & Schniederman, N. (1994). Distress, denial and low adherence to behavioral interventions predict faster disease progression in gay men infected with immunodeficiency virus. *International Journal of Behavior Medicine. 1(1)*, 90-105.

Jane, A.D., Richard, R.M., & Sarah, E.C. (1990). Effect of massage on serum level of β-endorphin and β-lipotropin in health adults, Physical therapy.

Jerrilyn, A., Cambron, D.C., M.P.H., Ph.D., Dexheimer, J., L.M.T., & Patrica Coe, D.C., C.M.T. (2006). Changes in blood pressure after various forms of therapeutic massage: a preliminary study. *The journal of alternative and complement medicine. 12(1)*, 65-70.

Jonhagen, S., Ackermann, P., Eriksson, T., Saartok, T., & Renstrom, P.A.F.H. (2004). Sports massage after eccentric exercise. *Am. J. Sports Med. 32(6)*, 1499-1503.

Kaye, A.D., Kaye, A.J., Swinford, J., Baluch, A., Bawcom, B.A., Lambert, T.J., & Hoover, J.M. (2008). The effect of deep-tissue massage therapy on blood pressure and heart rate. The journal of Alternative and complementary medicine. 14(2), 125-128.

Kendall, A., Hoffman-Goetz, L., Houston, M., & MacNeil, B. (1990). Exercise and blood lympocyte subset responses : intensity, duration and subject fitness effects. *Journal of Applied Physiology. 69(1)*, 251-260.

Kiecolt-Glaser, J.K., Glaser, R., Strain, E., Stout, J., Messick, G., Sheppaed, S. Ricker, G., Romisher, S.C., Briner, W., Bonnell, G., & Donnerberg, R. (1985). Psychosocial enhancement

enhancement of immunocompetence in a geriatric population. *Health Psychology. 4*, 25-41.

Kiecolt-Glaser, J.K., Glaser, R., Strain, E., Stout, J., Tarr, K., Holliday, J., & Specicher, C.E. (1986). Modulation of cellular immunity in medical students. *Journal of Behavior Medicine. 9*, 5-21.

Kuipers, H. (1994). Exercise-induced muscle damage. *International Journal of Sports Medicine. 15*, 132-135.

Langewitz, W., Ruttiman, S., Laifer, G., Maurer, P., & Kiss, A. (1994). The intergration of alternative treatment modalities in hiv ibfection-the patient's perspective. *Journal of Psyhosom Reserch. 38*, 687-693.

Leach, R.E. (1998). Hyperbaric oxygen therapy in sports. *American Journal of Sports Medicine. 26*, 489-490.

Lehn, C., & Prentice, W.E. (1994). Massage In Prentice W.E.(ed). Therapeutic Modalities in Sports Medicine. St. Louis, Mosby-Year Book Inc., 335-363.

Lewis, M., & Johnson, M.I. (2006). The clinical effectiveness of therapeutic massage for musculoskeletal pain: a systematic review. *Journal of Physiotherapy. 92*. 146-158.

Lewis, R.K. (1995). A Physiologic evaluation of the sports massage. *Athletic Training. 26*.

Longworth, J.C.D. (1982). Psychophysiological effects of back massage in normotensive females. *Advances Nurse Science. 4*. 44-61.

Mackinnon, L.T. (1989). Exercise and natural killer cells: what is the relationship? *Sports Medicine. 7*, 141-149.

Mackinnon, L.T. (1993). Exercise & *Immunology. Champaign.* IL, Human Kinetics.

Mackinnon, L.T., & Jenkins, D.G. (1993). Decreased salivary immunoglobulins after intense internal exercise before and after training. *Medicine and Science in Sports and Exercise. 25*, 678-683.

McCarthy, D.A., Snyder, A.C., Foster, C., & Wehrenberg, W.B. (1998). The leukocytosis of exercise, a review and model. *Sports Medicine. 6*, 333-363.

McKechnie, G.J.B., Young, W.B., & Behm, D.G. (2007). Acute effects of two massage techniques on ankle joint flexibility and power of the plantar llexors. *Journal of Sports Science and Medicine. 6*, 498-504.

참고문헌

Meek, S.S. (1993). Effects of slow stroke back massage on relaxation in hospice clients. IMAGE: *Journal of Nursing Scholarship. 25*, 17-21.

Moraska, A. (2007). Therapist education lmpacts the massage effect on postrace muscle recovery. University of Colorado at Denver and Health Sciences Center, Denver, Co.

Mori, H., Ohsawa, H., Tanaka, T.H., Taniwaki, E., Leisman, G., & Nishijo, K. (2004). Effect of massage on blood flow and muscle fatigue following isometric lumbar exercise. *Med. Sci. Monit. 10(5)*, 173-178.

Nieman, D.C., Henson, D.A., Gusewitch, G., Warren, B.J., Dotson, R.C., Butterworth, D.E., & Nehlsen-Cannarella, S.L. (1993). Physical activity and immune fuction in elderly women. *Medicine and Science in Sports and Exercise. 25*, 823-831.

Nosaka, K., & Clarkson, P.M. (1992). Relationship between post-exercise plasma CK elevation and muscle mass involved in the exercise. 25. 823-831.

Nosaka, K., & Clarkson, P.M. (1992). Relationship between post-exercise plasma CK elevation and muscle mass involved in the exercise. *International Journal of Sports Medicine, 13(6)*, 471-475.

Oshida, Y., Yamanouchi, K., Hayamizu, S., & Satto, Y. (1988). Effect of acute physical exercise on lymphocyte subpopulation in trained and untrained subjects. *International Journal of Sport Medicine. 9*, 137-140.

Pedersen, B.K., Tvede, N., Hansen, F.R., Anderen, V., Bendixen, G., Bendtzen, K., Galbo, Haahr, P.M., Klarlund, K., Sylvest, J., Thomsen, B.S., & Halkjaer-Kristensen, J. (1988). Modulation of natural killer cell cativity in peripheral blood by physical exercise. *Scandinabica Journal of Immunology. 27*, 673.

Pedersen, B.K., Tvede, N., Klarlund, K., Christensen, L.D., Hansen, F.R., Galbo. H., Kharazmi, A., & kalkjaer-Kristensen, J. (1990). Indomethacin in vitro and in abolishes post-exercise supperssion of natural killer cell activity peripheral blood. *International Journal of Sports Medicine. 11*, 127-131.

Prentice, W.E. (1990). Therapeutic ultrasound In: Prentice, W.E.(Eds.). Therapeutic Modalities in

Sports Medicine(3rd ed.). 255-287. St. Louis: Mosby-Yearbook.

Rinder, A.N., & Sutherland, C.J. (1995). An investigation of the effects of massage on quadriceps performance after exercise fatigue. *Complement Therapy of Nurses and Midwifery. 1(4)*, 99-102.

Robertson, A., Watt, J.M., & Galloway, S.D.R. (2008). Effects of leg massage on recovery from high intensity cycling exercise. *Br. J. Sports Med. 38*, 173-176.

Rodenberg, J.B., Bar, P.R., & De Boer, R.W. (1993). Realation between muscle soreness and biochemical and funcional outcomes of eccentric exercise. *Journal of Applied of Applied Physiology. 74*, 2979-2983.

Rodenburg, R.J., & Shek, P.N. (1995). Amino acid, dieting, glycogen, muscle injury, overtraining, reactive, and species : Heavy exercise, nutrition and immune funtion. Is there a connection. *International Journal of Sports Medicine. 16*, 491-497.

Russell, M. (2006). Massage therapy and restless legs syndrome. *Journal of bodywork and movement therapies. 11*, 146-150.

Sala Horowitz (2007). Evidence-based indications for therapeutic massage. Alternative & complementary therapies. 30-35.

Schillinger, A., Koenig, D., Heafele, C., Vogt, S., Heinrich, L., Aust, A., Birnesser, H., & Schmid, A. (2006). Effect of manual lymph drainage on the course of serum levels of muscle enzymes after treadmill exercise. *Am. J. Phys. Med. Rehabil. 85(6)*, 516-520.

Sellwood, K.L., Brunkner, P., Williams, D., Nicol, A., & Himman, R. (2007). Ice-water immersion and delayed-onset muscle soreness: a randomised controlled trial. *Br. J. Sports Med. 41*, 392-397.

Sherman, K.J., Cherkin, D.C., Kahn, J., Erro, J., Hrbek, A., Deyo, A.R., & Eisenberg, D.M. (2005). A survey of training and practice patterns of massage therapists in two US states. *BMC Complementary and Alternative Medicine. 5*, 13.

Sherman, K.J., Dixon, M.W., Thompson, D., & Cherkin, D.C. (2006). Development of a taxonomy to describe massage treatments for musculoskeletal pain. *BMC complementary and alternative* medicine. 6, 24.

Sims, S. (1986). Slow stroke back massage for cancer patients. Nursing Times, 82, 47-50.

Smith, L.L. (1991). Acute inflammation : The underlying mechanism in delayed onset muscle soreness? *Medicine Science in Sports and Exercise. 23*, 542-551.

Smith, L.L., Keating, M.N., Holbert, D., Spratt, D.J., McCammon, M.R., Smith, S.S., & Israel (1994). The effects of athletic massage on delayed onset muscle soreness, creatine kinase and neutrophil count: A preliminart report. *Journal of Orthopedatric in Sports Medicine and Physical Therapy. 19*, 93-99.

Smith, T.A., & Pyne, D.B. (1997). Exercise, training and neutropil function. Exercise Immunology Review. 3, 96-117.

Steves, R., MEd, ATC, PT (2005). Appraising Clinical Studies: A Commentary on the Zainuddin et al and Hart et al Studies. *Journal of Athletic Training. 40(3)*, 186-190.

Tanaka, T.H., Leisman, G., Mori, H., & Nishijo, K. (2002). The effect of massage on localized lumbar muscle fatigue. *BCM complementary and Alternative Medicine. 2*, 9.

Targan, S., Britvan, L., & Dorey, F. (1981). Activation of human NKCC by moderate exercise : increased frequency of NK cells with enhanced capability of effector target lytic interactions. *Clinical of Experimental Immunology. 45*, 352-361.

Tharp, G.D., & Barnes, M.W. (1990). Reduction of salva immunoglobin levels by swim training. *European Journal of Applied Physiology. 60*, 61-64.

Tiidus, P.M. (1997). Manual massage and recovery of muscle funtion following exercise : A lietrature review. Journal of Orthopedic Sports Science and Physical Therapy. 25, 107-112.

Tiidus, P.M. (1998). Radical species in inflammation and overtraining. *Canadian Journal of Physiological Pharmacology. 76*, 533-538.

Tiidus, P.M., & Shoemaker, J.K. (1995). Effleurage massage, muscle blood flow and long team post-exercise strength recovery. *International Journal of Sports Medicine. 16*, 478-483.

Viitasalo, J., Nieman, K., & Kaappo, R. (1995). Effleurage, Muscle blood flow and long team post-exercise strength recovery. *International Journal of Sports Medicine. 16*, 478-483.

Viitasalo, J., Nieman, K., & Kaappo, R. (1995). Warm underwater water-jet massage improves recovery from intense physical exercise. *European Journal of Applied Physiology. 71*, 431-438.

Vindigni, D., Parkinson, L., Walker, B., Rivett, D.A., Blunden, S., & Perkins, J. (2005). A community-based sports massage course for Aboriginal health workers. *Aust. Journal Rural Haelth. 13*, 111-115.

Vindigni, D.R., Parkinson, L., Blunden, S., Perkins, J., Rivett, D.A., & Walker, B.K. (2004). Aboriginal health in Aboriginal hands: development, delivery and evaluation of a training programme for Aboriginal health workers to pormote the musculoskeletal health of Indigenous people living in a rural community. *Rural and Remote Health. 4*, 281.

Weinrich, S.P., & Weinrich, M. (1990). The effects of massage on pain in cancer patients. *Applied Nursing Research. 3*, 140-145.

Weltman, D.L. (1999). The effects of massage on athletes' cardiorespiratory system. *Soviet Sports Review. 25(1)*.

Wood, S.A., Morgan, D.L., & Proske, U. (1993). Effects of repeated eccentric contractions on structure and mechanical properties of toad sartorius muscle. *American Journal of Physiology. 265*, C792-800.

Zainuddin, Z., Newton, M., Sacco, P., Nosaka, K. (2005). Effect of massage on delayed-onset muscle soreness, swelling, and recovery of muscle function. *Journal of athletic training. 40(3)*, 174-180.

Zeitilin, D., Keller, S.E., Shiflett, S.C., Schlerifer, S.J., & Bartlett, J.A. (2000). Immunological effects of massage therapy during academic stress. *Psychosomatic Medicine. 62*, 83-87.